新生児集中治療室
NICU

Almost Home: Stories of Hope and
the Human Spirit in the Neonatal ICU

Christine Gleason, MD 著
田中芳文 訳

医歯薬出版株式会社

Almost Home
Stories of Hope and the Human Spirit in the Neonatal ICU

by Christine Gleason, MD

©2009 Christine Gleason.

Japanese translation rights arranged directly with the Author
through Tuttle-Mori Agency, Inc., Tokyo

訳者まえがき

NICUで繰り広げられる生と死のドラマ

　新生児医療がマスメディアで注目される機会が多くなった。米国の雑誌 *THE NEW YORKER* (October 24, 2011) は、かつて "A Child in Time: New Frontiers in Treating Premature Babies" という特集を掲載したことがある。さらに最近、世界最大の週刊誌 *TIME* (June 2, 2014) の表紙を飾ったのは、新生児の写真と "Saving Preemies" の文字で、"A Preemie Revolution: Cutting-Edge Medicine and Dedicated Caregivers are Helping the Tiniest Babies Survive － and Thrive" という記事で、米国ウィスコンシン州にある Children's Hospital of Wisconsin の NICU、すなわち新生児集中治療室で行われている最新の新生児医療が紹介された。テレビのドキュメンタリー番組や医療現場を舞台にしたドラマでもたびたび取り上げられている。日本でも人気のあった米国の医療ドラマ *ER*（『ER緊急救命室』）は1994年から2009年まで331回放映されたが、その第10シーズン第12話（通算213話）のタイトルは、ずばり "NICU"（「新生児ICU」）であった。そのドラマのなかで、新生児科部長の Dr. Raab が、医学生の Abby Lockhart と Neela Rasgotora に向かって次のように話す場面がある。

　　NICUの治療は、トレーニングなしのマラソンみたいなものよ。患者にとっても、家族にとっても、あなたたちにとっても、我慢比べだわ。食べられるときに食べて、寝られるときに寝て、帰れるときには飛んで帰りなさい。

　NICUという世界が、医療スタッフにとって、患者やその家族にとって、いかに過酷なものであるかを表している言葉だ。
　本書は、そのNICUを舞台にしたノンフィクション *Almost Home : Stories of Hope and the Human Spirit in the Neonatal ICU* の全訳である。著者の Christine A. Gleason は、米国ワシントン州にある University of Washington 医学部小児科教授で、Seattle Children's Hospital で新生児専門医を務めて

いる。

　第1章からエピローグまでの各ストーリーでは、17人の赤ちゃんたちを軸に、その治療に関わる医療スタッフや患者の家族たちの姿が克明に描かれている。原書のタイトル *Almost Home* は、その赤ちゃんたちは一時的にNICUに入院しているのであって、元気になれば両親とともに、まもなくわが家へ帰っていけるということから付けられたものである。

　翻訳を進めるうえで、次の方たちに特にお世話になった。

　宮坂勝之先生（聖路加国際大学大学院周麻酔期看護学特任教授）には、医学専門分野に関わる場面を翻訳する際に多くの適切な助言をいただいた。先生のような日本を代表する偉大なドクターにご指導いただいたことに厚く感謝申し上げる。

　同僚の秦　幸吉先生（島根県立大学看護学部教授）には、産婦人科医の立場から貴重な助言をいただいた。また、長年の友人 Ken Fitch 氏のおかげで、日本人にとってやっかいなアメリカ英語の表現や背景文化を理解する手がかりを得ることができた。

　本書出版の意義にご理解を示してくださった医歯薬出版株式会社に敬意を表するとともに、『外科研修医　熱き混沌（カオス）』と『ドクターヘリ　救命飛行（フライト）』に引き続き、丹念に内容をチェックしながら原稿に目を通していただいた同社の遠山邦男氏には深く感謝申し上げる。遠山氏のご尽力があったからこそ、同社の海外医療ノンフィクションシリーズ第3弾となる本書を世に出すことができた。

　いつもながら、山田政美先生（島根大学名誉教授、島根県立大学名誉教授）には、心よりお礼を申し上げる。今なお学問への意欲をかき立ててくださる先生との出会いがなければ、英語の言語と文化を研究する道へ進むことはできなかった。

　最後に、いつも訳者を支えてくれる妻、2人の娘たち、そして2頭のジャック・ラッセル・テリアたちに感謝したい。

2015年6月

田　中　芳　文

エリックへ

愛は生涯続くものだということを、あなたは私に教えてくれた

そして、わが最愛の娘たち、クリステン、ローレン、そしてエリンへ

目次 Contents

訳者まえがき ……………………………………………… iii

Prologue（プロローグ）……………………………………………… 1

| 第1章 | **Jimmy**（ジミー）…………………………………… 4
| 第2章 | **Owen**（オーウェン）……………………………… 17
| 第3章 | **Jazmine**（ジャズミン）…………………………… 24
| 第4章 | **Linda**（リンダ）…………………………………… 38
| 第5章 | **Patrick**（パトリック）……………………………… 45
| 第6章 | **Hannah**（ハンナ）………………………………… 56
| 第7章 | **Roxie**（ロクシー）………………………………… 65
| 第8章 | **Emily**（エミリー）………………………………… 80
| 第9章 | **Travis**（トラヴィス）……………………………… 90
| 第10章 | **Joshua**（ジョシュア）…………………………… 108
| 第11章 | **Christopher**（クリストファー）………………… 122
| 第12章 | **Erica**（エリカ）…………………………………… 140
| 第13章 | **Anna**（アンナ）…………………………………… 153
| 第14章 | **Harry**（ハリー）…………………………………… 169
| 第15章 | **Baby X**（ベビー エックス）……………………… 191

Epilogue（エピローグ）**Mitchell**（ミッチェル）と **Michael**（マイケル）……………… 203

謝辞 ……………………………………………………… 223

訳注は、本文の[ ]内に示した

Prologue
プロローグ

　私は、さまざまな年齢の子どもたちとその親たちで溢れる、広くて騒々しいロビー中央にある幅の広い階段の一番上に座っていた。両膝の上でそれぞれ私が抱いていたのは、4歳になる男の子たちで、2人そろってもぞもぞしていた。彼らはかつて妊娠6カ月で生まれてきた双子で、出産時の体重は1ポンド［約454グラム］を少し超えるほどだった。私より下の階段には、少なくとも別の双子が1組、3つ子が3組、4つ子が1組、そして、4つ子で生まれてきてそのうち1人が亡くなった男女3人のきょうだいが1組座っていた。その子どもたちはみんな、その病院の新生児集中治療室、すなわちNICUの卒業生たちだった。ほんの数日だけの子もいたが、多くは数週間で、なかには数カ月そこに入っていた子もいた。その行事は、その病院で年に一度開催されるNICU卒業生パーティーで、親たちが自らの子どもを披露し、その子どもたちの暗黒時代にケアをしてくれた病院スタッフと再会するためのものであった。それはまた、病院スタッフが大変な努力をした甲斐があったことを喜び、自らが担当したちっちゃな患者たちが家に帰った後どのように過ごしてきたかを知る機会でもあった。

　その「多胎児たち」と、年に一度の写真を撮るためにポーズをとりながら、私はボビーとサミーを少しだけ強く抱きしめた。2人はとても温かく、とても生き生きとしていたが、もしその子どもたちが実際よりも1年だけ早く生まれていたなら、間違いなくその日私の膝の上にはいなかったであろう。2人は、その病院で液体の界面活性剤を肺に入れた最初の赤ちゃんだったのだ。それは、当時NICUにおける死亡——そのなかには、1963年に早産で生まれたジョン・F・ケネディ大統領の息子パトリック・ブーヴィエ・ケネディの死［生後2日で死亡］も含まれる——の原因のほとんどを占めた未熟児の肺疾患のための、新しい治療法だった。妊娠期間ちょうど24週で、おまけに白人男子（たいていの場合、最悪の肺疾患を抱えていた）として生まれてきたボビーとサミーが、1週間だけ人工呼吸器

につながれ、普通はたくさんあるはずの未熟児合併症にかからなかったとき、私たちはみんな驚いた。闘わなければならない重症の肺疾患にかかることがなかったので、彼らは他の臓器が未完成である状態に容易に対処できたのだった。

　たくさん写真を撮った後、私は階段の下に置かれた演壇のマイクへと進んだ。NICUの医長として、年に一度の歓迎スピーチをする時間だった。NICUのソーシャルワーカーであるリンダがその朝に渡してくれた紙を開いた。彼女は、私が待ち構えている人たちに読めるように、パーティー参加者リストから注目すべき名前と数字をいくつか書き留めてくれていた。そのなかには、最もちっちゃな赤ちゃん（出生時の体重が1ポンド2オンス［約510グラム］）、最も長い間NICUに入っていた赤ちゃん（17カ月）、最も大きな赤ちゃん（出生時の体重が12ポンド6オンス［約5.6キログラム］）、そして出席しているなかで最も年齢の高い赤ちゃんもいた。それは18歳の高校生で、今でこそ高校のフットボールチームで230ポンド［約105キログラム］のラインバッカーをしているが、かつてはこのNICUで2ポンド［約900グラム］の未熟児だったことを、拍手喝采する聴衆に話すと、しぶしぶ演壇のところへ出てきて私と握手をした。

　スピーチを終えると、私は演壇を離れて騒々しい人だかりのなかへ飛び込み、長年ケアをしてきた数人の赤ちゃんの親たちがいるのに気づいた。

　「グリーソン先生！」彼女たちは叫んだ。「こっちよ！　さあ、ジェイミーを見て。あの子があんなに小さくて、あんなに具合が悪かったなんて信じられる？」

　私たちは抱き合い、彼女たちが連れてきた、動き回ってじっとしていない幼い子どもたちや、むっつりしている思春期の子どもたちを褒めたり、さらに1、2枚写真を撮るためのポーズをとったりした。これらの写真はすべてとってあり、まだNICUにいた頃のその子の写真、あるいは退院する日に私が抱いているその子の写真と一緒にしてあるものもあった。両親たちはたいていの場合、自分なりの方法で、自分の子どもや自分自身が受けたケアに対する心の底からの感謝を表した。親たちはしばしば、その苦しい経験が終わって、自分の生活と子どもの養育を続けることができたという大きな安堵感を私と分かち合った。こういった会話すべてが楽しかった。そして、一時はあまりにもちっちゃくて具合が悪く、NICUの保育器の中に横たわったまま、あらゆる種類の集中治療の機器につながれ、とても生き延びるという確信などなかった赤ちゃんたちが、幸せで健康的な

子どもに成長した様子を見て、私は喜びをかみしめていた。

　本書は、子どもたち—ほとんどは赤ちゃんたち—についてのストーリーを集めたもので、それは私が新生児医療を専門とする医師、つまり新生児専門医としてのキャリアのなかで知りあい、そしてケアをした子どもたちである。ストーリーのほとんどは、NICU という、奇跡と悲劇が毎日繰り返し起こる、不思議ですばらしい場所で展開している。私とともに深呼吸をして、その中へ足を踏み入れていただきたい。ほとんどの人たちは、友人や親戚の未熟児に面会する場合を除けば、そこへ入ったことはないであろう。みなさんはおそらく、NICU は仕事をするには恐ろしく困難な場所だと考えるだろうが、ときにはそういうこともあるし、特に赤ちゃんが死亡するときはたしかにそうである。しかし、NICU は、実際はとても希望に溢れた場所であり、あの NICU 卒業生パーティーの事実がそれを物語っている。そこで人生のスタートを切った赤ちゃんのほとんどは、生き延びて、両親とともに自宅へ戻り、元気で過ごしているのである。

　これらのストーリーは、私の心を揺さぶったものであり、どうしても語り継がれなければならないものである。私が描いた出来事は、ほとんどの場合はプライバシーを守るために、氏名、場所、そのほか身元を明らかにしてしまうものを変更しているが、真実である。信じられないほど悲しいストーリーもある。そのストーリーが起こったとき、私は涙を流し、執筆しながら泣き、読み返しながらまた泣いた。生き延びて、信じられないような困難に立ち向かいながら回復したストーリーもある。まったく困惑させられるようなストーリーもあるが、それは特にトレーニング中の医師として自信なげな初期の頃を記録したものである。

　私が望むのは、これらのストーリーを読むみなさんが、私と一緒になって、現代医学の奇跡を祝福し、失敗を悲しみ、これらの子どもたち、その親たち、そして NICU で仕事をしているひたむきな人たちにはっきりと表れている、人間の精神力の強さに驚いてくれることである。

第1章 Jimmy（ジミー）

　レインボー・ベビーズ・アンド・チルドレンズ・ホスピタル6階でエレベーターを降りながら、心臓がギュッとなって、両手が冷たくなるのを私は感じた。怯（おび）えていた。病気の新生児たちのケアをすることについて、私に何がわかっていたのだろうか？　1979年9月、小児科のインターンシップ［臨床研修1年目］に入って3カ月目のことだった。最初の2カ月はER［緊急救命室］で過ごしたが、そこでは耳の感染症、咽頭炎、骨折、腹痛といった、それがなければ健康的な子どもたちを診るのが一般的だった。実のところ、そこでは仕事がかなりうまくなってきたような気がしていた。「本当の」緊急事態の場合でさえも、そこのチームの一部であると感じ始めていた。しかし、ここは違っていた。ここNICUでは、あらゆることが本当の緊急事態になる、少なくともその可能性があった。私は安心できるようなことを考えようとしたが、恐怖でほとんど竦（すく）んでいた。シニアレジデント［後期研修医］に驚かされて、ようやくその苦痛から解き放たれたのだが、そのレジデント［研修医］は、私がゆっくりとNICUの入口へ向かうのを見ていた。

　「朝の回診は7時30分からだ、クリス。ごった返してるぞ、急いでくれ。君は交代のインターン［1年目の研修医］から10人赤ちゃんを引き継ぐんだが、そのうち2、3人は本当に具合が悪いぞ」

　ますます恐ろしくなった私は、無言で動けなくなりそうだったが、なんとか歩いてNICUへ入り、コートとバッグをレジデントの控室へ投げ込んだ。控室は、まるでサイクロンに襲われたように見えるのが普通だった。廊下に目をやると、インターンが2人、さっきのシニアレジデント、そして看護師長たちが、ナースステーションの真向いの病室ですでに回診を始めていた。そこには保育器が8つあって、その中にはNICUで最も重篤な赤ちゃんたちが入っていた。そのうちの4人を私は引き継いだ。

　すでに始まっていた回診を受けていたのは、月満ちて生まれた新生児で、この

私にさえとても大きく見えた。スタッフ全員に簡単に紹介された後、私は新生児室特有の言葉を初めて耳にした。この巨大児は、IDMから生まれたLGAで、HMDとLVHに罹っており、IVHの可能性がある。何のことなのかほとんどわからないまま、話し合っている間、手がかりを求めて注意深く聞いていると、その女の子は糖尿病の母親から生まれたため［IDMはinfant of diabetic motherの略語］、妊娠期間に比べて大きく［LGAはlarge for gestational ageの略語］、また、彼女の肺は未発達で（HMD、つまり肺硝子膜症）［HMDはhyaline membrane diseaseの略語］、彼女の心臓は肥大しており（LVH、つまり左心室肥大）［LVHはleft ventricular hypertrophyの略語］、そして彼女は脳内出血（IVH、つまり脳室内出血）［IVHはintraventricular hemorrhageの略語］を起こしているかもしれないという意味だとわかった。この複雑だが治療可能な不幸が、私の担当ではないことに内心で安堵してため息をつきながら、私たちは次の保育器へと移動した。そこには、それまで私が見たなかで最もちっちゃな男の赤ちゃんが、何マイル［1マイルは約1,609メートル］もの長さがありそうに見えるチューブやワイヤーにつながれて仰向けになっていた。

「君が担当する新生児のひとりだ、クリス」シニアレジデントのグレッグがあくびをしながら言った。「まあ、がんばれよ、この子はここに3週間入っているけど、まったくよくなってないから」

プロらしく冷静な評価をしようとしていると、その赤ちゃんが一瞬目を開けるのが見え、私をまっすぐ見たように思えた。そのとき、レオ・セイヤー［英国のポップシンガー・ソングライター］の歌声が、部屋のラジオから聞こえてきた。「悲しい目、向こうを見てる、君が泣くのは見たくないんだ」私に考えられるのは、この赤ちゃんがどんな悲しい目をしているかということだけだった。見たところ、彼は妊娠期間24週で生まれたようだったが、それは当時多くの州で法律上人工妊娠中絶が認められる限界だった。グレッグは、その男の子が抱えている多くの問題を、私に詳しく伝えていた。ただし、その赤ちゃんのことを誤って彼女と言っていたが。

「彼女は、君が思いつく早産の合併症をすべて抱えている」（まだインターンの私の場合、思いつくものはかなり限られていたが）―「HMD、BPD、IVH、PDA、NEC、そして、当然のことだが、AsアンドBsも。現在は人工呼吸器に

頼っていて、発育がない」これは、彼は、肺が未発達［HMD］で、ひどく損傷している［BPD、つまり気管支肺異形成症］、脳内出血［IVH］を起こしている、心臓から肺へつながる血管が正常に閉じていない［PDA、つまり動脈管開存症］、腸が炎症を起こして血便が出ている［NEC、つまり壊死性腸炎］、そして定期的に呼吸するのを忘れ（無呼吸［apnea］）、それによって心拍数が落ちている（徐脈［bradycardia］）ということを意味していた。

　ちょっとばかげていると思われたが、尋ねずにはいられなかった。「この赤ちゃんは男の子じゃないんですか？」

　「あ、そうだ…男の赤ちゃん，ジャクソンだ。まあ、大して違いはないんだけどな。そんなこと本当に気にするのは、たいていは親だけなんだけど、この子の母親を一度も見たことがないな—彼女はやっと15歳になったばかりで、まだ高校に通っており、自分が妊娠したことに気づいてさえいなかった。いずれにしても、ジャクソンには今日、輸血が必要で、人工呼吸器の設定が正しいことを確認するために、4時間ごとに彼女から採血する必要がある」私は、性別の曖昧さは、レジデントたちが自分自身を赤ちゃんから感情的に距離のある状態にするための盾なのだということがわかり始めていた。

　朝の回診がようやく終わったが、私にはやらなければならない重要な仕事が山のようにあると思われた。後になってわかったが、NICUで自分の仕事を終えた者など、今まで誰もいなかった。成功の鍵は、優先順位を決めて本当に重要なことを終え、そうでないことは少し待たせておくということだった。しかし、当時はそのことがわからなかった。自分が担当する患者のリストと、やるべき事柄のチェックリストを見て、気持ちが悪くなった。同僚インターンのひとりはそのことに気づいていたに違いない。なぜなら、彼はやって来て、ジャクソンのための血液を採りに、私が院内の血液センターに行くかどうかを尋ねたからだ。

　「ええっと」私は言った。「実のところ、それがどこにあるのかも、そこに行って何をするのかも、赤ちゃんの輸血をするのに何が必要なのかもわからないの」

　彼は最初のプロセスを説明し始めたが、分娩室へ行くように指示する至急の呼び出しに遮られた。私たちは、2日おきにハイリスク分娩の当直があって、今日は彼が当番だった。明日は私の順番だ。というわけで今、私はまたひとりで仕事をしていた。他の人はみんな忙しかったが、それでも彼らは自分がやっているこ

とがわかっているようだった。なんとかして私はようやく然るべき書類に記入し、血液センターに電話して血液をオーダーした。私を見ていた看護師が、電話を終えた私に、その赤ちゃんにすでにタイプ・アンド・クロスをしたかどうか訊いてきた。またしても、私はプロらしい態度をとろうとしてつぶやいた。「あれ、もうひとつオーダーしないと」

「違いますよ」彼女は言った。「タイプ・アンド・クロスはオーダーしてはいけません、ドローするんですよ」[type and cross は血液型を調べて交差適合試験をすること、「ドロー」は「採血する」（drawing blood）から]

正念場だと思われた。彼女は、私が採血器具を持って、その赤ちゃんの保育器に近づくのを見ていた。保育器にはそれぞれ前側に2つの処置用丸窓があり、親やスタッフが、かなり冷たい部屋の空気を入れることなく、手を入れて赤ちゃんに触れることができるようになっていた。不運なことに、その処置用丸窓が閉まっていて、どうやって開けていいかわからなかった。部屋を見回して、若い母親が保育器の内側で未熟児のおむつを上手に交換しているのを見つけた。何気なく、私は彼女に近づいて話を始め、彼女が交換を終えて処置用丸窓を閉めるまで話し続けた。

「おや、あれを見て！」私は叫んだ。「またやっちゃったわよ」すると本当に、その祝福を受けた小さな未熟児は、母親がちっちゃなお尻の下に付けたばかりのちっちゃいおむつを濡らしていた。私は、母親が処置用丸窓のボタンを押して、取り付けられたゴム製のスリーブの内側に両手を入れるのを見ていた。

私はジャクソンの保育器のところへ戻り、なんとか両手と採血器具を内側に入れた。いよいよ最も難しい部分—採血すること—だった。私には、その赤ちゃんはもう（採血するためのとても便利な）臍動脈カテーテルを付けていなかったので、彼の血液は「ヒールスティック」[新生児の末梢血を足のかかとから採取する方法]によって採らなければならないことがわかっていた。アルコールで皮膚の消毒をしながら、赤ちゃんの顔をちらっと見た。彼は、額にしわを寄せ、心配そうな目で私をじっと見つめていた。かかとが消毒されるとすぐに何が起こるのか、わかっているようだった。私がランセット[先の鋭い、両刃の外科用ナイフ]でかかとをチクリと刺すと、彼は目をぎゅっと閉じた。処置を終えると、彼は私から顔を背けた。とても幼かったが、そのくせ早すぎるこの世へのデビューによって、

彼はとても人生経験豊富になった。

　午前中はその後、カルテを熟読したり、ヒールスティックをしたり、指示を記入したり、担当の赤ちゃんたちを慎重に調べたりしながら過ごした。認めざるを得なかったが、その赤ちゃんたちが本当に怖かった。その医学的な問題はもうどうしようもないように思われ、その赤ちゃんたちはとても脆弱だった。午後早く、すでに疲れ果てていることを自覚し始めたときに、血液センターからジャクソンの血液が準備できたという電話が入った。私は血液センターへ行って受け取り、担当看護師に渡した。「4時間で15シーシー輸血して」私は指示した。彼女はまっすぐ私を見て言った。「血液は医師にしか投与できないんです」これはあんまりだった。その袋から血液を出してその赤ちゃんに入れる方法がわからなかったが、その看護師は何百回もそれを目にしてきたはずだった。彼女は黙ったままだった。

　私は血液バッグと血液フィルター（少なくともそれはよく知っていた）と注射器数本を持って、「治療室」―赤ちゃんたちが入っているメインの部屋とは別にある、主に処置のための部屋―へ姿を消した。そこで、私はフィルターでバッグを刺した。今のところ順調だ。注射器の準備をしながら、いくぶん自己満足していた。だってなにしろ、私は医師だったのだから。

　バッグを点滴スタンドに引っかけたが、注射器を取ろうとしたとき、突然ドーンという音と、間違いなく液体が速いスピードで床に落ちる音が聞こえた。フィルターはスポンと抜けており、バッグに開けた穴から血液が吹き出していた。私はバッグをつかんで、少しでも血液を取っておこうとそれを逆さにした。そのときドアが開いた。チーフレジデント［主任研修医］だった。その場で、私は血まみれのバッグを持っていた。私自身も、床も、そして他のほとんどすべてのものが、血まみれのように思われた。涙が浮かんでくるのがわかった。

　彼は無言のままゴム手袋をはめ、なんとかバッグを固定し、そして数本の注射器にうまく血液を満たした。私が両手を洗って床とカウンタートップを拭いていると、彼は言った。「任せておけ、必ずうまくいくさ」それから彼は、血液が入ったキャップ付きの注射器を私に渡し、歩いて部屋を出て行った。ジャクソンはなんとか輸血を受けることができ、私はその後、その日の昼間に「やるべき」長いリストの残りをどうにかやり遂げ、夜に突入した。

　やはり、そのチーフレジデントの言うとおりだった。ひどかったその初日の後、

状況は少しずつよくなっていき、私は依然として不安で困惑していたけれども、毎日の決まりきった仕事は、どうにか、より能率的にこなせるようになり始めていた。私はまた、新生児集中治療というのは、1日の終わりに、後に残していくことが難しいということを感じ始めていた。ある夜、私は驚いている夫を起こして、数人の赤ちゃんが保育器に入って人工呼吸器につながれており、その子たちがわが家のバスルームにいて私のケアを必要としていると知らせた。バスルームのドアを実際に開けて明かりをつけてみて初めて、私はそれがただの夢だったということに気づいた。「私の」赤ちゃんはみんな病院でケアを受けており、私の責任ではなかった—少なくとも、その夜は。その子たちはどうしているだろうかと考えてしまい、再び眠るのに少なくとも1時間かかった。

　ある日、またジャクソンに新しく点滴を始めて、彼の悲しそうな目をのぞき込んでいるとき、私も他の誰も、彼の母親と会ったことも、話したこともないということをふと思った。さらに別のことが頭に浮かんだ。彼にはまだファーストネームがないということだった。子どもが危機を脱するまでは、命名するのを避ける親たちもいた。ある母親から、「ファミリーネームを埋葬する」［一人っ子が死亡してしまって、姓を引き継ぐ者がいなくなる］ことになりはしないか心配だと打ち明けられたこともあった。しかし、ジャクソンはまだ人工呼吸器につながれていたけれども、彼は今や生後4週間経過しており、最も危機的な状況は脱していた。彼が生き延びる可能性は、五分五分よりわずかに高いと思った。

　彼の（また別の輸血のための）静脈点滴を入れ終えると、私はソーシャルワーカーのオフィスへ向かい、サリー・ウェインライトを見つけた。彼女は、疲れきって、怒っているように見えた。ジャクソンの家族のことについて尋ねると、彼女はあくびをして答えた。「あの赤ちゃんのことはそっとしておいたほうがいいわよ、クリス。彼の母親は15歳で高校を中途退学したのよ。ここから100マイル［約16キロメートル］離れたところで、トレーラーハウス用の駐車場で暮らしてるわ。彼女には心配すべきことがたくさんあって、あまり巻き込まれたくないのよ」

　「そのことについて、最近誰か彼女に尋ねてみたの？」と私は訊いた。「つまりその、もしかしたら、私たちが彼女を関わらせようとするのはやっかいかもしれないけど、いつの日か彼が自宅に戻るなら、彼女は自分から関わらなくちゃいけなくなるんじゃないの？」

「このケースでは、例の感傷的な親子の絆みたいなものについては忘れなさい、クリス。本当に時間の無駄よ。本当よ、彼女は彼と関わりたくないの。彼女は彼を養子に出すか、ひょっとすると養護施設に入れるかもしれない。もし彼が生きているならね」

私はサリーが言ったことを信じたくなかったので、自分の力で情報を見つけ出そうと決心した。まず障害となったのは、母親の電話番号だった。彼女は、電話番号を病院に知らせていなかった。サリーがそれを認めたとき、彼女が退院して以来―その赤ちゃんの誕生から3日後以降、誰も彼女と話をしていないということがわかった。私は、彼女が自分の赤ちゃんについていろいろなことを心に描いているに違いないと思った。何かがなされるべきだったが、それをするのは自分だと私は決めた。

ある当直の夜に、私は調査を開始した。少女が暮らすオハイオ州の小さな町の電話番号案内係と話をして、ジャクソンという姓の人物数人の所在を突き止めた。そのうちのひとりが、彼女の身内であると判明することを期待した。驚くべきことに、2人目に接触したところで、彼女の姉を見つけた。慎重に身分を明かすと、彼女は、カレン・ジャクソンがボーイフレンドとトレーラーで生活しているが、通りに沿ったところにある母親のところをよく訪ねるということ、そしてその母親の家には電話があるということを教えてくれた。重ね重ねその赤ちゃんの「伯母ちゃん」に懇願すると、彼女はやっとその電話番号を教えてくれたが、私がその番号を使ったのはそれから2日後だった。ある大きな新生児の具合が突然とても悪くなって、通常の新生児室からNICUへ移されてきたのだった。その女の子が48時間以内に死亡してしまい、私たちはみんな困惑していた。彼女は肺炎を発症した後に心臓が炎症を起こしたのだが、その理由がわからなかった。後になってやっと、彼女の解剖結果を受け取った。コクサッキーウイルスB群による、かなりひどい感染症だった。この感染症は、もっと年齢の高い子どもでは良性であるのが普通だが、乳児の場合は致命的になる可能性があり、特定の治療法がなかった。どういうわけか、診断が出てもあまり私たちの助けにはならなかった。みんなひどい敗北感を感じていた。この赤ちゃんは、私たちのNICUにいる未熟児のひとりのようには見えなかった。彼女は、ガーバー社のベビーフードの広告に登場する赤ちゃん［ガーバーベビーと呼ばれる］のようだった。

翌朝、白いコートのポケットからカレン・ジャクソンの電話番号が書いてある紙を取り出し、そこへ電話をかけた。6回目の呼び出し音で、ひどく疲れた感じの、やや年上の女性が出た。私が身分を明かすとすぐに、彼女の声には敵意が感じられた。

　「カレンは決してその赤ちゃんのことを尋ねたりしないわよ」彼女は言った。「だから私は喜んでるのよ。娘は、その子が生きてるなら養子に出すべきね。娘には、後になって困ったことになる愚かな愛情なんかを、今は見せないでほしいわ」私は、同情はするが、現在は自分がその赤ちゃんの権利擁護者であることを告げた。それから、彼が今回復しつつあるが、いまだに名前がないことや、彼には母親が必要であることも伝えた。

　彼女は、少しだけ和らいだ小さな声で言った。「本当によくなっているの？　今体重はどれくらいなの？」

　私が答えると、彼女はため息まじりに言った。「ジャクソン家の男の子たちは、これまでいつも逆境に打ち勝ってきたわ」私は、カレンにこれまでの経過を伝えてほしいだけだと説明した。たとえ彼女が自分の赤ちゃんについて尋ねることはなくても、安否が気になっているのは間違いないと思っていた。彼女の母親は、次の日の朝にはカレンがやって来るので、そのときに私が話せるかもしれないと言った。しかし、そんなことをしてもどうにもならない、まったく無意味だと、彼女は思っていた。翌朝電話をかけてみたが、それから3日連続で電話をしてみたが、誰も出なかった。私は騙（だま）されたような気がした―そして、自分は浅はかで、世間知らずだと思った。しかし、私は電話をかけ続け、5日目の朝に、ようやくカレンの母親とつながった。彼女は、カレンはそばにいるが、自分が話したことを忘れないよう私に注意した。慎重に進めると、私は彼女に約束した。

　そして、電話に出たのは、とても若い女性の声だった。「あなたがあの子の世話をしてくれている医者ね。なんで今電話してきたの？」私は、彼女の赤ちゃんについての経過報告を始めた。人工呼吸器をつけて容体が改善してきたことや、栄養管による少量のフォーミュラ［乳児用調合乳］を受け入れて体重が増えつつあるという事実を伝えた。私が最後に大げさな話をするまで、彼女はこれらの話にほとんど興味を示さなかった。私は、彼がどんなに機敏であるかということ、そして、処置や検査をしている間に、彼の目がどんな感じで私を追っているかについ

て話をした。

「息子さんはときどき、悲しげな目をするんですよ」私は説明した。「でも、その目はとても好奇心に満ち溢れていますよ」

彼女は驚いた。「要するに、あの子は目を開いて、あなたを見てるってこと？私が分娩室で会ったとき、あの子は髪の毛がなく、醜くて赤い物体で、どこに目があるかさえもわからなかったのに」

彼女が突然関心を示したことに勇気づけられて、私は彼の頭のてっぺんに赤い毛が生え始めてきたことを続けて話した。そして、身内に誰か赤毛の人がいるか尋ねてみた。

「ジム叔父さんがそうよ！」彼女が叫んだ。「まあ、赤毛だって。信じられないわ」彼女は、もうすぐ学校に行かないといけないと言ったが、私は詳しいことを話すのに、またいつでも電話をすると伝えた。彼女はためらったが、私たちは火曜日と木曜日の朝に電話をすることに決めた。最後になって、私は赤ちゃんの名前を付けることを考えるよう促した。

それからの２週間、私はカレン・ジャクソンとの電話による関係を築いていった。私たちはほとんど些細な事柄—彼の髪、彼の目、体重がどれくらいか、フォーミュラをどれくらい摂取しているか—について話をした。ある日、病院のボランティアが、赤ちゃん全員のために、青とピンクの毛糸で編んだセーターを持ってきた。私はジャクソンに着せてポラロイド写真を撮り、それをカレンに送った。彼女は喜んだ。「ほんと、ジム叔父さんに似てるわ！」それは、彼女がついに、彼に名前を付けた日だった。

彼はジミー・ジャクソンとなり、私たちは回診中に彼を、ジャクソンではなくファーストネームで呼ぶことができるようになった。名前が付くことによって、NICUのスタッフからさらに敬意を払われるようになった感じがした。彼は、名前と、やや積極的に関わってくれる母親を手に入れたのだった。しかし不幸なことに、敬意はジミーにとって、とりわけすぐれた薬ではなかった。彼の容体は、あまりよくなかった。人工呼吸器をつながれていても状態は改善せず、それどころか、悪化していた。心雑音も起こっていて、動脈管開存症（PDA）のような音がしていた。それは、胎児期に見られる肺動脈と大動脈をつなぐ動脈管が、生後も開いたままの状態で問題を引き起こしてしまうものだった。PDAは、未熟児の

場合はたいてい外科的に閉じることが必要だった。その手術によって肺が助かることはわかっていたが、ジミーはとても小さくて、脆弱に見えた。手術台の上で死亡する可能性があった。それからの２、３日間、私たちは彼のPDAを閉じる別の方法を試してみたが、どれもうまくいかず、彼は間違いなく容体が悪化していた。こういった新たな経過について、絶えず彼女に知らせていたのだが、若々しい彼女の声に絶望感が広がり始めるのを聞くと、私の心は痛んだ。

「あの子は死んでしまうの？」ある日、彼女が小声で尋ねてきた。

彼は強くて、本当に逆境に強いということを、この２、３数週間に何度も証明してきたと話して、私は彼女を元気づけた。

「ジャクソン家の男たちみんなと同じようにね」彼女は静かに言った。

ある朝早く、ジミーはついに手術室へ入って、PDAを閉じる処置を受けた。カレンが手術に同意していたのだった（彼女はまだ15歳だったが、母親として、そして「親権から解放され、行為能力を付与された未成年者」として、彼女は法的に同意することができた）。母親の自宅の電話のそばで、彼女は私からの電話を待っていた。

「息子さんは見事に耐え抜いたわよ」私は彼女に伝え、２人で安堵した。

それからの２、３日間、彼はずいぶんよくなったので、私たちはついに人工呼吸器の設定をよい状態にすることができるようになった。彼はまた、本当に体重が増え始めた（PDAの赤ちゃんは、心不全のため水ぶくれ状態になって体重増える傾向がある）。カレンと彼女の母親が、初めて本当にジミーに面会するためバスでクリーブランドに来る計画を立てたので、私はその手伝いをした。私はまるで、ジミーだけでなく、母親のカレンにとっても正しいことをしたのだという気がしていた。

しかしながら、彼はクラッシュした［容体が一気に悪化した］。一晩中、ジミーは危篤状態だった。顔は灰色になり、手術創はすさまじい状態だった。私たちは、人工呼吸器の換気条件を、この大きさの赤ちゃんとしては最大に設定しなければならなかった。可能性の高い診断に、全員の意見が一致した。重篤な敗血症だった。それは、血液中に細菌が広がることによって引き起こされる中毒状態だった。私たちは最も効き目の強い抗生物質を投与し始め、彼の血圧を上昇させることに取り組み、そして彼が反応するかどうかを見守った。しかし、彼の容体は悪化す

るだけだった。彼は動かなくなり、いたるところから出血し始めた。彼の目には、悲しみを通り越した表情が浮かんでいた。血液培養の結果は、私たちが最も恐れていたこと―黄色ブドウ球菌敗血症―を裏づけるものだった。私たちにできることは、もう何もなかった。

　カレンに電話しなければならなかったが、どうやってこの恐ろしい知らせ―彼女が愛して心配するようになっていたあの男の赤ちゃんが、亡くなろうとしていること―を知らせたらいいのか？　最悪の事態に備え、私はとにかく心を鬼にして、伝えなければならなかった。

　「カレン、病院のクリスよ。残念なことを伝えなければならないのだけど、ジミーの容体がとても悪くなって、もう助からないと思うわ」それまで私がかけたなかで、最悪の電話だった。こっちに来て、ジミーの最期に立ち会うよう、彼女に促した。そのとき、赤ちゃんは自分の母親を必要とし、母親は彼女の赤ちゃんのそばにいる必要があったのだ。彼女は、ただすすり泣いていた。ついに、彼女の母親が電話に出た。彼女の声は怒りに震え、氷のように冷たかった。

　「みんなあなたの責任よ。娘をそっとしておくべきだったのに。もうこれで、今後あの子はずっと不幸だわ。あなたと話さなければよかった。もう二度とあなたと話すつもりはないから」私は、彼女に考え直してほしいと懇願し、今も、すべてが終わった後も、カレンが困難を乗り越えるのを手助けできるのは私たち2人であることを話して元気づけた。彼女は電話を切った。私はしばらくの間、そこに座っていた。カレンを巻き込むことで正しいことをしたのかどうか、私は本当に疑問に思っていた。たいへんな過ちを犯してしまったのだろうか？

　ジミーはその夜とても重篤な状態で、翌朝までにはすべてが終わるということが、私たちにはわかっていた。ただ時間の問題だった。それ自体に力がなかったものの、心臓が動いていたのは、彼が人工呼吸器につながれており、強力な薬を投与されていたからだった。私は再びカレンに電話をかけたが、誰も出なかった。

　私たちは、ジミーにモルヒネを投与し、彼の母親がやって来る場合に備えて、午後まで彼をもちこたえさせることに誰もが同意していた。心拍数を上げるため、正午に「エピ」（アドレナリンとしてよく知られているエピネフリン）の注射が必要だったが、みんなもう時間がないことがわかっていた。そして、午後2時、10代の少女がひとり、母親と一緒にNICUに到着した。それがカレンであることは

わかった。彼女は、ジミーと同じあの悲しげな目をしていたのだ。

　最初は混乱した。私たちはNICUのドアを閉め、誰かがいわゆる「悲しみのカーテン」——ジミーの保育器の周りに設置されるプライバシーを守るスクリーン——を引いた。そして、カレンとその母親は、初めて彼をじっくりと見た。彼は今ひどい様子だったが、カレンは彼の赤毛をただ見つめて、慰めきれないほどすすり泣き始めた。モニターを見ていた私には、彼の心拍数が急激に下がったことがわかったので、私たちはロッキングチェアを2つ持ってきて、ベッドサイドにいた看護師と呼吸療法士が、なんとかジミーを人工呼吸器から外して、カレンの腕に抱かせた。彼女が彼のちっちゃな頭をさすり、耳元にささやきながら、ゆっくりと彼を前後に揺すり始めると、室内は突然静かになった。私はただそばに立って、静かにすすり泣いていた。それまで目撃したなかで、最も感動的なシーンだった。しばらくして、カレンがジミーを彼女の母親の腕に渡すと、母親は自分の孫息子を抱いたが、それは最初で最後だった。涙がとめどなく、彼の頭に流れ落ちた。ついに、私はジミーの担当看護師と目配せをしたが、彼女はすべて上手に準備していた。私はジミーのもとに行って、聴診器で心臓の音を聴き、彼の臨終を告げた。午後3時19分だった。

　「息子さんは、あなたを待っていたのよ」私はカレンにささやいた。

　私たちスタッフはみんなその場を離れて、カレンと彼女の母親がしばらくの間ジミーと3人でいられるようにした。私たちのそばを急いで通り過ぎながら、スクリーンで遮られた保育器を見たスタッフが言った。「また臨終の場面をお膳立てしたの？」

　私は疲れきっていた。私が、このいわゆる臨終の場面のお膳立てを1カ月前に始めたのではなかったか？　最終的にカレンに接触して、彼女の赤ちゃんと感情的な絆を結ぶように言ったのは、この私だった。私は、彼女に親切なことを本当にしたのだろうか？

　カーテンが開いて、カレンと母親が出てきた。彼女たちはジミーを保育器に戻しており、看護師が最終的な準備をするために中へ戻った。写真が撮られ、髪が一束切りそろえられ、彼の足型がカードに押されるだろう。

　その間に、カレンは何枚かの書類にサインし、ソーシャルワーカーのサリーが、母親とその娘が葬式の準備をするのを手伝い始めていた。そして突然、彼女たち

が帰る時間になった。カレンはとても若くて傷つきやすく見えたので、私はどんなに残念に思っているかを彼女に伝えたかった。しかし、私はその場にただ立っていた。そのとき、彼女が悲しく涙に濡れた顔を私のほうに向けて言った。「初めて、自分が本当にあの子の母親のような気がしたわ。あの子が私を必要とし、私はあの子のためにあそこにいたの。あの子とてもかわいかったでしょ？」

第2章 Owen（オーウェン）

　私がNICUで初めて夜に当直をした日は、もう少しで私にとって最後の日になるところだった。私は何カ月もの間、この夜をずっと恐れてきた。私ひとりで、15時間もの間、NICUにいる病気の赤ちゃん全員に対して責任を負わなければならないことがわかっていたからだ。さらには、新生児室、産科病棟、あるいは別の地域にある病院からNICUに搬送されてくる新生児の入院も受け入れなければならなかった。大勢の患者がやって来ることを予測していた。

　午後5時、NICUチーム全員が「申し送り」のために集まったが、その間、勤務を終えて帰宅する同僚たちが、担当した赤ちゃんたちのケアについて指示する内容を、私は必死になって手早く書き留めた。そのほとんどは、検査の指示だった。申し送りが終わるまでに、私が「やるべき」リストは、ビリルビン20人、輸血後のヘマトクリット5人、電解質レベル10人、全血球計算4人、胸部X線3人の指示と確認、輸血2人、そして「敗血症精密検査」1人といった内容になった。この最後の検査では、午後発熱した未熟児4人のうちのひとりから、培養のために血液、尿、そして脳脊髄液を採取することが必要だった。培養は、可能性のある感染症を治療するため、赤ちゃんに抗生物質を投与する前に行う必要があった。当時は、不幸にもインターンたちが、こういった仕事を自分だけですべてやっていた。今日では、こういった処置をほとんどすべて行う経験豊富な看護スタッフがいて、静脈点滴ラインを開始したり、輸血の準備をしたりしてくれるが、当時は、インターンが自分でほとんどのことをやっていた。

　最後には全員が帰って行き、看護スタッフと私ひとり、そして病気の赤ちゃん30人だけになった。私は仕事に取りかかった。最初に、「やるべき」リストに優先順位を付けた。今やらなければならないこと、朝の回診までにやらなければならないこと、そして後回しに—ひょっとすると無期限に—できること。私は敗血症の精密検査をまず始めて、終わったらすぐにその赤ちゃんが抗生物質の投与を

受けられるようにした。その赤ちゃんは、私には大丈夫そうに見えたし、体温も自分の力で下がっていた。これはよいことだった。なぜなら、私が培養をすべて終えて抗生物質の点滴を開始するのに、ほぼ1時間かかっていたからだ。ちょうど私がやり終えたところで、ポケベルが鳴った。シニアレジデントからで、私にとって初めてとなる入院受け入れ患者が、新生児室から向かっているところだという内容だった。どうやら出生時は健康そうに見えたが、生後24時間くらい経過すると、その赤ちゃんの呼吸があまりにも速く、栄養摂取にも興味がないようだということに、看護師たちが気づいた。これは多くのことの兆候である可能性があったが、敗血症が最も不吉な可能性のひとつであることは知っていた。

そのシニアレジデントが確かめた結果、その赤ちゃんには敗血症の精密検査と抗生物質の投与が大至急必要であることがわかった。彼がその赤ちゃんを治療室に連れてくるので、私は看護師のひとりにその処置を手伝ってもらうことを頼み、私たちは必要なものを集め始めた。数分後、シニアレジデントが赤ちゃんを新生児ベッドに入れて連れてきた。私がちょうど治療を終えた未熟児とは対照的に、その赤ちゃんはとても具合が悪そうだった。顔色が悪く、だるそうで、普通より速いスピードで呼吸していることに加えて、唸るような音を出していた。シニアレジデントから、できるだけ早く培養を行うように言われた。この赤ちゃんは、抗生物質を本当に必要としていたからだった。私は脊椎穿刺、つまり腰椎穿刺から始めることにした——髄膜炎の可能性を排除するため、脳脊髄液のサンプルを採取するのに使われる処置だ。ERで臨床研修のローテーションを行っていたときに、かなりの回数のLP［「腰椎穿刺」を指す略語］をした経験があったので、他の処置をするよりも自信があった。しかし、マーフィーの法則［米国オハイオ州のエンジニアだったエドワード・アロイシャス・マーフィー・ジュニア大尉の名前からと言われている］が適用された（うまくいかない可能性があるものは、どうしてもうまくいかないというもの）。この赤ちゃんからは、脳脊髄液がまったく採取できないように思われた。

看護師が異なる位置でその赤ちゃんを抱いている間に、私は腰椎穿刺針で異なる角度から試みたが、そのたびに液は入らなかった。私はパニックを起こし始め、看護師もまた同じだった。その赤ちゃんの容体は刻一刻と悪化していて、泣くことも、私たちの処置に抵抗することもしなくなっていた。私たちは培養のための

血液と尿の採取を始めることにしたが、幸いなことに、私はそれらの処置はもっと上手かった。それでも、点滴を始めながら時計をちらっと見ると、もう1時間経過しているのに、まだ抗生物質の指示さえも出していないことがわかった。ちょうどそのとき、治療室のドアが開き、シニアレジデントが顔を出した。

「ここで何をしてるんだ？　まだ抗生物質を入れてないのか？」彼は怒鳴った。赤ちゃんを見た彼が、私と同じくらい心配していることがわかった。私は泣き出しそうになりながら、LPがうまくいかず、まだ脳脊髄液が採取できていないことを説明した。彼がすばやく、そして上手に看護師に赤ちゃんの位置を変えさせて、あっという間に針を入れると、きれいな透明な脳脊髄液が出てきた。私は抗生物質をオーダーするために、走って部屋を出た。30分後、薬剤部から抗生物質が届き、私が開始しておいた静脈点滴を通して、看護師がそれを赤ちゃんに投与した。彼がNICUに入ってから、2時間が経過していた。その間に、彼は危篤状態になっていた。呼吸がさらに荒くなっていたため、人工呼吸器につなぐ必要があった。血圧が下がり、全身に十分に酸素が行き届かないことを示す血液中の乳酸の値が異常に高くなっていた。

その夜はその後ずっと、私たちは彼にかかりっきりで、あらゆる種類の薬を試したり、人工呼吸器を交換したりしたが、彼はまったく反応しなかった。朝4時30分、心臓が停止し、私たちは彼を取り戻すことができなかった。両親が彼を抱き、悲しみのカーテンの向こうですすり泣き、そしてうめいていた。誰もが、どうしようもない敗血症だと思っていて、スタッフ数人が目に涙を浮かべているのがわかった。しかし、私はずっと考えていた。もし私がもっと有能で、もっと迅速に彼に抗生物質を投与できていたら、生存の可能性があったかもしれない。シニアレジデントが、私に恐ろしい罪があることをを認めた。

「敗血症の場合には、クリス」彼は叱った。「スピードが非常に重要だ。もし助けようと思うなら、抗生物質をすばやく投与しなくちゃいけないんだ。LPに手間取ったときに、私をポケベルで呼び出してくればよかったんだ」

その瞬間、私はレジデンシー［臨床研修］をやめて、何か他の人生を送るべきだと思った。明らかに、私は小児科医になるのには適していなかった。今回は私がインターンとして、まさに初めて入院を受け入れたが、私の能力のなさとまずい判断のために、ひとりの赤ちゃんが命を落としてしまったのだ。

その夜はその後ずっと、オーウェン（彼が亡くなって両親がNICUを出ていくときに初めて、両親からその名前を聞いた）の治療で忙しかった間に延期していた「やるべき」リストの仕事を、ぼんやりしながらこなした。しかし、私の心は深く沈んだまま疲れきっていたので、何に対しても集中できなかった。オーウェンと彼の両親のことを考え続けていた。朝日が差し込み、NICUチームの他のメンバーが朝の回診のために集まり始めると、私はただ家に帰りたかった。しかし、NICUでひどくまずいことがあった翌朝は、誰もがそのことを知りたかったので、むごたらしい場面を詳しく説明することを私は求められた。どんなに自分が悪いのかわかっていたし、自分の小児科医としての将来について下した決断のこともわかっていたので、話すことがつらかった。なんとかして、回診を切り抜けて日常業務を始めたが、午後5時の申し送りのときまで、病院にとどまらなければならなかった。

　その恐ろしい夜のもっと早い時間に、私はその赤ちゃんの担当小児科医ドクター・ローマンに電話をして、どういう状態かを知らせていた。彼も私たちのスタッフと同じように、ショックを受けていた。妊娠、陣痛、分娩に関して何も問題はなかったし、その赤ちゃんは新生児室での最初の検査でとても普通に見えていたからだった。しかし、敗血症は、まったく正常な赤ちゃんを突然襲うということを、私たちはみんな知っていた。私からの電話を受けた後、彼は赤ちゃんを見るためにやって来て、怯えている両親に説明するのを手伝ってくれた。そして赤ちゃんが亡くなった後、彼はしばらくの間両親のそばに座って、質問に答えたり、両親の手を握ったりしていた。後になって知ったのだが、そのとき彼は、解剖という微妙な問題をもち出していた。両親は、自分たちの子どもに起こったことについてさらに何らかの事実がわかることを期待して、解剖に同意した。

　ようやく帰宅したときには、疲労困憊の状態だった。私はただベッドにもぐりこんで、初めての当直の夜にNICUで起こったことを忘れたかった。しかし、あまりに疲れていると眠れないことがときどきあったのだが、その夜、私はただベッドで横になって、何時間もの間、心のなかで何度も何度もあれこれ思いをめぐらせていた。医学部時代のことや、とても苦労した講義があったことを思い出していた。もしかすると、それは私がこの非常に厳しい専門職にはふさわしくないということを示す兆候だったのかもしれない。その一方で、人々を―ときには最も

つらい状態にある人々を—本当に助けることができるという理由で、私はその職業にひきつけられていた。しかし、ようやく眠りについたとき、自分はどうしようもなく無能で不適格だという思いしかなかった。オーウェンが亡くなったのは、自分が敗血症の精密検査と抗生物質の投与に手間取ったからだと思った。

　翌朝目覚めたときには、精神的に参っていた。私は、すでに心に決めていた—小児科のレジデンシーをやめて、何か別の道を進もうと。皮肉なことに、私の頭に浮かんでいたのは、解剖に集中する病理医になるというものだった。そこなら、致命的な過ちを犯すことはない、そう考えたのだ。しかし、すぐにただやめることはできないということはわかっていた。私の後任が見つかるまでは、そのレジデンシープログラムにとどまる必要があった。たとえ私が「ただのインターン」だとしても、病院という組織が物事を進める—特に夜間に—ためには、私たちそれぞれ全員に頼っていることはわかっていた。そしてたぶんもっと重要なことには、同僚インターンのひとりに一日おきに夜の当直をさせて、彼を「殺す」ことはしたくなかった。私たちのうちのひとりが病気になったり、（うっ！）妊娠したりしたときは、いつもそうなったのだが。

　だから翌日、私は普段どおりに仕事に出て、重大なことは何も起こらなかったかのように、回診と「やるべき」リストをこなした。しかし午後には、チーフレジデントのオフィスを訪ねた。スティーブは、とにかく信頼と権威がにじみ出ている人物で、ユーモアのセンスもあった。彼は深く悩まなかった。私はそのときほど、その性格をありがたいと思ったことはなかった。洗いざらい話して、レジデンシーをやめる決断を告げた。チーフレジデントとして、スティーブはその話のほとんどをすでに聞いていた。あのシニアレジデントが、今朝の栄養回診の際に、前夜受け入れた入院患者すべてについて、彼やNICUの部長と再検討していたからだ。しかし、彼はそのケースについて初めて聞いたかのように、私の話に耳を傾けてくれた。

　私が話し終えると、お互いの顔を見つめ合った。彼は言った。「クリス、君は最善を尽くした。君はただのインターンだ。シニアレジデントが、君と一緒にいて手伝うべきだった。だって、君にとって夜の当直は初めてだったんだからね。恐かったということはわかる—私たちもみんなかつてはそうだった。しかし、もし君がこの1回の恐ろしい経験で自分のキャリアすべてを捨ててしまえば、はるか

に大きな過ちを犯すことになるだろう」たとえ彼が、すべて正しいことを、しかも安心させるような方法で言っていたとしても、たったひとつのことが、私には明らかだった。彼は、私が思ったのと同じように、その赤ちゃんの死に対して—少なくとも部分的には—私に責任があると思っていた。正直なところ、私がその処置をするのが遅かったのだ。それに、私たちはみんな教えを受けていた。敗血症の場合は、時間が非常に重要であると。私は、決心はついているので、代わりの人が見つかり次第、このレジデンシープログラムをやめたいとスティーブに告げた。

　NICUに戻る途中で、ポケベルが鳴った。オーウェンの担当小児科医ドクター・ローマンからだった。あの赤ちゃんの解剖結果が出て、その結果に私が関心を示すと思ったので、私を探していたのだ。NICUで彼に会うと、彼は黙ってその報告書を私に手渡した。敗血症精密検査の結果を含む、簡単な病歴に目を通した。白血球数が上昇していることが含まれていたが、それは敗血症の疑いを増大させるだけのものだった。あの恐ろしい夜の出来事について、病理医が要約した内容を読むのはつらかった。そして、その報告書の最後の2行に辿り着いた。「この子どもについての検死解剖によって、僧帽弁と大動脈の閉鎖を伴う左室低形成と大動脈狭窄症が判明した。最終的な死因は、左心低形成症候群であった」

　オーウェンは、当時は致命的だった先天性心疾患で生まれたことが原因で死亡したのだ。敗血症が原因ではなかった。私の過失ではなかった。オーウェンはこのタイプの心疾患がある赤ちゃんの典型だというドクター・ローマンの言葉を聞きながら、私は黙って涙を流していた。そういった赤ちゃんは、動脈管と呼ばれる胎児の血管が開存したままで、心臓の異常な発達にもかかわらず、酸素を供給された血液をからだに届けている限りはまったく正常に見える。しかし、動脈管が閉じると、生後一日目か二日目には普通そうなのだが、心臓に欠陥のある赤ちゃんは、酸素を供給された血液をからだに送る方法がないので、危篤状態になる。医療チームは、私たちと同じようにまず敗血症を考えるが、それは赤ちゃんが本質的にショック状態にあるからだ。しかし、それは心原性ショックであって、敗血症性ショックではない。

　私は、これまで経験したことがないような安堵感に浸った。

　私の責任ではなかったのだ。2つのことを告げるために、スティーブのオフィ

スに戻った。レジデンシープログラムに残るということ、そして小児循環器専門医になるつもりであるということを。

第3章 Jazmine（ジャズミン）

　小児科レジデンシー1年目の最後にかけて、私は1カ月間「マック・ハウス」ローテーションに配属された。マクドナルド・ハウスは産婦人科の建物で、その中に赤ちゃんの分娩専門フロアがあり、毎年約4,000人の赤ちゃんが生まれていた。それはレジデンシーのなかで最も忙しいローテーションだった。小児科のレジデントは、すべての帝王切開と、問題が起きることが予想されるどのような満期分娩（ほとんどは胎便で混濁した羊水に関係があった）にも参加した。私たちは新生児室内の正常な新生児全員、とりわけ小児科医が配置されていない新生児も担当していたが、公立の大学病院の新生児室にいる20人から30人の新生児はそうだった。私たちは、そういった赤ちゃんの最初の新生児健診を行ったり、栄養状態の変化を追跡したり、「赤ちゃんの定期健診」や「事故予防指導」についてその母親と話をしたり、そして退院時の診察をしたりした。

　マック・ハウスのポケベルは、熱々のポテトのようだった。私たちレジデントは、自分の勤務シフトが終わるとき、それを次のレジデントに渡すのが待ちきれなかった。そのポケベルは絶えず鳴り、（常に大至急の呼び出しで）レジデントを分娩に参加させたり、（日夜あらゆる時間に）新生児を退院させたり、あるいはただ大丈夫そうに見えないだけの赤ちゃんを見に行かせたりした。もしマック・ハウスのポケベルを持っているなら、平均して、約10分おきに呼び出されるということを、私たちは知っていた。

　マック・ハウスでよかったのは、自分自身の「フォローアップ」患者名簿のために新生児を選べるということだった。レジデンシートレーニングを開始したとき、私たちはそれぞれ、指導医に率いられるクリニックチームに配属された（私はオレンジチームだった）。1週間に一度、私たちは入院患者のローテーションを離れて、フォローアップ外来クリニックの患者たちを午後に診ることが許された。それぞれの診察時間に約6人の患者を診るのが普通だった。正規の小児科医のオ

フィスでの場合と同じように、スケジュールを組まれた。もっとも、小児科医は一般的に、少なくとも私たちの2倍の数の子どもたちを診たのだが。インターンの期間に、ある新生児を自分のクリニックのために選ぶと、3年間その子どもをフォローする機会を与えられ、本当にその子どもとその家族を知ることができるようになった。このときまでに、1年目の終わりにかけて、私は約30人の子どもを自分の患者「名簿」に入れていた。そのほとんどは、レジデンシーを終えて去っていくレジデントたちから引き継いでいた。ほんの一握りが「私のもの」で、乳児はさらにもっと少なかった。後者は、救急部でのローテーションの間に私が選んだもので、そこで私は、かかりつけの小児科医がいない親たちが、子どもが急性疾患になるときはいつでもERを使うということに気づいていた。私たちは、このような親たちに、子どもの病気の継続管理をするために私たちのフォローアップ外来クリニックへ来させるようにしたし、なかにはその後も「小児科健診」のために私たちのところに残る親たちもいた。しかしながら、今こそ新生児を何人か選ぶことができる大きなチャンスだった。

胎児切迫仮死だったものの、結局は大丈夫だった大きくて健康な赤ちゃんについての分娩室での記録を書き終えようとしていたとき、再びポケベルが鳴った——今度は新生児室だった。

「クリス・グリーソンだけど」私は、電話に応対した新生児室職員のロージーに言った。

「赤ちゃんのひとりが熱を出しているそうです」ロージーは言った。「それで看護師たちが、あなたにその女の子を診てほしいそうです」

私はため息をついた。もしその「熱」というのが高熱を指していて、その赤ちゃんを温めすぎたことによるものでないとしたら、敗血症の精密検査を始めて、抗生物質を与えるためにその赤ちゃんをNICUに移さなければならなくなる。夜間ならば、その赤ちゃんは精密検査のためにNICUに運ばれるだろうが、昼間の場合は、新生児室に割り当てられているインターン（私）がいるなら、NICUの同僚たちはその赤ちゃんを運ぶ前に、精密検査のほとんどを終えてしまうことを私たちインターンに期待した。これによって、私が朝やっておくべきいつもの仕事は進まなくなってしまった——母親と帰宅するために退院時の診察を受ける必要のある新生児を、私は少なくとも12人抱えていた。

新生児室に戻ると、看護師たちは、新生児ベッドの中で指をしゃぶっているずんぐりした黒人の赤ちゃんのところへ、私を連れて行った。彼女はかなり具合が悪かったが、ベッドサイドのカルテを見ると、最新の体温—39℃—の部分が赤丸で囲まれていた。それは、体温計を腋の下に入れて計測する腋窩温だった。もし彼女が温めすぎになっていたのなら（熱心すぎる親たちが、赤ちゃんを3枚あるいは4枚の衣服やブランケットで包むことで起こることが多い）、直腸温は正常か、少なくとも腋窩温よりもかなり低かっただろう。

　「直腸温は調べたの？」期待して、看護師長に尋ねた。

　「もちろんよ、クリス。いつだってそれを最初に調べることは、あなたも知ってるでしょ」彼女はやや気取って答えた。「腋窩温と同じ、39℃だったわ」

　そういうわけで、その赤ちゃんがどんなに元気そうに見えたとしても、彼女は敗血症の精密検査をすべて受ける必要があった。血液、尿、そして脳脊髄液の培養だ。始める前には、母親に話をする必要があったが、それは何が今起こっているかを知らせるだけでなく、（脳脊髄液のサンプルを採取するための）脊椎穿刺と、（きれいで汚染されていない尿のサンプルを採取するための）恥骨上膀胱穿刺をするための承諾を得るためだった。それらの処置を終えたら、抗生物質を投与するために静脈点滴を開始する必要があった。それから、チーフレジデントに連絡して入院を受け入れることを知らせ、搬送記録を書いて、そして最後にその赤ちゃんを自分でNICUに運ばなければならなかった。万事順調に進んだとしたら、1時間で終えることができるだろう。もしうまくいかなければ、どうなるかは誰にもわからなかった。

　その赤ちゃんの母親の名前—アルマ・キング—が、赤ちゃんの性別、出生時の体重、身長と一緒に、新生児ベッドにテープで留められたカードに記載してあった。「小児科医」と表示された欄が空いていることに気づいた私は、フォローアップ外来クリニックの名簿に掲載する新生児患者を選ぶ絶好の機会かもしれないと思った。

　新生児室職員のロージーに、アルマ・キングの病室がどこか尋ねると、廊下の突き当たりにある大きな4人部屋だと教えてくれた。間違いなく本人と話をするためには、キングさんの名前を大声で呼ばなければならなかった。大柄で疲れた感じの女性が優しく答えた。「私よ」それから、彼女は額にしわを寄せて尋ねた。

「何か問題でもあったの？」

　新生児室の赤ちゃん全員のケアを担当している医師であると自己紹介してから、生後2日になる彼女の赤ちゃんが熱を出していることを伝えた。

「でも、娘さんにどこか具合が悪いところがあるなんて、誰にもわからないですよ」心配している母親を安心させた。「だって、彼女は、この世に心配事などまったくないかのように、幸せそうに指をしゃぶりながら横になってますからね」

「私が長時間抱きすぎて、温めてしまったのかな？」アルマは、ちょうど私が看護師に直腸温について尋ねたときのように、期待して尋ねた。

「いや、それはほぼあり得ません」私は、その赤ちゃんの直腸温と腋窩温の間の類似点を説明しようとしながら言った。「それから、新生児については、いくら注意してもしすぎるということはありません。新生児たちは、どこか痛いところがあっても教えてはくれないんです。だから熱がある場合は、私たちは常に感染症であると仮定して、抗生物質での治療を始めます。思い過ごしだということがわかれば、抗生物質の投与を中止して帰宅させます」

「そうすると、感染症にかかっているかどうか、どうやって調べるの？」母親は寝具に目を落としながら静かに尋ねたが、今はそれを固く握っていた。

　それから私は、彼女の赤ちゃんの血液、尿、そして脳脊髄液のきれいなサンプルを採るために必要な処置について説明した。尿のサンプルの採取に必要な恥骨上膀胱穿刺について説明すると、彼女は目に見えて顔をしかめた。

「本当にそれをやる必要があるの？」彼女は訊(き)いた。「血液検査と脊椎穿刺はわかるけど、それは本当にぞっとするような感じね――娘のお腹を通して膀胱に針を刺すなんて」

　心のなかでは、彼女に賛成しなければならなかった。恥骨上膀胱穿刺は、それまで私がやらなければならなかった新生児に対する処置のなかで、最も残酷なもののひとつだった。しかし、アルマに説明したように、赤ちゃんの皮膚や、ちっちゃな尿道に付着している微生物に汚染されていないきれいなサンプルを採りたいならば、それが必要だった。

「もし私たちが娘さんのおむつの中のきれいなサンプルを『キャッチ』しようとしただけなら、あるいは尿道を通してカテーテルを膀胱に入れてサンプルを採ったのなら、培養結果が陽性だとしても、判断することは本当に難しいでしょう」

彼女に言った。「娘さんが10日間抗生物質の点滴が必要になる本当の膀胱感染症に罹(かか)っているのか、ただ検体が汚染されただけなのか、判断ができないということです」

彼女は、その処置をすることに同意する前に、どんなリスクがあるかすべて知りたいと言った。病室に入ったときに、この女性のことをひどく過小評価していたことがわかった。一般に、親たちは私たちが話すことをただ受け入れて、どこに署名すればいいのかを尋ねるだけだ。しかし、この赤ちゃんの母親は、さらに知りたがった。私は椅子を引き寄せて、15分かけてその処置が安全である（そしてもちろん、私自身が少なくとも10回は無事にその処置をした経験がある）ことを彼女に納得させた。しかしながら、結局、彼女は同意書の提出を拒否した。彼女は結果を進んで受け入れると言った。つまり、カテーテルで採取した検体で陽性を示した尿の培養が「本物である」ことを私たちが確信していないにもかかわらず、抗生物質を点滴で投与するために、赤ちゃんが10日間入院しなければならないということを受け入れたのだ。

私はこの女性に感銘を受けたが、同時にいらいらして、我慢しきれなかった。合計30分もの貴重な時間を使って、ある程度は彼女と話をしたが、無駄だった。そして、その日の「やるべき」リストは、予定よりかなり遅れていた。署名済みの腰椎穿刺（LP）の同意書と、未署名の恥骨上膀胱穿刺の同意書を拾い集め、ドアへ向かった。彼女が呼び止めた。

「私の赤ちゃんをよろしくお願いしますよ、グリーソン先生。名前はジャズミンで、私にとっては、かけがえのない存在なのよ」

最善を尽くすことを約束し、最初の結果が出たら伝えると確約した。その日が終わるまでには、結果が戻ってくるはずだった。培養の結果が出るのに少なくとも48時間はかかるので、結果が戻ってくるときに、その赤ちゃんはNICUにいるはずだった。そのときまでに、母親は退院させられていて、NICUのスタッフがその結果や治療計画について彼女と話し合うことになるだろう。おそらく、私が彼女に会うことは二度とないだろう。私のクリニック名簿のために新生児を選ぶことは、それでもうおしまいだった。

小さなジャズミンに血液検査と脊椎穿刺をして、静脈点滴を開始するのにあまり時間はかからなかった。私は簡単な記録と最初の抗生物質の指示を書き、チー

フレジデントに電話をして、NICUに赤ちゃんをひとり送る必要があることを伝えた。

「また熱がある赤ちゃんか？」

「ええっと、実を言うと、そうです。もしかすると、新生児室のサーモスタットを調べる必要があるかもしれません。この赤ちゃんはとても元気です。何か問題が生じているとしたら、驚きです」

「だから、血液、尿、そして脳脊髄液を調べるわけだ、そうだな？」彼が尋ねた。

「ええ、まあ」私は言った。それから、私は恥骨上膀胱穿刺に関する経緯を彼に話した。

「その母親は、ここで問題になっていることがわかってるんだ、そうだな？」彼は言った。「つまり、もしカテーテルの培養が陽性なら、たとえそれが汚染物質による可能性があっても、私たちはその子を治療しなければならない。そしてその赤ちゃんの腎臓や尿路も詳しく検査しなくてはいけない――その子が帰宅する前に」

私は、彼女はそれがすべてわかっているが、気にかけていないということを説明した。彼女は、私に自分の赤ちゃんの膀胱に針を刺してほしくないだけ、それでおしまいだった。

だから、私は搬送指示を書いてから、その赤ちゃんを入院させたインターンに口頭で簡単に報告しながら、彼女をNICUへ運んだ。それが終わったら、新生児室に戻って、退院時診察と親に対する指導（簡潔な内容で、もし熱を出したり、黄色くなったり、ミルクを飲まなくなったら、その赤ちゃんを連れてきなさいというもの）を次々とこなし始めた。午後4時、リストにあった最後の名前を消して、書類の作成を終えるために、レジデントがカルテを記載する場所の椅子に深く腰を下ろした。

途中で二度、分娩室からの連絡があって書類の作成を妨げられたため、午後6時30分まで仕事が終わらなかった。その夜は非番だったので、帰宅して、ゆっくりと温かいシャワーを浴びてからワインを飲むのが待ちきれなかった。病院の駐車場へ向かう途中、夕食にはチーズとクラッカーがあるのでスーパーマーケットに寄る必要はないと考えていたとき、ジャズミンの母親に最初の検査結果を知らせる約束をしていたことを不意に思い出した。NICUのインターンがたぶんもう

彼女に話していて、私が行っても時間の無駄になるだけだと自分自身に言い聞かせたが、私は彼女と約束をしていた。病院に戻り、検査結果を要求し、それからアルマ・キングと話をしに行かなければならないことはわかっていた。

　私は、新生児室ではなく、まずNICUに行くことにした。インターンが結果をすべてもらって、その赤ちゃんのカルテに記載してしまっていることを期待していた。そうすれば、それを探し出す手間を省くことができるからだ。私はついていた。ナースステーションでその赤ちゃんのカルテを見つけたとき、すべてがそこに記載してあった。白血球数は正常のようで、脳脊髄液も同様だった。しかし、尿検査の結果、白血球が少しと、血液とタンパク質がある程度、尿中に出ていることがわかった―膀胱感染症の場合ほどではなかったが、それでもやや疑わしかった。新生児室へ行く途中でジャズミンの病室のそばを通ると、母親がその赤ちゃんの小さなベビーベッドのそばに立って、当直インターンのジャネットと話しているのが見えた。ベッドサイドに歩いていくと、アルマが私を指さして、そのインターンに説明するのを見て驚いた。「ジャズミンの担当医、グリーソン先生だわ。新生児室で、私の赤ちゃんの面倒をよく見てくれたの」

　一瞬、ちょっと誇りに思った。彼女は私を自分の赤ちゃんの担当医だと、本当に考えてくれていたのだ。それから、もしかしたら、それはベビーベッドにテープで留めてある小さなピンク色のカードのせいかもしれないと思った。そこには、赤ちゃんの名前、体重、そして誕生日が記載してあったのだが、以前は空欄のままだった「小児科医」のところに私の名前があったのだ。まあいいわ、私は思った。彼女がどのようにして私をジャズミンの担当医だと考えたのかなんてどうでもいい。NICUで入院を受け付けたあのインターンを出し抜いて、新しい赤ちゃんを私のフォローアップ外来クリニックの名簿に加えるチャンスが巡ってきたので、彼女がそう考えてくれたことがただ嬉しかった。

　私は、ジャネットが尿検査の結果を説明して、アルマの質問に答えるのを2、3分の間聞いていた。その後、明日培養結果を確認したら、ジャズミンの治療計画を話し合うことができると2人に告げた。もちろん、そんなことを言うのは、本当のところ日勤のインターンの仕事だったが、本当の小児科医がすることを私はやってみたかった。病院へ戻ったのは、いろいろな点で適切な判断だったと感じながら、私はその場を離れた。

翌日、ジャズミンの検査結果を確認するのが待ちきれなかったが、これまでのところ培養がすべて陰性（つまり「ゼロ成長」[ばい菌が生えなかった]）だとわかって興奮した。しかし、私が意気揚々としていられたのもわずかの間だった。NICUでジャズミンを担当しているインターンが翌日連絡してきて、彼女の尿培養の結果が陽性になったと言ったのだ。みんなは、汚染が原因だと疑った。なぜなら、その培養が「カテ」[カテーテル]による検体であったし、本当に陽性の培養なら、普通は24時間以内に陽性に変わるからだった。しかし、私たちには、それが本当であると仮定して、ジャズミンにあと8日間点滴で抗生物質を投与する必要があるとわかっていた。膀胱感染症のための抗生物質投与が終わったときには、その赤ちゃんの腎臓や膀胱に先天性の異常がないことを確認するためだけに、2、3検査をするのが普通であるということを、彼女の母親に思い出してもらった。それらの両方とも、また膀胱感染症を引き起こす可能性があったからである。

　翌週は、たいていはマック・ハウスでの仕事を終えてから、毎日ジャズミンとその母親を診に行った。ジャズミンがNICUに入院させられた後、アルマは退院させられたが、彼女はどうしてもジャズミンの部屋へやってきて、ベビーベッドのそばに広げてある椅子で眠った。ジャズミンはすくすくと成長を続け、よくミルクを飲み、抗生物質の投与では点滴2本だけでよかった。抗生物質を投与する最後の日が近づくにつれて、NICUのチームは、赤ちゃんが退院する前に受けることが多い検査について、私の意見を求めてきた。私が担当する患者について「相談された」のは、それが初めてだったので、本当にわくわくした。新生児の尿路感染症と、膀胱や腎臓の先天性の異常について、できるだけ多くの文献を読んでおり、ジャズミンの感染症が本当である可能性は低いので、こういった検査から得られるものはとても少なく、私たちはそれらの検査を控えることができるという結論に達していた。

　私はアルマと一緒に座って、私の意見について話し合った。ジャズミンの入院中に、彼女のことがかなりわかるようになっていた。彼女は徐々に、自分の人生について詳しく私に話すようになった。そのなかには、赤ちゃんの父親が刑務所に入っているという事実や、彼女は生活保護を受けているが、仕事を得てジャズミンによりよい暮らしをさせるために、高等学校卒業程度資格試験に取り組んでいるという事実が含まれていた。尿路感染症に罹(かか)った赤ちゃんに、普通は腎臓の

超音波検査と排泄時膀胱尿道造影をする理由について私が説明するのを、彼女は注意深く聞いていた。そして、ジャズミンにはそういった検査をする必要はないと考える理由について私が説明するのを、彼女はさらにもっと注意深く聞いていた。

　「私は、あなたが私の赤ちゃんにとって最善の選択をすると思うわ」彼女は、私の目をまっすぐ見て言った。「そういう理由で、私はあなたを娘の担当医に選んだのよ」

　突然、医学文献から寄せ集めた「エビデンス」に基づく私の臨床上の判断が、かなり独断的なものに思えた。私は、彼女が私を信頼したのと同じくらい、自分自身の判断を信頼しただろうか？　それから私は、長年にわたって同じようにプロとして自信を喪失した瞬間に問い続けてきた疑問を、自分自身に問いかけた。もしこれが自分の赤ちゃんなら、私はどうするだろうか？　そして、私は自分が下した決断にとても満足した。NICUのチームには、それらの検査をする必要がないことと、赤ちゃんの母親と治療計画について話し合って彼女が同意したことを伝えた。ジャズミンは、予防のための抗生物質を使うことも、継続管理の腎臓検査をすることもなしに退院することになった。私たちがみんな、陽性の尿培養はおそらく偽陽性の結果だと考えたことがその主な理由だった。退院後2週間したら、私のフォローアップ外来クリニックでその赤ちゃんを診ることになるだろう。

　そういうわけで、ジャズミンは私のフォローアップ外来クリニックにおける最初の新生児となった。レジデント3年目になるまでには、病院ローテーションの間に20人以上の新生児を集めたが、ジャズミンがその第1号で、結局は私にとって最も忘れられない新生児となった。生後2週目の健診で診たときには、信じられないくらい大きく成長しており、出生時より早くも1ポンド［約454グラム］増えていた。よく面倒を見たわと言ってアルマを褒め、おむつかぶれとか夜泣きといったことに関する彼女の質問に答えた。

　アルマは、予定された「小児健診」には毎回彼女を連れてきたし、私は予定された注射や血液検査はすべて慎重に行った。彼女は一度だけ病気になった—1歳のときに耳の感染症になった。12カ月健診で、私が赤くなった鼓膜を取ると、アルマはジャズミンがむずかったり、右耳を引っ張ったりする理由がわかったと言っ

て安心した。少なくとも、クリニックの記録に私が簡単に記載したことによれば、その他は健康だった。その記録は、後ほど私がじっくり読むことになったものだが。

　3カ月後、予定された15カ月健診でまたジャズミンを診た。これはかなり短時間で終わるのが普通で、MMR（麻疹、おたふくかぜ、風疹）ワクチン注射がその主たる目的だった。その日、クリニックのスケジュールはびっしりと詰まっており、ジャズミンは最後の患者だった。クリニックの診療終了時刻である午後5時前のことだった。歩いて診察室に入り、ジャズミンを膝の上で抱いたアルマの向かい側に座った。アルマは、一般的な15カ月健診の質問に答えて、ちょうど1カ月前にジャズミンが初めて歩き、今では何もつかまないで部屋を歩いて横切ることができると教えてくれた。「ママ」や「ハーイ」、そして「ノー」といったいくつかの言葉も話すことができたが、食べることについては好き嫌いが多かった――アイスクリームとなると、話は別だったが。成長記録を再検討したが、すばらしい内容だったので、アルマとの生後15カ月における「事故予防指導」に移った。例えば、コンロの上で煮え立つお湯の入った鍋のような身近にある有害な物はすべて、必ずジャズミンの手の届かないところに置くといったことだ。ジャズミンがアルマの膝の上にいる間に、簡単に調べてみた。幼児はそのようにするほうが、診察台の上に横にして動かないようにするよりもずっといいということがわかっていたからだ。しかし、腹部があまりよく調べられなかった。ジャズミンはじっとおとなしく我慢していなかったし、それにくすぐったがりだった。私はアルマに、重要な検査は終わり、ジャズミンは合格したと告げた。腹部を詳細に調べるのは、彼女がもう少し協力的になる18カ月健診まで延期した。

　ジャズミンにMMRワクチンの注射をするために、注射器とバイアル瓶を取り出すと、アルマが言った。「お話するのを忘れるところだったわ、グリーソン先生。この子は、太腿の前側に、ちょっと触れても痛いところがあるのよ。この子が自分でそこを痛めたようなことはなかったし、傷もないけど、私がそこを押さえると、『うっ』って言って脚を引くの。あなたが注射器を取り出したんで思い出したわ。あなたがよく、この子の脚に注射をするから」

　ジャズミンのぽっちゃりした小さな脚を私の膝に乗せて、アルマが示した場所を押してみた。ジャズミンは、脚を急に引いて泣き始めた。私は困惑した。骨に

おかしなところはないし、その場所に腫れも打ち身もないし、その場所の上下いずれにも傷はなかった。アルマに、ジャズミンを廊下に連れて行って、歩く様子が観察できるよう下ろしてみるように頼んだ。アルマがジャズミンを下ろして数フィート［1フィートは30.48センチメートル］歩かせたとき、私のクリニックの指導者ドクター・マックがたまたま通りかかった。ジャズミンは、アルマが広げた腕まで、すぐによちよち歩いた──まったく問題なかった。

「どうしたんだ？　クリス」ドクター・マックが腕時計に目をやりながら尋ねた。診療終了時刻だった。私は、救急部での深夜勤に行かなければならなかった。アルマから聞いた内容を彼に話した──自分自身でも確かめた内容を。特に悪いところは見つからなかったということも話した。もっとも、彼女の腹部のことを思い浮かべて、本当はすべての検査はやっていないことも突然思い出したのだが。彼は腕を伸ばしてジャズミンを抱き上げ、リラックスできるように1分間彼女と遊んでやった。それから、彼もアルマが指摘した場所を押してみると、ジャズミンはまたしても脚を引っ込めて泣き始めた。

「X線写真を撮る必要があるな」ドクター・マックが言った。「大事をとって」

私は心のなかが凍りつくのを感じた。何か悪いことの兆候なのだろうか？　何か私は見落としていたのだろうか？

私は記録室へ大急ぎで行き、X線検査請求書を取って急いで記入した。

「右脚のX線写真。右大腿前部に圧痛点。骨の病変の可能性を排除」

ドクター・マックは、私が救急部へ急がなければならないことを知っていた。彼は、自分がアルマとジャズミンを放射線科へ連れて行ってX線写真を撮り、結果は電話で私に知らせると約束してくれた。

「あの子の注射についてはどうなんですか？」アルマが尋ねたが、今度はドクター・マックに質問を向けていた。私が請求書に記入している間、彼が脚のX線写真を撮る必要性について説明していた。彼は患者のベッドサイドでの態度がとてもすばらしく、明らかに私の担当患者のケアを引き受けていた。彼は私の指導者だったので、もちろんそれは当然だったのだが、私は突然、自分が下っ端で経験不足だと感じた。事態が緊迫してきたので、「本物の」医師が必要だということは、私にも、たぶんアルマにもかなり明らかに思われた。

「もしX線写真ですべて大丈夫なら」ドクター・マックが説明した。「あなたが

帰宅される前に、娘さんに注射をします」X線写真で必ずしもすべてが大丈夫でなかったらどうなるかということについては、アルマは尋ねなかった。

　私は、アルマとジャズミンに別れを告げた。アルマは心ここにあらずといった感じで私に手を振っただけで、ジャズミンの脚を心配そうに見つめていた。私は急いで救急部へ行き、待っているたくさんの患者たちの診療に取りかかった―ほとんどは軽い怪我や病気だった。救急部勤務のときには、子どもたちの鼓膜がよりよく見えるように、大量の耳垢を取った。約2時間後にポケベルが鳴った。ポケベルに表示された番号に電話すると、ドクター・マックが出た。私は最悪の事態に備えたが、そのとおりとなった。

　「彼女は溶解性骨病変だ、クリス」

　私は、まるで生気を吸い取られてしまったような感じがした。

　「原発巣はどこだと思いますか？」彼女が罹っていたに違いない転移性の腫瘍に言及しながら、私は尋ねた。感情が声に現れないようにしたが、涙がこぼれそうになり、緊張して唾をのみ込んだ。ドクター・マックは、神経芽細胞腫が最も考えられる診断だと言った。それが広がると、骨まで達するのが普通だった。神経芽細胞腫は副腎の腫瘍だったが、副腎は左右の腎臓のすぐ上にあった。突然、私の記憶はジャズミンが初めて入院してきた15カ月前に遡った。彼女は生まれてきたとき、すでにこのがんを抱えていたのだろうか？　そして、私は理屈に合わないことを考えた。腎臓の超音波検査―膀胱炎に罹っている可能性は低いと考えたのでやらないことを勧めた検査―をしていたらそれがわかっていただろうか？　それは不合理な考えだった。なぜなら、神経芽細胞腫が新生児で診断されたとしても、通常は独特の皮膚病変があり―因みにジャズミンにはそれはなかったが―また良性か、少なくとも極めて治療可能であることが普通だった。致命的であることが多い、すでに骨まで達してしまった幼児の神経芽細胞腫とは異なった。

　ジャズミンはその夜、幼児病棟に入院させられて、必要な検査すべて実施して、治療を開始することになった―普通は手術をして、腫瘍の病期を決定した。ドクター・マックが話を進めるにつれて、彼が責任者であることがわかったが、それは当然のことだった―彼は私のクリニックの指導者であり、その患者たち全員に対する最終的な責任を負っていたからだ。私は彼に、救急部勤務が終わったら、朝ジャズミンの病室に立ち寄ってみると言った。ドクター・マックは、それはア

ルマがきっと喜ぶだろうと言った。

　翌朝、私はジャズミンの病室に立ち寄った。アルマがカフェテリアに行く機会がなかったかもしれないと、スタイロフォーム［米国製の発泡スチロールの一種のブランド名］のカップ入りのコーヒーを持って行った。ジャズミンの姿はそこになかった。麻酔をしたうえで、綿密な診察（誰も彼女の腹部を触診できていなかった）と、さまざまな痛みを伴う検査をすべて終えて、彼女はすでに手術室に入っていた。

　アルマは、ジャズミンのベビーベッドのそばの椅子に座って、疲れ果てて茫然としていた。彼女はコーヒーの入ったカップを受け取ったが、口をつけなかった。両手で温かいカップを持って、湯気を吸いこむだけだった。

　「生まれたときに、すでにそれがあったのかな？」彼女は絶望的な声でささやいた。彼女もそのことを考えていたのだ。

　自分も同じことを考えていたと彼女に告げたが、自分が真実だと思っていることを彼女に伝えた。新生児における神経芽細胞腫は、そのように存在することはないということを。

　「マック先生にもそう言われたわ」彼女は言った。「でも、私はあなたに尋ねたかったのよ。生まれたときにその場にいたのは、あなただったから。あなたが最初に担当してくれた医者だった」

　私に本当に聞こえたのは、「だった」という部分だけだった。私たちは２人とも、私がもう彼女の担当医ではないということがわかっており、大きな喪失感が私を包んだ。

　「娘さんは、私のフォローアップ外来クリニックの、まさに最初の新生児だったんです」私はアルマに言った。

　「わかってるわ」アルマは言った。「新生児室の看護師たちから、希望した場合に、どのようにしてトレーニング中の医者のひとりを自分たちの担当医に選べるかという説明を受けたの。私があなたを選んだのは、あなたがとてもすばらしい顔つきをしていて、ジャズミンの発熱やあらゆることを説明しながら、私のそばにずっといてくれたからよ。だから、これからもあの子の担当医—あの子のがんを治療してくれる医者でいてほしいの」

　私は、これからも彼女の担当医でいると言って安心させた—彼女がよくなった

ら、また「健診」を担当すると。そしてもちろん、ジャズミンが病院にいるときはいつでも会いに行くと伝えた。当時、小児がんのケアのほとんどは入院して行われており、今日のように外来ではなかった。私は、ジャズミンとその母親に会う機会がたくさんあるだろうと思っていた。

アルマはコーヒーの入ったカップを置き、両手を伸ばして私の両手を握った。

「あの子のために祈って、グリーソン先生」彼女は懇願した。「あの子のために強く祈って」

半年後、ジャズミンは小児集中治療室でこの世を去った。母親の腕にしっかり抱かれたままで。

第4章 Linda（リンダ）

　1980年7月、私はレジデント2年目を迎え、小児集中治療室（PICU）で最初のローテーションを行うことになった。この厳しくてつらいローテーションには、1カ月間1日おきに夜の「当直」があり、生後1カ月から18歳までの重度の疾患の子どもたちの複雑な症例をケアすることが含まれているので、インターンでは経験不足だと考えられていた。NICUよりも患者の数は少なかった（平均してNICUが30人に対して、PICUは10人）が、考慮すべき診断が多かったし、異なる発達段階の子どもたち特有の試練を医療スタッフに与えていた。そのローテーションの間、私は激しい喘息、髄膜炎、頭部損傷（意図的な場合もあった）、重篤な肺炎、糖尿病性ケトアシドーシス、喉頭蓋炎、複雑な先天性心疾患、そしてライ症候群と呼ばれてほとんど理解されていない状態の子どもたちのケアを行った。最初の週に6人の患者が亡くなり、死というものは、NICUよりもPICUにおいてのほうが、より起こる可能性が高いということがわかり始めていた。また、生まれてからずっと病院内にいる重症の新生児をケアすることと、自宅から入院させられた幼児や子どもをケアすることの間には、重要な違いがあるということに気づいた。NICUの赤ちゃんたちの生活は、すべて詳しくわかっていたが、その一方で、PICUに入院しているもっと年上の子どもたちは、私たちが出会う前から病院の外で暮らしてきたのだ。

　リンダは14歳で、慢性喘息を抱えていた。2歳のときに彼女はその診断を受け、それ以来ひどい喘息発作で何度も入院したことがあった。私たちは、PICUに何回入院する（そして人工呼吸器につながれる）必要があったかということによって、その子どもの喘息の激しさを評価したが、その基準でいくと、リンダは最悪だった。彼女のPICUへの入院は「TNTC」——あまりに多くて数えられない［too numerous to countの頭文字］——だった。毎日服用する錠剤に加えて、喘息の症状をコントロールするために自宅でも学校でも、リンダは吸入器を使っていた。

その吸入器をひと吹きすると、彼女の気道の痙攣—喘息の顕著な特徴—を和らげてくれる強力な気管支拡張薬が出た。心拍数や心臓への負荷が高まるといった強い副作用もあった。これらの副作用によって、吸入器の使用は制限されており、毎日ある回数までしか許可されていなかった。彼女がもっと幼いときは、両親が吸入器を管理していて、必要な場合にしかリンダがそれを使えないようにしていた。しかし、リンダはもう10代の若者だったので、彼女が自分で管理していた。そしてほとんどの10代の若者と同じように、彼女は必ずしも責任をもってそれを使用したわけではなかった。

　私がPICUでリンダに会うことになる日は、彼女にとって平穏無事なスタートだった。気分よく目覚め、服を着替え、10代の若者によくある食事（ポップターツ［米国製の、トースターで温めて食べるペストリーのブランド名］とオレンジジュース）をしてから、毎日服用する薬を飲んだ。父親とちょっと口げんかをしてから学校へ行き、誰に聞いてもよい一日だった—年下の男の子から、同窓生を迎えての学園祭でのダンスの招待を受けるという、新入生にとってはまったくの一大事もあった。放課後は友人たちと2、3時間過ごし、お互いの足指の爪にマニキュアを塗ったりした。しかしながら、その午後の間にときおり、ゼーゼー言ったり、胸が「締めつけられるような」感じがし始めた。もしかしたら、それはマニキュア液か、あるいは来るべきダンスへの不安だったかもしれない。

　彼女は、吸入器を使い始めた—友人たちは、彼女が数回使用したのを目撃していた。何回だったかは、誰にもわからなかった。帰宅したリンダの顔色が少し悪くて、疲れていることに母親が気づいたが、その日の午後早くにゼーゼー言ったことや、吸入器を使用したことについて、リンダは何も言わなかった。彼女は、宿題がたくさんあるので、2階に上がって夕食前に宿題を始めると言った。1時間後、母親が夕食に呼んだが、リンダが返事をしないので、母親は2階に上がってドアをノックした。返事がないので、彼女は部屋に入った。呼吸をしようともがき、吸入器を使っているリンダを見てすぐに、彼女がまた喘息発作に苦しんでいることがわかった。過去にも同じような発作が何度もあった。だから、彼女も母親も、今までと違うとは思わなかった。しかし、2人とも病院へ行く必要があると思った。リンダの父親がちょうど仕事から帰ってきたところで、母親がリンダの弟と妹に夕食を終えさせている間に、父親がリンダを連れて行くことになっ

た。入院することになった場合に備えて、リンダは持って行くものを少しだけ―ピンク色のウサギのぬいぐるみ、ラッキーチャームブレスレット、そして宿題―バッグに詰めた。そして、たとえこのときまでには心臓の動きが速まっていたとしても、彼女は吸入器を使い続けていた。

　リンダは、父親と一緒に歩いてERに入った。後に、彼女がPICUに入っているとき、そのイメージが何度も何度も心に浮かんだ。

　トリアージ担当の看護師が急いで調べ、顔が青白いこと、心拍数が上昇していること、そして呼吸が荒くなっていることに気づいた。彼女は、直ちにリンダを診察室へ入れて、酸素マスクを装着させ、心電図モニターにつないだ。後にみんなが話していたが、とにかく、彼女は待合室で何時間もの間きちんと座っていなかった。リンダは、前かがみになって静かに座り、呼吸しようとして吸入器に手を伸ばした。そのとき、父親はこの1時間で何回それを使ったかを彼女に尋ねたが、彼女は肩をすくめるだけだった。このときまでには、彼女は胸が締めつけられるようになっていて、話すことができなかった。私の同僚レジデントのジョンが入ってきたとき、彼女は吸入器をすぐに上着のポケットに入れた。彼がいくつか質問し始めても、彼女はただ首を動かしてイエスかノーと答えるだけだった。だから、後で彼が思い出していたが、彼女を調べ始めてみると、酸素マスクを付けているにもかかわらず、呼吸が浅くて荒く、脈拍が速く、唇が青味を帯びているので、彼は驚いた。

　ジョンは、彼女の酸素濃度がどれくらい低いかを判断するため（当時は、非侵襲性のパルスオキシメーターはなかった）と、二酸化炭素濃度がどれくらい高いかを判断するために、動脈血ガス検査が必要だと判断した。彼は、その両方とも発作がどれくらい激しいかを示すもので、子どもがまっすぐPICUへ行くか、それとも普通の病棟に入院させられるかを決めるのに使われるということは知っていた。リンダはこの検査を何度も受けたことがあり、手首の橈骨動脈にやや痛い針穿刺をすることを知っていた。もし針が動脈にきちんと入ればそれほど痛くなかったが、何度も刺すと、ものすごく痛かった。

　ジョンが三度目に針を刺したとき、リンダは突然卒倒して、もう少しで診察台から落ちるところだった。最初、ジョンは彼女が気を失ったのだと思ったが、その後彼女が呼吸をしていないことに気づいた。そして心電図モニターが警報を発

し始めた。速かった心拍数が停止寸前となった。彼女は、いわゆる「アレスト」、あるいは「コード」の状態になった［いずれも「心肺停止」の意味］。ジョンが応援を求めると、数分後に、病院内のスピーカーから「コード・ブルー」が聞こえてきた。病院中から心肺停止に対応するアレストチームのメンバーを呼ぶ合図だった。

　PICUのスタッフラウンジでサンドイッチを食べている最中に、コード・ブルーが聞こえた。私はため息をついた。なぜなら、それは私が入院患者を受け入れることを意味していたからだ―と言っても、もしその患者がうまく蘇生に成功すればだが。案の定、30分ほどすると、入院担当のシニアレジデントからポケベルで呼び出された。彼は、PICUのフェロー［レジデンシーを終えて、さらに専門領域のトレーニングを行う研修医］と一緒に、アレストチームでリンダの蘇生処置を指揮していた。何が起こったかをとても簡潔に説明してから、「ラインを入れる」準備をするように私に指示した。子どもがPICUに入院する場合に私たちがするのは、そればかりだと思われることがときどきあった。カテーテルを動脈と中心静脈に入れるということだ。こういった「ライン」は、血液検査をより簡単にして、心臓や呼吸機能をより精密にモニターできるようにしたが、そのラインを入れるのに多くの時間を費やすのが普通で、その間はその患者はどこの具合が悪いのかということについて、誰も考えていないように思われた。リンダの場合もそうであることがわかった。彼女がPICUに入ってきたとき、彼女はすぐに人工呼吸器を装着されて、彼女が入れていた静脈点滴ライン1本は、普通の「ドリップ」［点滴剤］―ブドウ糖とドーパミン―につながれた。それからの2時間、私たちはその他のラインを入れた。ラインを入れるたびに、必要であればラインを開いたまま維持してうまく機能させるのに必要な薬や溶液のために、新たなドリップの指示を書いた。リンダは最初まったく動かなかったが、その後はからだの一部をピクピクと動かし始めた―まず口やまぶたのあたりを、次に両手両足を。私は、何度も針穿刺をすることに、彼女が反応しているのだと思った。しかし、PICUのフェローとシニアレジデントは、そうではなくて、彼女はたぶん発作を起こしているのだろうと言った。そのような発作は、心肺停止後には比較的よくあることだった。私たちはみんな、彼女の痙攣がクローヌス［急激で反復的な筋肉の攣縮］でないことを願った。クローヌスは、心肺停止後に起こる悪い兆候だった。それは

ニューロン［神経単位］が、何の刺激も受けていないのに、勝手に電気信号を激しく発していることを意味していた。私は、数種類の抗痙攣薬を大量に投与する指示と、筋弛緩薬を投与するための指示を新たに書いた。後者はラインを入れるチャンスが広がるようにするためだった。

　ある時点で、私はリンダの足元へ行って、内側の距骨のちょうど上にある、太い「インターンのための静脈」を使って、別の中心静脈ラインを入れるように言われた。彼女の足指の爪を初めて見たのは、そのときだった。爪はその日の午後塗られたばかりで、赤く輝いて私の目にはまぶしいくらいだった。私にとって、その爪は、あらゆるものが非現実的になるほんの数時間前にリンダが送っていた実生活を示すネオンサインだった。

　私はその長い静脈ラインを1回目で入れて、処置がうまくできたときにいつも味わうすばらしい達成感に浸っていた。しかし、この気持ちは未熟児に臍帯血管カテーテルを入れたときとはかなり異なった。そのマニキュアを塗った爪は、リンダがPICUで私たちのところにいる前に、他の多くの人たちのところにいたということを意味していた。NICUの新生児たちが、多くの場合、愛情に満ちた、怯えた父母、祖父母、おじ、おば、そして代父母［洗礼式に立ち会い、生涯を通じてキリスト教信者として教え導く人物］たちと一緒にやって来たとしても、その新生児たちは、NICUの外側で実際に生活を送ってはいなかった。子宮の外側での生活は、私たちとともに始まったのだった。私は今、過酷な現実に直面していた——10年前の私とちょうど同じ10代の少女が目の前にいて、このPICUチームに「治療を施されて」いるところだった。そして、事態はそれほどうまくいかないかもしれないと感じ始めている者もいた。リンダは、クロノスの兆候を見せていた。

　それからの数日間、リンダのからだの組織すべてをケアした。あらゆる問題を引き起こした喘息の発作は、そもそも普通の治療法すべてにすぐに反応したので、彼女は肺炎を発症して事態を複雑にすることはなかった。血圧は安定しており、過度に吸入器を使用したことで重要な心筋に明らかに負担をかけていたけれども、心臓に永遠に損傷が残る兆候もなかった。腸も機能し始めたので、私たちは胃に栄養チューブを挿入し、それを通じて、両親に説明したような「主要な食品群すべて」を含む液体栄養剤を入れた。彼女は生理になった。彼女の足指の爪は成長を続け、爪のマニキュアは消え始めた。

しかし、リンダは目を覚まさなかった。母親がささやきながら懇願しても、彼女は目を開けることも、母親の手を握ることもなかった。彼女のお気に入りの音楽をかけても、反応しなかった。神経科医たちの意見を求め、彼女の脳機能レベルを判断するためにさまざまな検査が行われた。結果はひどかった—私たちにとっても、彼女の両親にとっても。重要な脳機能が失われていた。彼女の瞳孔は「固定して散大して」いた。脳死状態だった。心臓がほぼ停止していた期間が、彼女の脳から酸素とエネルギーを奪ってしまい、脳を本質的に殺してしまったのだ。私がPICUで研修を行っていた間に、少なくとも10人ほどの子どもたちが亡くなり、そのたびに家族が感じる大きな痛みのうちのほんの一部分を感じてきた。家族がどのようにその痛みに対処したか想像もできないが、彼らはそれぞれの方法で対処してきた。どういうわけか、私はリンダの死の痛みを、今までよりさらに強く感じていた。彼女の友人たちが別れを告げにやって来たのを、私は静かに見つめていた。彼女たちにも、陽気にはしゃいで気の利いたことを言う友人が、どうして喘息の発作なんかで、こんなふうに逝ってしまうのかが理解できなかった。事故でさえ、どうにかしてもっと容易に受け入れることができた。「トラックにひかれることがあるかもしれないけど、そんなことは誰にもわからない」と、私たちはみんな言ったことはないだろうか？

　悩み抜いた結果、彼女の両親はリンダの生命維持装置を外し、臓器を移植に提供することに同意した。彼女に起こった悲劇のために、誰か他の人が生きることを望んでのことだった。生命維持装置を外すことになっていた日、彼女の親友リサが最後の別れを告げに来た。あの恐ろしい夜から1週間が過ぎていた。リサは、友の顔、人工呼吸器が彼女に呼吸させるのにつれて彼女の胸が静かに上下する様子、そして最後に彼女の足を見つめながら、黙ったままベッドの足元にしばらく立っていた。

　私は部屋の少し離れたところから、リサがハンドバッグからマニキュアの瓶を取り出して、注意深く友人の足にマニキュアを塗るのを見ていた。どうすることもできなかった。PICUのちょうど真ん中で、涙が私の頬を伝い、私は赤ちゃんのようにおいおい泣き始めた。落ち着きを取り戻すために、部屋を出なければならなかった。スタッフや患者の家族に、「お医者様」が泣き叫ぶところを見せるのはよくなかった。しかし、私はその場面を決して忘れなかった。そして、自分が

決して小児集中治療医になることができないと思ったのは、まさにその瞬間だった。集中治療は大好きだったが、新生児のケアをする必要があった―病院の外ですでに生活をしてから私のところへやって来る、年齢がもっと上で、私が救うことができないような子どもたちではなくて。私は、新生児専門医になることを決めた。

第5章　Patrick（パトリック）

「彼はあまりにも小さくて、生存は難しいよ、クリス」この突然の分娩に駆けつけてくれた新生児科シニアフェロー［上級専門研修医］のカルロスが説明した。私たちは、子宮から出てきたばかりで、温められた蘇生用ベッドに私が置いたちっちゃな赤ちゃんを見つめた。私は小児科レジデント2年目で、「7P」と呼ばれる未熟児病棟での1カ月のローテーションをまた始めたところだった。インターンシップ開始以来、数十例の未熟児の分娩に参加してきたが、今回はこれまで見たなかで、けた外れに小さい赤ちゃんだと言わざるをえなかった。しかもなお…このちっちゃな赤ちゃんには、他の赤ちゃんとは異なることがあった。ひとつには、その男の子は大きく目を見開いていた。きわめて小さな未熟児の目は、子猫の目のように、きっちりと閉じられているのが普通だった。それからもうひとつには、この赤ちゃんは、小さな両手両脚を激しく振り回し、私たちの助けもなしに自分で呼吸していた。とても小さな未熟児に関わってきた私の限られた経験では、そのようなことは初めてだった。

　前もってその妊娠については何も詳しいことは聞かされずに、私たちはこの分娩に、ポケベルで大至急呼び出された。私たちが知っていたのは、その赤ちゃんの母親がとても若く、激しい腹痛とひどい頭痛でERへ急いで運ばれたということだけだった。彼女の血圧はものすごく高く、彼女が脳卒中を起こす前にERのスタッフが高血圧の危機を治療することを急いでいる間に、機敏なレジデントがすぐに腹部超音波検査をすることを思いついて、彼女が妊娠していることを見つけた―彼女は激しく否定していたことだが。発作を起こし始めると、彼女は緊急帝王切開のために急いで産科病棟へ移された。診断は妊娠中毒症であると考えられ、もし赤ちゃんがすぐに分娩されなければ、どんなに早産であっても、彼女は死亡する可能性があった。

　突然、赤ちゃんの口から、キーキー言う、ニャーと鳴くような音が聞こえた気

がした。このちっちゃな人間は、本当に泣いていたのだろうか？　カルロスと私は、お互いに顔を見合わせた。彼にも聞こえていたのだ。それから、信じられないことに、その赤ちゃんのかなり小さなペニスから、ちっちゃな流れが弧を描いた。これは、本当に生きている男の赤ちゃんだった。私たちはどうすべきなのか？普通の蘇生処置を開始するべきか？　気管挿管するべきか？　人工呼吸器につなぐべきか？

「この子の体重を計測しようか？」カルロスが提案した。これによって、次に何をすべきかを決めるための時間的余裕ができるだけでなく、もし私たちがその赤ちゃんを未熟児病棟に入院させた場合に、新生児科指導医から受けるはずの最初の質問に答えることができた。だから、私は冷たい乳児用体重計の上に毛布を敷き、目盛りをゼロに合わせた。そうすることで、赤ちゃんの体重表示から毛布の重さを差し引くことができた。次に、私はその赤ちゃんをそっと抱き上げ—その子は私の手のひらにすっぽりと入りそうだった—その体重計の上にそっと横にした。私たちは2人とも目を疑った。目盛り盤は450グラムを示していた—臍帯の周囲のプラスチック製のクランプも含めてだ。そんなはずはない、私は思った。彼はちょうど1ポンド［約454グラム］未満だった。ある論文が最近、小児科医療専門誌のひとつに掲載されていたが、それは800グラム未満の未熟児を蘇生することで、誰かを助けているかどうかについて疑問を抱くものだった。この赤ちゃんは、かろうじてその半分の重さだった。

「もし私たちがこの赤ちゃんを未熟児病棟に入れたら、ドクター・フィットはかんしゃくを起こすだろう」カルロスが言った。「もしこの子を人工呼吸器につなぐ必要が出てきても、この子の気管に合うくらいの小さい気管内チューブさえ、私たちのところにはない。それに、この子はたぶん、頭部にかなりの出血が起こって、衝撃的な最後を迎えるだろう—もし彼が生き延びたらの話だが」

そんなことはまず考えられないことだったが、それでもやはり、彼はそこにいて、私たちを見て、キーキー言ったり、自分で呼吸したりしていた。私たちには本当にどんな選択の余地があったのだろう？　そして、もし私たちがこの子を7Pに連れて戻らなければ、この子について私たちはどうしただろうか？　この子の母親は依然として全身麻酔にかかっており、私たちが知る限り、彼女と一緒に病院に来た人はいなかった。もし私たちがこの子を逝かせる決断をしても、この子

を抱いてくれる人はいなかっただろう。

「あの子を連れてきて、保育器に入れるだけなら、何か問題があるかな？　臍帯の血管にカテーテルを入れることはできるわよね」私は期待して付け加えた。そのカテーテルは、うまく入れることができれば、その赤ちゃんを監視したり、彼を「刺す」ことなしに血液検査をしたりすることができる。静脈点滴で薬や輸液を入れるのも可能になる—彼が十分ミルクを飲んで、そのちっちゃなからだに栄養を与えることができるようになるのは、まだかなり先のことだったので、それらはすべて必要だった。

「あの子を連れてくることについては、私が全責任を負うわ」そのように予後がひどい、そのようなちっちゃな赤ちゃんを「蘇生した」ことについて、カルロスが議論を蒸し返すのではないかと思いながら、私は申し出た—その赤ちゃんに対して、あるいはその赤ちゃんのために、私たちはまだ何もしていないのに。「もし彼の容体が悪化するようなら、ただそのまま逝かせましょう。もしあの子ががんばるなら…」私はその先が続けられなかった。なぜなら、もしこの赤ちゃんが危機を脱しても、私たちは何をするか—私が何をするか—が本当にわからなかった。私たちのNICUが当時備えていたどの医療機器も、これほど小さな赤ちゃんのために設計されていなかった。

「ああ、じゃあいいだろう、あの子のことはすべて君に任せよう」カルロスが言った。彼の声には、安堵感が感じられた。どうやら彼もまた、その赤ちゃんを分娩室の片隅のベッドに残したまま死なせることはできないらしかった。

そのようにして、パトリック—後に私はそう呼ぶことを決めたのだが—は、その月に私が7Pで行ったローテーション中に、「私の赤ちゃん」になった。未熟児病棟へ通じる両開きのドアがさっと開いて、この信じられないくらい小さな赤ちゃんを運び込んだとき、私には釈明の余地があった。しかし、ドクター・フレンチでさえ、保育器のプレキシガラス［合成樹脂のブランド］の壁を通して、この赤ちゃんは違うことがわかると思った。その赤ちゃんはとても活発で、元気があり、どうみても肺の疾患はなかった。彼は、呼吸することを忘れる無呼吸発作をしばしば起こす傾向が出てきていたが、早産にはよくある問題だった。彼に（赤ちゃんの脳の呼吸中枢を刺激する）カフェインを投与することを始めたのに加えて、私たちは「バンパーベッド」を使った。今はもう使わないが、当時、無呼吸の傾

向がある赤ちゃんは、自動的に膨らませたり、しぼませたりする特別なマットレスの上に寝かせられた。1分くらいごとに、赤ちゃんは「揺さぶられ」て、呼吸することを思い出すことができるのだった。そのバンパーベッドは、無呼吸のアラームが鳴ったときに赤ちゃんの踵をポンとはじくか、あるいは赤ちゃんを優しく揺さぶる看護師の代わりをした。ときどき朝の回診中に、そのマットレスを手動で膨らますボタンを押したい衝動に駆られる者がいて、さまざまな医学的問題を話し合う間に、その赤ちゃんが保育器の中で驚いた表情を目に浮かべて上下に動くことがあった。

　私は、臍帯の中にある信じられないくらいちっちゃな血管に、やっとのことでカテーテルを入れることができた——彼に輸液や栄養分を与えるために使われる静脈内のカテーテルと、血圧と心拍数を監視したり、検査に必要な血液を抜いたりするための動脈内のカテーテルを。それは幸いなことでもあった。なぜなら、私たちはみんな、細い糸のような彼の静脈に点滴を入れることができる者などいないということで意見が一致していたからだ——「木にだって静脈点滴を開始する」ことができるレジデントとして有名になっていた私でも無理だと思われていたのだ。もし私がそのカテーテルを入れていなかったら、彼に授乳させるしかなかっただろうし、彼の小さな腸ではたぶんそれを処理できなかっただろう。生後2週間が経過し、ミルクの経口摂取だけで十分になり、カテーテルの必要がなくなった後でも、そのカテーテルを3週間入れたままにしておいた。カテーテルがない状態で、採血や抗生物質投与で静脈点滴が必要になった場合の苦労は、誰も望んでいなかった。カテーテルが抜去されるまでは、私たちみんなが息を潜めてそうした事態にならないことを願った。そして実際にカテーテルが抜去されてから、ミルクに耐え、具合が悪くなったり吐いたりしない日々が経過して、みんなが胸を撫で下ろした。

　大きな異変なしに最初の週を生き延びた後、彼はたぶん、ちび、つまり子宮内胎児発育遅延の赤ちゃんに命名された「IUGR」[intrauterine growth restriction の略語]だということで意見が一致した——母体の高い血圧が胎盤の血管に与えた影響によることが多く、それによって成長中の胎児に運ばれる酸素や栄養分の量が制限されてしまうものだった。彼の出生時の体重450グラムは、妊娠期間22週の胎児の平均体重で、その22週というのは、1980年当時も、今日のほとんどの新生

児専門医でさえも、生きることは不可能だと考えている期間だった。しかし、パトリックはもっと成長した赤ちゃんのように動いた―ことによると、32週の時期のように。しかし、現実には、32週にしては小さかった―とても、とても小さかった。

　パトリックが生後3日のとき、私は、彼の母親ともっと時間を過ごして、そのちっちゃな息子について起こっていることについて、その要点を知らせる必要があると思った。私は、分娩の数時間後には産後室をちょっと訪れたが、そのとき彼女は全身麻酔から覚めていたものの、まだ具合が悪くふらふらしていた。血圧をコントロールしたり、発作を治療したりするために投与された薬もその原因だった。彼女の赤ちゃんの担当医であると簡単に自己紹介すると、彼女は目を閉じて顔を背けた。今回、私が彼女の部屋に入ったとき、彼女はベッドに座って、スタイロフォームのカップで何か飲みながら、テレビで連続メロドラマを見ていた。彼女の赤ちゃんの担当医であるともう一度自己紹介してから、話をしてもいいか尋ねてみた。彼女は肩をすくめたが、それは「イエス」だと思った。しかし、私が椅子を彼女のベッドのそばへ引き寄せている間も、彼女はテレビから目を離さなかった。

　話をする間はテレビを消すように頼むと、彼女は深くため息をついてそれに応じた。もうかなり完璧になったカルテを読んだり、ソーシャルワーカーと話したりして、彼女が20歳で独身、地元の大学の3年生であることがわかっていた。彼女は、自分が妊娠しているかもしれないと思うことさえも否定し続けていたが、その赤ちゃんがいかに小さくて、彼女がいかに大きいか―彼女のことを「むっちりした」と表現した者もいた―考えると、そのことはそれほど驚くにはあたらなかった。彼女には赤ちゃんの父親が誰であるか確信がないということも、読んで知っていた。この半年で2、3人のボーイフレンドと付き合っていたのだ。そして最後に、彼女の両親は離婚して別々の州で暮らしている裕福な2人だが、両方とも娘が妊娠していることがわかってショックを受けていた。しかし、娘が大丈夫だとわかると安心した。誰もまだ、その赤ちゃんに面会に来ていなかった。

　自分の赤ちゃんについてこれまでどんなことを聞いたか尋ねると、彼女は答えた。「いいですか、私は彼を養子に出すことに決めたの。すぐに赤ちゃんの世話をすることも、子どもを育てることも無理よ。準備ができたらすぐに書類にサイン

するわ。あまり愛着を感じたくないので、彼のことについては本当に何も知りたくないし、会いたいとも思わないわ」

「もし彼が死なないとしたらね」突然、彼女が付け加えた。

「しかし今のところは」私は説明した。「あなたが息子さんの唯一の法的後見人で、養子縁組家族が選ばれるか、あるいは州が一時的に保護するまでは、彼が必要とするかもしれないどんな処置にも同意ができるのは、あなただけです」このことに完全に自信があるわけではなかったので、もっと詳しいことを忘れないようにソーシャルワーカーに聞くことを覚えておいた。しかし、この未熟児病棟で私がケアをしているこの驚くべき小さな赤ちゃんのことについて、彼女に何か話すことができたらと思った。これは、私が彼女の興味をそそることができる唯一の方法に思われた。

うまくいった。一呼吸おいて彼女は、自分には男の子がいること、その子がとても小さくて体重が1ポンド未満であること、そしてその子はまだ生きていることを知っていると私に言った。「どうしたらそんなことが起きるの?」彼女は私に尋ねた。「彼はどうなるの? 彼は正常になるの?」

たしかに彼女の質問にすべて答えられるわけではなく、特にレジデント2年目としては無理だったが、IUGRの概念については、彼女の高血圧に関連させて説明しようと試み、今後の数週間、あるいは数カ月間に起こる可能性がある、未熟児に典型的な事柄いくつかの要点を述べた。そして、彼は今後も入院している可能性が高いということも伝えた。と言っても、もし彼がもちなおして、深刻な感染症にも、未熟児の腸に突然壊死が起こることがある恐ろしい状態の壊死性腸炎(NEC)にも罹らなければの話だが。

私が話し終えると、長い沈黙があったが、ついに彼女が私に礼を言い、赤ちゃんについて法的にする必要のあることは何でもすると言った。彼女は養子についての決意を繰り返した。彼女によると、彼女の母親はこのことについて支援すると言い、彼女は赤ちゃんに会わないほうがよいと言ったらしい。私は、それは理解できるし、もちろん彼女の決定を尊重すると言った。

私が立ち上がり、彼女のベッドから椅子を引いたとき、気持ちを抑えることができなかった。私は付け加えなければならなかった。「ご存じと思いますが、この病院の誰も、これほど小さい赤ちゃんがこれだけ長い間、しかも人工呼吸器の必

要もなく生きたのを見たことがありません。あなたの息子さんは、小さいけれどかなり奇跡的な赤ちゃんですよ。私たちはみんな、彼を応援しているんです」

　彼女はうなずいた。私は、自分がちょっぴり誇らしい微笑を浮かべている感じがした。それから、彼女はテレビの電源を入れて、連続メロドラマの世界に戻った。私は二度と彼女に会わなかったが、彼女が退院前夜に未熟児病棟に立ち寄り、保育器に横たわる自分の息子を２、３分間見つめていたと、看護師のひとりから聞いた。彼女は恐くて彼に触れることができないと言ったが、それでも見ていた。私はしばしば、彼女がその瞬間をどのように覚えているだろうかと思った。それを大切に胸にしまっただろうか？　それを後悔しただろうか？　もっと彼と時間をともにすればよかったと思っただろうか？

　その赤ちゃんはすくすくと成長を続け、私たちはみんなその成長ぶりに驚いた。私と同じトレーニングプログラムに所属する他のレジデントのほとんどは、朝の申し送り時、朝の回診後のコーヒーブレイク、そして当直の夜遅くに、彼のことについて聞いた。ある意味で、私たちが「超未熟児」と呼ぶようになったこの赤ちゃんは、私の同僚レジデントたちのほとんどが未熟児に対して一般的に抱いていた否定的な感情を、少しだけ肯定的な感情に変えた。当時は、最も小さな赤ちゃんのほとんどは命を落としたが、救うために私たちが苦しくて無駄な努力をした後で亡くなることもあった。そして、生存した赤ちゃんは、破壊的な損傷を、特にその脳に負うことが多かった。パトリックの頭部超音波検査が行われるとき、私たちはみんな固唾をのんで待ったが、脳内出血も、脳卒中のような深刻な脳損傷の兆候も見つからず、みんな安堵のため息をついた。彼は NEC にも、敗血症にも、慢性肺疾患にも罹っていなかった。彼はただ成長し、ほんの４週間で出生時の体重の２倍になった。ドクター・フレンチは、ある日の指導医回診のとき、たった１カ月で自分の体重が２倍になると、どんな感じがするか、どんなふうに見えるか想像してみるように言った。

　私は、まるで彼が自分の一部であるかのような感じがしていた。だって、彼を分娩室から連れてきたのは自分だったからだ。彼がバンパーベッドやカフェインから離れて呼吸することを覚えていたとき、ボトルから授乳を始めたとき、初めての目の検査を「パスした」とき、私は彼のその小さな達成を誇りに思った。未熟児病棟のスタッフの多くや他の部署のレジデントのなかには、私と同じように

感じる者もいた。彼が養子に出ることがわかると、みんなが自由に、彼に一時的な名前をつけ始めた。それは、私たちが没頭していた厳しい仕事を忘れることができる、すばらしい気晴らしだった。アンドリュー、ブライアン、あるいはジェイソンといった、その頃人気があった男の子の名前をつける者もいた。彼の名前は彼自身のようにユニークであるべきで、ユリシーズ、リンカーン、そしてアドニスのような名前がいいと思う者もいた。そのうえ、ニックネームがあった。「ピーナッツ」が最も人気があったが、「シューボックス」(ウィンストン・チャーチルはストーブの上に置いた靴箱に入れて世話をされた未熟児だったという古い物語から) とか、もちろん『101匹わんちゃん』［1961年の米国アニメーション映画］の生き延びた子犬「ラッキー」もあった。

　しかし、私はパトリックを選び、どういうわけかそれが定着したようだった。ジョン・ケネディとジャッキー・ケネディの息子で、かろうじて早産の (妊娠期間36週) 乳児パトリック・ブーヴィエ・ケネディについて読んだことがあるが、彼は未熟児の肺疾患のため、1963年にボストン小児病院の地階で亡くなった［プロローグ参照］。もうだめだと思っていたのに見たところでは生き延びていた、こんなちっちゃな赤ちゃんをパトリックと名付けるのは、亡くなったケネディの息子のための、申し分のない賛辞のように思われた。

　その月の終わりに、私は小児外科での新しいローテーションに入るために7Pを去った。ある当直の夜遅く、手術を受けた患者を診るために未熟児病棟に立ち寄ると、パトリックは保育器の外にいて、ボトルからがつがつとミルクを飲みながら看護師のひとりに抱かれていた。生後6週で、体重は2ポンド半［約1.1キログラム］だった。彼の顔は小さな老人のようで、骨と皮ばかりにやせこけていた。しかし、彼は私が分娩室で見たときと同じ、油断のない、関心のありそうな目の表情をしていた。彼を抱こうと看護師に頼んで、私が抱いている間にポラロイド写真を撮ってもらった。今でもその写真を持っており、それを見ると、彼の生まれたての頃がどれだけ奇跡的だったかということに、そしてどれだけ自分が成長したかということにまた驚いている。彼は今どうしているのだろうか。

　誰もが彼を養子にしたいと言った。ほとんどは本気ではなかった。しかし徐々に、彼の「受け持ち」看護師のひとり、ジェシカが真剣だということがわかってきた。彼女と彼女の夫は数年にわたって妊娠を望み、強力な排卵誘発剤を使って、

ついに妊娠した。しかし、生まれてきた3つ子の女の子は早産で、痛ましいことにひとりずつみんな亡くなってしまった—それもまさにこの未熟児病棟で。初めてパトリックを分娩室から連れてきたとき、彼を担当する看護師を見つけるのに、主任看護師はとても苦労した。看護師たちのほとんど、そして医師たちの本当にほとんどが、彼はあまりにも小さすぎて、たぶん「衰え」ていくだけで、死んでしまうだろうと考えた—特に、この私を含め誰も、彼を人工呼吸器につなげるために気管挿管ができないことが明らかになったときには。しかし、ジェシカは彼が生まれた日に仕事をしており、保育器をちょっとのぞき込んだ後、自分が担当すると言った。後に彼女が私に言ったところでは、その赤ちゃんがまっすぐ自分を見つめたので、彼女はすぐに絆を感じたという。

　パトリックが生まれた翌日、ジェシカが未熟児病棟に戻ってきて、まだ彼が生きていることがわかると、彼女は自分に彼のケアをさせてもらえるかどうか尋ねた。それ以降、「1対1対応」が必要な危篤の赤ちゃんの担当でないときはいつでも、彼女はパトリックを自分の看護業務リストに入れてもらうように頼んだ。母親が未熟児のわが子のことがわかるようになるのと同じように、彼女も彼のことがわかるようになった—最初は自信なさそうに、しかし徐々に自分自身の本能を信じながら。私たちと看護スタッフは、自分の赤ちゃんに対する母親の直観に頼るようになっていた。母親が「息子が今日はちょっと普通じゃない」とか「娘が何か気にしている」のようなことを言ったときには、私たちは注意を払った。ジェシカは、パトリックについてそのように行動し始め、彼のことを「私の赤ちゃん」と呼び始めた。非番の日には電話を入れて、彼がどんな具合が尋ねるようになった。保育器にメモを貼り付けて、彼のおむつかぶれのために必要なものを指示するように私に頼んだこともあった。その必要なものとは、彼女の信じるところではイーストだった（彼女は正しかった）。彼女は、フリルの付いていない、青いかわいい女の子の服を見つけ、何度もそれを洗ってやわらかくて安全にした後で、からだをきれいにしてからそれを着せて、何枚か写真を撮った。ベテランの母親がするように、怖がらず、安心させるように彼を抱いた。だから、彼女と彼女の夫が彼を養子にすることについてソーシャルワーカーと熱心に相談し始めたとき、誰も驚かなかった。

　母親を救うためにその母親の子宮から引っぱり出されて3カ月近くが経過した

頃、パトリックは自宅へ戻ることになった。彼は体重が3ポンド半［約1.6キログラム］で、それはほとんどの未熟児が退院するときの体重より少なかったが、彼は呼吸することを覚えており、哺乳瓶から授乳することができ、彼のペニスは安全に割礼を施してもらえるほどの大きさに成長していた。彼の母親は、ジェシカとその夫を養父母に選んでおり、法的手続きはまだ終了していなかったが、彼女たちは彼を自宅へ連れて帰って、家族としての生活を始めることができた。その日が近づくにつれて、パトリックが自宅へ帰ったら私は休暇を取ることがわかっていたので、7Pへ別れを告げに行った。ジェシカはその日勤務で、また別のかわいい服を彼に着せていた。彼は、月満ちて生まれた赤ちゃんが生後入るような新生児ベッドに移っており、その中ではとてもちっちゃく見えた。私は彼を抱き上げて、近くのロッキングチェアに連れて行き、彼を抱いて座った。ゆっくりと前後に揺り動かすと、私たちは目を合わせ、彼は私をじっと見つめた。それはまるで、つかの間の認識した瞬間があったかのようで、『サイエンティフィック・アメリカン』誌［1845年創刊の一般向け科学雑誌］のような雑誌で有名、「刷り込み」のストーリーを思わせた。それはほんの2、3カ月前に私をまっすぐ見ていたのと同じ目で、信じられないくらい小さいのにもかかわらず、この赤ちゃんは「十分成長していく」と希望をもたせてくれる目だった。

　ジェシカとその夫が、名前をパトリックのままにすると決めたので、私はとてもうれしかった。彼が退院した後、7Pの掲示版で彼の写真をたくさん見たが、フェローシップ［レジデンシー終了後に行うさらに専門的な臨床研修］を開始するためにクリーブランドを出る前に、彼には一度しか会っていなかった。彼は病院で小児眼科医の診療を受ける予約を取っていたが、そこで「弱視」の治療を受けていた。ジェシカが彼を連れて7Pにちょっと立ち寄ったとき、たまたま私はそこのチームのシニアレジデントだった。彼は生後ほぼ18カ月だったが、明らかにそのわりにはまだ小さかった。体重は服をすべて着た状態でたぶん15ポンド［約6.8キログラム］、身長もとても低くて、母親の膝の高さしかなかった。しかし、彼はすくすくと成長しているようだった。豊かな黒髪をして、彼は母親の両手を引っ張り、上下に飛び跳ね、そして手の届く、あるいは目の届く範囲にあるものすべてに触れようとした。「それ見たい！」彼は叫んだ。「それ触りたい！」彼は、ごく普通の幼児だった。

カルロスと私が分娩室で、彼を未熟児病棟に連れて行くか、それともただ毛布に包んで逝かせるかということについて議論した日のことを振り返った。それは生死にかかわる決断であったが、それでもそのときは、とても恣意的な判断であるように思われた。私たちは、彼の生命を維持するための痛みを伴う無駄な努力をした後に、彼が死亡すること―あるいはさらに悪いのは、生き延びても、ひどい障害が残り、彼のケアをしたい人がいなくなることをとても恐れていた。水晶玉をのぞき込んで、彼が驚くほど元気になることがわかっていたなら、私たちの決断ははるかに容易になっていたであろう。

　突然、パトリックはしっかりつかんでいる母親の手を逃れて、明るく輝く鋼製小物がたくさん載せてある処置用トレーのほうへまっすぐ進んだ。私は彼を追いかけて、すべてひっくり返す前に彼を持ち上げた。私が彼をしっかりと腰に引きつけて抱いているとき、彼は小さな両手を伸ばして、「いや！」そして「それで遊びたい！」と叫びながら、私から離れようとした。私が彼を見ると、あの今もまだとても親しみのある目が私をじっとにらみ返してきた。私はそのとき、似たような難しい決断を下す場合にずっと私の助けになってきたものが十分理解できた。結局、分娩室で自分自身の運命を決めたのは、実はパトリックだったのだ。彼はそこを出るために、あまりに元気にしていただけだった。そして未熟児病棟の中でさえ、彼は結局自分の進むべき方向を決めて、その節目節目で私たちはただ彼の手助けをしただけだ。もし彼が敗血症になるか、あるいはあのひどい腸の疾患、NECに罹（かか）っていたら、彼は死んでいたであろう。しかし、彼はそうならなかった。そして、彼が今もすばらしい人生を送っていることを、私は心から願っている。

第6章 Hannah（ハンナ）

　朝の回診が終わり、私たちのチームのインターン、レジデント、そして医学生たちはみんな、カフェテリアの「私たちの」テーブルに座って、コーヒーを飲んだり、ドーナッツを食べたりしていた。私はそのひとときが好きだった。なぜなら、とても普通に感じられたからだ——病棟や、私たちが対処している患者たちの大混乱や不確実性とは異なった。普通は当直の夜に起こったことを話したが、ブラックユーモアがかなり含まれることが多かった。医師、看護師、そしてその他の病院スタッフはみんな患者の家族と同じカフェテリアを使っていたので、私たちは名前を出したり、大きな声で話したりしないように注意しなければならなかった。

　シニアレジデントのラリーは、ある看護師との出会いについて話し続けていた。彼がようやく——10回試みてやっと——入れたばかりの静脈点滴を誤って抜いてしまった後、彼女は彼のことをまぬけと呼んだ。私たちが、彼女が選んだ侮辱的な言葉について話し合っているとき、院内のスピーカーから「コード・ブルー、7階西」と3回アナウンスされるのが聞こえた。私たちはみんな一瞬凍りついたが、さっと動いて階段へ走った（エレベーターが来るのを待つことなどできなかった）。私たちの担当病棟が7階西——乳児集中治療病棟だった。私たちの患者は、新生児以降の1歳までで、それによってNICU、あるいは未熟児病棟と呼ばれるところとは区別されていた［誕生から28週目までが「新生児」、それ以降1歳までが「乳児」］。7階西の乳児たちは、出生異常、重篤な感染症、そして栄養上または呼吸上の問題を含むさまざまな問題を抱えていた。早産が原因の慢性疾患を抱えて、生まれてからずっとそこにいる赤ちゃんもいた。ハンナはそういった赤ちゃんのひとりだった。彼女は妊娠期間30週で生まれ、不運なことに、生後たった2週間で壊死性腸炎を発症していた。手術で命は助かったが、「短腸」症候群が残った。かろうじて生き延びるだけの腸が残ったが、彼女は今でもまだ、生後1歳の時点

でも点滴で栄養を摂取していた。しかし、精神的には、彼女の成長は予定どおりだった。彼女はもう立つことができ、いくつかの言葉を覚えた―特に「静脈点滴」を覚えたのだが、それを聞くとたいていの場合、彼女は泣いた。

　階段を上って息を切らしながら病棟に着くと、私たちはまっすぐ集中治療室へと向かった。そこには、コード［心肺停止など蘇生が必要な状態］の患者がいるはずだった。その部屋には、最も重篤な赤ちゃんたちがいた。そのほとんどは、人工呼吸器につながれていた。しかし、大混乱はすべて廊下を出て隣の部屋から来ているようだった―そこはハンナの部屋だった。ああ、だめだわ、私は思った。ハンナの身に何かが起こったんだ。もしかすると、彼女のセントラルラインに気泡が入ったのかもしれない。もしかすると、彼女は敗血症になったのかもしれない。何らかの危機的状態、すなわちコードで大至急呼ばれるときは、どうしても最悪の場合を考えてしまうものだ。しかし、私たちは誰もその部屋で起こっていたことに準備ができていなかった。

　私たちが駆け込むと、床の上で生気がなく横たわっていたのは、身なりのきちんとした高齢の女性で、看護師が２人で心肺蘇生術を行っていた。だれかの祖母なのだろうかと思った。心臓発作？　私たちは一瞬愕然としたが、すぐにコードに対処する場合の決められた役割に移った。これは、自分が何をやっているか考えることなく、私たちが自動的に行うようトレーニングされているものだった。私には軍隊を思い起こさせるものだった。ラリーは、シニアレジデントの最上級生として、そのコードを「指揮」した。看護師たちに心臓マッサージを一時中止させ、その女性の頸動脈で脈を調べた。見つけられなかった。彼は大声で指示した。「マウス・ツー・マウスを続けろ。ここには成人に肺換気をするための成人用マスクもアンビューバッグもない。それに、乳児用の器具では彼女に気管挿管もできない。心電計につないで、心拍があるかどうか調べるんだ。薬を投与できるように静脈点滴を開始して」それなら、私にもできた。

　トレーニングに入って、そのときまでにたぶん何百回も静脈点滴を始めたことがあったので、私が一番うまいと思われていた。彼女の踝の内側―私たちが「インターンのための静脈」と呼ぶ部分をねらった。すばらしく太くておいしそうな静脈がちょうど内側の距骨すぐ上にあり、私たち小児科医はたいていの場合、特にその患者がまだ歩けない場合は、まずそれをねらった。一番太いカテーテルを

見つけたが、なにしろここは乳児病棟だから、最大のカテーテルでも大人の患者にはちっちゃかった。それでも、ないよりはましだったので、一発でそれを入れたときには達成感があった。

　静脈ラインを確保したので、ラリーがコードの場合に使う薬の指示を始めた。「まずエピを投与」彼は指示してから、少し間を置いた。成人の患者のエピネフリンの投与量はどうだったか？　私たちはみんな、子どもの薬、特に緊急時の薬の投与量は暗記していた。しかし、成人の場合は？　幸運なことに、医学生がひとりその場にいて、彼は成人の救急部でのローテーションを終えたばかりだった。「1シーシーだと思います」彼は言ったが、自信がないようだった。ラリーはしばらくよく考えてから、それでいこうと決断した。もし入れすぎたら、害にならないだろうか？　後ほど、自分たちが行うことはあまり効果がないと思っていたと、私たちみんなが認めた。私たちの誰も、成人がコードを生き延びるのを見たことがなかった。その一方で、赤ちゃんはしばしば「戻ってきた」が、私たちは正しいことをしたのだろうかと思うこともあった。だって、死よりも悪いことがあると、つくづく思うことがあったからだ。

　このときまでには、その成人の患者を赤ちゃん用の心電計につないでいた。ラリーは再び心肺蘇生術をちょっとやめたが、彼女の心拍は依然としてスクリーン上で「平坦な線」だった。「もう1回エピ」彼は指示した。「それからカルシウムと重炭酸ナトリウム」私が突然ハンナに気づいたのは、この頃だった。彼女のベビーベッドは、私たちのところからほんの数フィート［1フィートは30.48センチメートル］のところにあった。彼女は小さな赤いパジャマを着て、手すりにつかまって立っていた。彼女は立ったまま、目の前の大混乱をじっと見つめていた。そして、彼女はお気に入りの言葉のひとつ「アッオー」と言いながら、前後にからだを揺すった。何度も何度も、私たちがその女性を懸命に救おうとしている間、何度も何度も彼女は「アッオー」と言い続けた。

　コードの処置に直接関わっていなかった看護師のひとりがハンナのところへ行き、彼女を抱き上げて、彼女の点滴スタンドを押しながら、近くのナースステーションまで彼女を連れ出した。

　コードに関する院内放送を耳にしてから、まだほんの20分だったが、もう何時間も経ったように思えた。何もうまくいかず、薬は何の効果もないようだった。

成人のコードチーム［心肺停止など蘇生が必要な状態に対応する医療チーム］はどこにいるのだろうか？　コードのアナウンスが続いていたが、後で聞いたところでは、成人のコードチームはそれをずっと無視していたようだ。だって、そのコードは乳児病棟で起こったことで、なぜ彼らがそこで必要なのか？　しかしやっと、呼び出しを担当するオペレーターが「成人医療」という言葉を追加し、成人チームがその真意を理解した。私たち赤ちゃん担当の医師たちが到着後30分ほどしてようやく、彼らが成人用コードカート［心肺停止など蘇生が必要なときに使用するカート］と一緒に飛び込んできた。しばらくの間、最初私たちがそうだったように、彼らも愕然としていた。彼らは黙ったまま、マウス・ツー・マウスの蘇生処置、ちっちゃな心電計の電極、赤ちゃん用心臓モニター、（小児用の薬が上にのせてある）小さなコードカート、そして、最後にその女性の足に私が入れた小さな静脈点滴に気づいた。「君が入れることができたのは、それで全部か？」シニアレジデントが尋ねた。誰も答えなかったが、彼女の足のところに膝をつけて、ほんの少し顔を赤らめている私を見た。しかし、私は自分自身をとても誇りに思っていた！

　成人コードチームは、私たちが試みた（彼らにとって）役に立たない蘇生のショックからすぐに立ち直り、処置に取りかかった。その女性に気管挿管をして、成人用のバッグを使って換気を開始した。それから、女性を成人用心臓モニターにつなぎ、かなりゆっくりではあったが、本当に心拍があるのを見てみんな興奮した。そして、大きな静脈カテーテルを彼女の大腿静脈に挿入した。さらに薬が指示され、彼女の心拍数がゆっくりと上がり正常に戻るのがわかった。

　「プロネスチール［米国製の抗不整脈薬のブランド名］が必要だ」シニアレジデントが指示した。それは成人用の薬だった。しかし、私たちの看護師のひとりが誤解してしまい、プロジェスタミルの袋を走って取ってきた。それはハンナのための特別な乳児用フォーミュラだった。成人コードチームはぷっと吹き出し、私たちも気乗りしない様子で笑った。しかし、みんなその悪ふざけが私たちに向けられていることはわかっていて、内心では煮えくりかえる思いだった。だって、私たちはその状況でできる最善を尽くし、その患者はたとえ短期間であっても奇跡的に生き延びたのだから。私たちは自分たちを誇りに思ったが、それでもやはり、成人コードチームにばかにされていることや、彼らがこれから先ずっと、私たち

がやったこと—特に彼女の足の静脈に入れたちっぽけな点滴—について語り続けるということがわかっていた。

　あらゆることが落ち着いてきたとき、取り乱した様子の男女が部屋に飛び込んできた。ハンナの両親だった。2人は毎日面会にやって来ていたのだが、さっきまでの騒動やハンナの部屋の外にある医療器具を見て、最悪の事態を恐れたのだった。空っぽになった娘のベビーベッドを見て、母親は取り乱した。「娘は死んだのか？」父親は静かに尋ねた。高齢の女性が床に横になり、あらゆる種類の医療機器につながれていることに、2人は気づいていなかった。空っぽになったハンナのベビーベッドしか目に入っていなかった。

　私はすぐに彼らのところへ行き、何度も何度も言った。「ハンナちゃんではありません。お嬢さんは元気ですよ。お嬢さんではありません」

　彼らを部屋から廊下に連れ出して、ハンナを連れて行った看護師を探しながら、高齢の面会者が明らかな心臓発作で倒れたので、命を救うためにできることすべてをやったところだと説明した。彼らが私の話を聞いているとは思わなかった。彼らはとにかく娘に会って、大丈夫だということを知りたいだけだった。彼女がもう少し小さい頃、彼女の両親は深夜にレジデントのひとりに起こされて、ハンナが「コードになった」と知らされた。彼女は命を救われたが、そのときこう思ったことを覚えている。何のために？　だから、彼女はその後ずっと病院で過ごし、点滴で栄養を与えられ、ミルクやライスシリアルやアイスクリームの味を楽しむことができないのではないか？　しかし今、両親がナースステーションで彼女と再会するのを見ながら、私は両親の娘との信じられない絆によってだけでなく、娘の両親との絆によっても圧倒された。彼女はもう「アッオー」と言わずに、舌を唇の間にはさんで息を吹き出したり、両手を叩いたりしながら、幸せそうに片言で「ママ」や「パパ」と言った。もしかしたら、いつの日かこういった子どもたちに腸を移植することができるかもしれないと、私は思った。

　ハンナの部屋に戻ると、ショーはもう終わっていた。成人コードチームはすでに患者を内科集中治療室へ運び、コードカートや医療器具もなくなっていた。残されていたのは、コード終了後のいつもの不要品で、それらは床や保育器の上にまき散らされていた。小さな薬の瓶、空になった注射器、予備の針、包みや紙—そのなかには、コード処置のメモ「太った高齢の女性」「脈拍なし」「心肺蘇生術

25分間」「ドクター・グリーソンが左足に静脈点滴」）が書かれているものもあった。そこに私の名前があった。私の成し遂げた業績が、空になったアイソレット［未熟児用保育器のブランド名］の上においてあるペーパータオルに記されていた。

　コーヒーを飲みながらの休憩時間は、予期せぬコード対応によって使い果たされ、なくなっていた。だから、私たちは病棟に散らばって、日常業務を始めた―回診を終えてから2時間近く経過していたので、かなり気の重い仕事だった。優先順位をつけた私の「やるべき」リストの三番目の項目に線を引いて削除したとき、その女性が誰なのか、誰も知らないということが突然頭に浮かんだ。そしてさらに悪いことに、誰もそれを見つけ出すことに時間をかけることさえしなかった。彼女は、あの部屋の誰かに面会に来たに違いなかった。あの部屋には患者は4人だけで、ハンナはそのひとりだった。彼女の両親はすでに部屋にいたので、あの女性はその両親と関係あるはずはなく、他の3人の親族だと考えられた。あの部屋の赤ちゃんたちのうちひとりには、めったに面会者がいなかった。なぜなら、彼女の両親は刑務所に入っていたからである。彼女の唯一の面会者は、児童保護局の人で、そこは彼女が退院したらどこへ行くかを最終的に決定する機関だった。

　私はナースステーションへ戻り、看護師長に私たちが蘇生させたばかりの女性についての情報があるかどうか尋ねた。彼女にも手がかりはなかった。その女性は、どうやらナースステーションにまず立ち寄ることなしに、部屋に入ってきたらしい。ということは、彼女は以前に面会に来たことがあるに違いなかった。そうでなければ、どこに行っていいかわからなかっただろう。赤ちゃんたちの名前は、それぞれの病室の入口に掲示してあったが、病棟には10部屋あるので、特定の名前を探しながら10部屋すべてを調べるには、しばらく時間がかかったであろう。

　「彼女が倒れる以前に、誰か彼女を見なかったの？」私は尋ねた。「誰がコード対応を要請したの？」看護師長は、そのとき赤ちゃんたちの他には、誰もその部屋にいなかったと説明した。私たち医師はみんなカフェテリアにいたし、看護師たちは朝のアセスメントを終えてナースステーションに集まっていた。そのとき、ハンナの部屋から重いドスンという音が聞こえたので、彼女たちが走って調べに行ったのだ。そのことは、私たちの病棟では、ちょっとしたミステリーになりつ

つあった。

　私はハンナの部屋に戻って、お気に入りのブランコに座るハンナと遊んでいる彼女の両親に会った。彼らは私を見るなり言った。「それで、あの女性の容体はいかがですか？」私は以前に話したことを繰り返した―私たちにできる最善を尽くして、少なくとも当分の間はうまくいったようだと。その女性は成人用集中治療室へ運ばれたので、後ほどもっとはっきりしたことがわかるのではないかと付け加えた。彼らはまたハンナと遊び始め、一日ずっといるかどうか尋ねると、正式なクリスマス写真を撮るためにカメラマンのミセス・グラディの到着を待っているところだと答えた。

　私はちょっと考えた。

　「ミセス・グラディとお知り合いでしたか？」私は尋ねた。「以前に彼女にお会いになったことは？」答えはノーだった。彼らの説明によれば、クリスマス前に男の赤ちゃんが数週間入院したときに、同じように写真を撮影した友人からの推薦を受けただけだった。そしてそのとき、それぞれが同じことを考えながら、全員がお互いに顔を見合わせた。

　私はナースステーションに戻り、MICU（内科集中治療室）に電話をした。本当に奇妙で似たような頭文字語だと、私は思った。私たちの新生児対象の集中治療室はNICU、成人対象の内科の集中治療室はMICU。それからSICU（外科集中治療室）とPICU（小児集中治療室）があった。

　MICUの受付係が電話に出ると、私は「ベビー・ドクターズ」のひとりだと自己紹介し、乳児病棟で最近、成人患者のコードに関わったと言った。彼女が笑って、「はい、みんなそのことを話しておられますよ」と言ったとき、私の心は沈んだ。それにこの人は、ただの病棟職員だった。

　それから私は、その女性患者の身元がわかるかどうか尋ねた。彼女が私たちのところの赤ちゃんのひとりに関係があるのなら、その家族に準備をさせたいという理由で。

　「名前はわかりますよ。ジェヌビエーブ・グラディさんです」彼女は言った。「それに私の見たところ、彼女はカメラマンか何かで、もしかすると病院で仕事だったのかもしれません。彼女は数本のフィルムを入れたカメラバッグを持って、患者の名前と部屋番号が書かれた紙切れをポケットに入れてましたから」

私はその情報の提供に対して彼女に感謝し、彼女の分析を裏付けた。彼女は私にそれを彼女の立場から話してくれ、不確かな感じだったが、そのとき彼女は本当に私に情報を提供しなければならないわけではなかった。本当のスクープが欲しければ、ちょっと立ち寄って医師たちに話すべきだった。しかし、それは後回しにすることにした。今は、ただハンナの両親に、彼らのクリスマスの写真は取りやめだということと、その理由を知らせたかった。

　最初は、彼らは本当にショックを受けていた。それから、どういうわけか、彼らは気がとがめた。私も同じだった。私たちはそれぞれ、そのコード［心肺蘇生術］がハンナに対して行われたのではないことにとても安心したので、誰がコードされた［心肺蘇生術を施された］のか尋ねるために中断することさえしなかった。とても風変わりな言葉の使い方で、「コード」は名詞としても動詞としても使われた。「DNR」（蘇生するな）という言葉と同じだった。両親が今にも死にそうな赤ちゃんについて決断するとき、指示をするための表現DNRは、回診中のその赤ちゃんの状態を説明する表現に変わった。「彼女はもうDNRだ」そう言って、私たちはお互いに注意しあう。それは、もし彼女が「アレスト」（心臓が停止する）しても、誰も彼女を「コード」しない［心肺蘇生術をしない］という意味だった。

　私たち小児科レジデントが呼ぶところのその「成人」コードは、その後数日間、回診後のコーヒーとドーナッツ会議の主要な話題だった。おかしい話をすべて繰り返し語り（もちろん、私が担当したちっちゃな足の点滴も含まれていた）、彼女をなんとか「取り戻した」ことに驚嘆した。

　しかし、その女性が二度と意識を取り戻さなかったことがわかると、私たちは話をやめた。彼女の家族にとって苦悶を与えるものだったに違いない数日が過ぎると、生命の維持が中止され、彼女は夫の腕に抱かれながら尊厳死を迎えることが許された。重篤な赤ちゃんたちをケアしている私たちにも、似たような場面がとてもたくさんあった。そのような場合はいつも、赤ちゃんの親が避けることのできない運命を受け入れる準備があるときは、私たちも「入念に最期の瞬間を組み立てる」ことをしようとした。

　しかしどういうわけか、長くて充実した人生の最後にひどい心臓発作が原因で迎える死は、ハンナの死よりもはるかに我慢して受け入れることができるようだった。ミセス・グラディの生命維持をやめて２週間後、ハンナは高熱を出し、ベビー

ベッドの中でただ横たわっていた。彼女は二度と立ち上がらなかった。二度とお気に入りの看護師に向かって、両腕を伸ばすこともなかった。二度と「アッオー」と言わなかった。彼女は、彼女の生命線である中心静脈カテーテルが原因で、10度目、そして最後の敗血症になり、別れを告げるときが来た。ある意味で、彼女を逝かせることは、彼女の親にとってと同じくらい、私にとってもつらいことに思われた。しかしもちろん、私の喪失感は、両親や彼女が生まれてからずっとケアをしてきた看護師たちのそれに比べれば、小さなものだった。だって何しろ、私は1カ月のローテーションの間しか、その病棟にはいなかったのだから。両親やその病棟の看護師たちは、1年間ずっと彼女に愛情を注ぎケアをしてきたのだ。

　それから、私はミセス・グラディの家族のことを考えた。そのなかには、彼女の夫のように50年以上も彼女を愛し大切にしてきた人もいた。死というものは、生きている人たちにとっては、決してたやすいものではない。

第7章 Roxie
ロクシー

　私は1979年5月26日に医学部を卒業した―結婚したばかりの新婦として。その前日、医学部の同級生と結婚したのだ。私たちは、卒業式に出席しているなかで、医学部時代に出会って結婚した唯一のカップルであり、卒業式前日に結婚した最初のカップルであった。しかし、結局のところ、それは幸先のよいスタートではなかった。

　私たちは、入学後第1週目の講義で出会った。もっとも、私はその瞬間をはっきりとは思い出せないけれども。私が覚えているのは、一晩一緒に過ごして、お互いのことがよくわかるようになったということだった―夜明けまでどれくらいの間ずっと話していたのかは意識していなかったが。その夜以後、私たちはだいたい一緒にいるようになり、2年目か3年目のある時期に同居することになり、彼の父親が投資として23,000ドルで医学部近くに購入していた、寝室が4つある家に引っ越した。そこで暮らしている間はずっと、ままごとをしているようだった。

　私と違い彼は聡明な人間だった。少なくとも、最初の2年間を過ごす臨床前課程において、彼は私よりもはるかに優秀な学生だった。その間、私たちは講義や実験に出席したり、試験を受けたりしてほとんどの時間を過ごした。その段階では彼は実に秀でており、ほとんどあらゆる科目でA、つまり「優」の評価を取った。その一方で、医学部入学前の大学時代、必修科目の「数学」と「自然科学」でずっと苦労した私が、「解剖学」、「生理学」、「生化学」、「遺伝学」、そして「薬理学」でとても苦労したのは、当然のことだった。私はC、つまり「可」の評価で満足で、「優」を取ったのは「臨床ケア入門」の1科目だけだった。しかし、3年生になって臨床ローテーションが始まると、そのバランスに変化が出てきた。本当の患者のケアを学ぶことが、私が医学部へ進んだ理由だった。合格しなければならない臨床における試験がまだあったが、見て理解したり学んだりしたこと

は、もっと意味があると思われた。対象は本当に病気に罹っている本当の人間だったので、私はそれらについて学ぶことでわくわくした。腕のすべての筋肉とかグルコース産生のための生化学的経路を暗記するよりも、それは「頭にこびりついて」離れなかった。

　医学部４年生の秋まで、小児科医になるとは決めていなかったが、その秋に最後のローテーションで小児科に行くことが予定されていた。小児科を最後に予定したのは、その分野を専攻することは決して選択しないと思っていたからだ。２人の妹とまだ赤ちゃんの弟がいて、子どもとの個人的な経験は豊富だったとしても、とてもつらいベビーシッターの経験をしたことがあったため、子どもの扱いは決してうまくないと思っていた。ベビーシッターの経験はあまりなかったが、近所の男の子２人、７歳と９歳の子守を頼まれたときに、どうしたわけか引き受けてしまった。夕方から夜にかけてのスケジュールについて、私が母親から説明を受けているときはごく普通の子どもだったが、両親が玄関を出たとたんに、その男の子たちは大騒ぎを始めた。気をそらしたり、やめさせたりするために、私がどんなことをしても言ってもおかまいなしで、彼らはリビングルームの家具の上で飛び跳ねたり、クッションや枕を私に投げつけたりした。

　何時間もこの行動が続いた後、私は寝るように言ったが、それが彼らをさらに刺激して逆上させてしまった。どうしていいか途方に暮れた私は、ついに精神的に参ってしまい、自分の父親に電話で助けを求めた。父はすぐに駆けつけてくれ、５分もしないうちに彼らを２階へ連れて行って寝かした。私は自分が役に立たない屈辱を感じ、子どもの世話をすることに関わることはもう絶対にしないと決めたのだった。

　だから、最終的に医師になることを決断したとき、絶対になりたくないのは小児科医だと思ったのは、当然のことだった。しかし驚いたことに、小児科病棟に足を踏み入れるとすぐに、私はそこが大好きになった。そこで仕事をすることを選んだ人たちが、その理由のひとつだった。小児科の看護師や医師たちは、一般的にとてもよい人たちで、楽しむことが好きだ。みんな聴診器に小さな縫いぐるみを付け、看護師たちは、病院から支給された普通のブルーではなくて、カラフルで陽気な感じのスクラブ［手術着］を着用することが多かった。

　子どもたちも同じだった。信じられないくらい回復力があり、ほとんどが順調

だった―成人の内科病棟に入っている患者たちとは大違いだった。その病棟は、自分のからだを喫煙、過度の飲酒、肥満などにさらしてきたことで、そのからだがだめになっている高齢者たちでいっぱいだった。子どもの場合は、悪いことがちょっと起こっただけだった。自ら引き起こしたわけではなかった。そしてほとんどいつも、私たちはその子たちを治療して、また健康な子どもに戻すことができた。最も具合の悪い子どもたちでさえも、遊んだり、一見して楽しみのない状況から、なんとか楽しみを絞り出したりすることができた。

　私の未来の夫は、内科医になることを決めていた。彼は開業医ではなくて、大学教員の職にあって研究や教育をする、アカデミックな医師になりたかった。私は小児科を選ぶことについては決めていたが、個人開業するか、アカデミックな医学にするかは決めていなかった。このことが、私たちがインターンとして―しかも、カップルとして―働く場所を決める面接を受けて、医師としての道を歩み始める段階で、やや問題となった。

　愛情を込めて「ザ・マッチ」と呼ばれる、コンピュータ化された序列法により、インターンシップの応募者とプログラムが、その第1志望で合致するのを手助けするために確立されてきた。応募者側は、自分で選んだ専門分野のプログラムを訪れ、その後、指定された期日までに、上位に選んだレジデンシープログラムのリストを提出した。同じように、それぞれのレジデンシープログラム側は、最高位の候補者リストを準備した。その2つのリストが「マッチ」すると、その応募者はそのプログラムに配属された。カップルには「カップルズ・マッチ」というのが許可されており、カップルで同じリストを提出して、両者ともそのプログラムにマッチした場合のみ成立した。だから、私たちは、すばらしいアカデミックな内科プログラムと、強力で広い領域にまたがる小児科プログラムの両方をもっているところを見つける必要があった。さらに、その両方のプログラムが、私たち2人を候補者としてかなり上位にランクしていることが必要だった。ときおり、「アウトサイド・ザ・マッチ」になることがあった。それは応募者側の不安感をかなり和らげてくれ、その場合は、同一施設内の両方のプログラムの指導者が集まって、「もし彼を採用するなら彼女を選ぶ」、あるいはその逆を言うことになった。

　私たちは、祖母のオレンジ色のダッジ・ダート・スインガー［米国の自動車ブランドダッジの乗用車ダートのモデルで、1960年代後半から70年代にかけて人気があっ

た高性能自動車］を借りて、東海岸を行ったり来たりして、ニューヨーク州、フロリダ州、ノースカロライナ州、ワシントン D.C.、ミシガン州、クリーブランド［オハイオ州北東部の都市］のプログラムを訪ねた。へとへとに疲れさせる 3 週間の旅が終わったとき、私たちはもちろん別々のプログラムが気に入っていた。カップルズ・マッチのリストを作成することは、容易ではなかった。しかし、戻ってから 2、3 週間後に、クリーブランドにあるケース・ウェスタン・リザーブ大学病院から連絡を受けた。内科と小児科の両方のレジデンシープログラムの指導者たちが、アウトサイド・ザ・マッチで、私たちに勤め口を用意していた。クリーブランドは、私たちのどちらにとっても上位の希望ではなかったが、それをきっぱりと除外することもできなかった。だから一晩考えた後、受け入れることにした。本当にレジデントになることになった！　よりによって、オハイオ州クリーブランドでだが、それでもやはり、レジデントになることになったのだ。その都市のことを「湖畔の過ち」［エリー湖南岸に位置する同市が、1960 年代から 1970 年代にかけて衰退していた当時の呼び名］と呼んだことや、カヤホガ川［オハイオ州北西部を流れエリー湖に注ぐ川］で、最近火災が発生したことなど、どうでもよかった。

　2 週間後、私たちは婚約した。そのとき、私たちはレジデントになるだけでなく、結婚しているレジデントになるところだった。卒業式前日に結婚することにしたが、それは家族や友人たちが両方の式典に出席しやすくするためと、私たちの関係がどのように発展してきたかによるものだった。私たちは医学部に入学するときに出会い、卒業するときに結婚したのだった。

　ヒルトン・ヘッド・アイランド［サウスカロライナ州のリゾート地］への短いハネムーンの後、私たちはクリーブランドへ引っ越してレジデンシーを開始した。あまりにも長い間、7 月 1 日が来るのを楽しみにしていたので、オリエンテーション時にスケジュールを受け取って、最初のローテーションが ER で、しかも 7 月 2 日まで予定が入っていないことがわかると、がっかりした。私の夫が 7 月 1 日に（新米とはいえ）「医師」として病棟で最初のローテーションをスタートしていた一方で、私は一日中小児科救急についての本を読んで、これから自分を待ち受けていることに対する準備をしていた。

　実際に始まると、1 年目は信じられないくらいのスピードで過ぎ去った。ときおり、生きたまま、そしてある程度無傷で最後までやり抜いて、本当にその 1 年

を終えることを想像することは不可能に思われた—それに、2週間しか休暇はなかった。まったく予期していなかったが、幸運にも、私たちは同時に休暇を予定に入れることができた。無制限搭乗クーポンチケットをペアで購入して、家族や友人宅に泊まりながら、米国中を旅行した。すばらしい旅だったが、正確に言えば、リラックスできなかった。2週間ずっと家にいて、眠ったり、本を読んだり、料理をしたり、長い距離を散歩したりするほうがずっと幸せだったろう。しかし、その点で、そして他の多くの点で、私たちは一致していなかった。

インターン時代に、私たちは一緒に医学以外の新たな経験をしたのだが、それはメジャーリーグの野球だった。私はそれまで野球の試合を観戦したことがなかったが、クリーブランド・インディアンズがリーグで万年最下位だったとしても、私たちレジデントにとって、その試合は安くて楽しめる気晴らしであることがわかった。普通は屋根のない安い外野席だったが、ホームゲームのチケットをなんとか手に入れて、当直でない者は高速鉄道で古い球場へ行っては、いつも負けている英雄たちの応援をした。何も気にせずに見ることのできる試合のために病院から離れることは、とても楽しかった。

私は本当にのめり込んで、「ハーグローヴズ・ハウラーズ」に加入したが、それは一塁手マイク・ハーグローヴ［クリーブランド・インディアンズで選手・監督として活躍した］のファンクラブだった。私たちは、彼の一塁の守備位置からまっすぐ後方に座って、後方から彼の動きがすべて見えるようにした。その年の夏にオールスターゲームがクリーブランドで開催されることを知ったときは、本当に興奮した！　私たちレジデントの何人かが、幸運にもチケットを手に入れた。そして、それが起こった—メジャーリーグベースボールのストライキが。そして最終的には、オールスターゲームに間に合うようにストライキは解決したが、その試合への魅力は失せてしまっていた。私はファンをやめて、オールスターゲームのチケットを譲った。野球はただのビジネスであって、私のようなファンが他の客と同じように市場で売買されていることがわかった。

1980年7月1日、私たちはレジデント2年目を迎え、レジデンシーは依然として厳しかったが、それでも私たちはもはやインターン—アカデミックな医学の世界で卑しい地位—ではなかった。そのときまでには、私はすでに新生児専門医になる決断をしていた—それは、私が人生で下した、決して揺るぐことのない数少

ない決断のひとつだった。私の夫は、実際には決断していなかったが、まだアカデミックな仕事に取り組んでおり、したがってさらに専門的に研究する必要があることがわかっていた。私は、自分のレジデンシーの「クラス」の他のレジデントたちとの仲はかなりよかったし、彼もまたそうだった。そうしないことは、難しかった―熱心に一緒に仕事をして、ほとんど毎日会っていたのだから。「母艦」の他にはひとつしか提携した病院がなく、毎年1カ月だけそこでローテーションを行った。もちろん、私は彼の同僚を知っていたし、彼も私の同僚を知っていたが、私たちは当直のスケジュールがほとんど一致しなかったので、みんなで親しく過ごすことはめったになかった。

このことは結局、私たちの結婚にとってよい前兆ではなかった。彼は自分のトレーニングプログラムに所属するレジデントのひとり、エレンと過ごす時間がだんだん増えていった。2人が親しい友人であることは知っていたが、どれくらい親しいかわからなかった―ある晩彼がエレンの自宅で開いたパーティーへ出かけて、翌朝まで帰ってこなかったときでさえも。実を言うと、私は仕事で忙しく、一緒に過ごす時間がほとんどなかったので、何が起こっていたのか気づいていなかった。

だから、ある日の夜2人とも非番で、彼が散歩に出かけたいと言ったときに、本当にショッキングなことが起こった。散歩をしながら、彼はもう結婚生活は続けられないと言った。彼は、他に誰か好きな人などいないし、夫婦でいたくないだけだと言い張った。すでに自分のアパートを探していて、見つかり次第引っ越す予定だった。彼は私が理解することを望んでいた。だって、うまくいかないことなんて、結婚生活の間しょっちゅう起こっていたから。

しかし、こんなことが自分に起こるなんて信じられなかった。逆境に直面しても落ち着いていて強いと言いたいところだったが、すぐにそうはならなかったものの、そのときの私はそれどころではなかった。私は泣いた。そんなことをしないでほしいと、彼に懇願した。何度も何度も「なぜ？」と尋ねた。まるで夢を見ているようで、目が覚めたら本当のことではなかったと安心するのではないかと思った。しかし、それは本当に起こったことで、恐ろしく眠れない夜が明けると、私は病院へ戻って、何事もなかったかのようにPICUのローテーションを続けなければならなかった。

急いで毎日のつらい回診に参加し、その後の担当患者についての長い「やるべき」リストに移っていくことで、私はほっとして、気が散っていた。担当患者のひとりが水疱瘡にかかったロクシーという名前の4歳の女の子で、彼女は熱と痒みを乗り切った後、嘔吐と、母親が言うところの「ゾンビのような」行動が始まった。これが急変して昏睡状態に陥ったため、彼女は病院に急いで搬送されてきた。血液検査の結果、アンモニアの値が高く、肝臓が炎症を起こしていることがわかり、それがライ症候群と呼ばれる不可解な病気の診断へとつながった。当時、その病気についてはあまりよくわかっていなかった（アスピリンとの関係はまだ発見されていなかった）ので、私たちには、生命を維持して、アンモニアの値が下がること、肝臓が「落ち着く」こと、そして脳圧が下がるのを待つことしかできなかった。もしそうなれば、その子どもは徐々に「目を覚まし」、その後どれくらいの脳損傷があるかがわかった。そして、もしそうならなければ、その子は亡くなった。

　ロクシーのライ症候群にはちょっと興味深い性質があり、そのため彼女の症例はさらに難しいものになっていた。ライ症候群の患者は、普通は余分にたくさんのグルコース（糖分）を必要としたが、それは炎症を起こした肝臓が、正常な肝臓がするようには、グルコース貯蔵所からそれを放出できない、あるいは最初から産生することができないからだった。したがって、こういった患者は、静脈点滴に何か起こった場合、あるいは私たちが十分なグルコースを静脈点滴輸液に入れなかった場合、すぐに低血糖になった。しかし、ロクシーは正反対だった。2日前にPICUに入院したとき、彼女の血糖値は正常範囲内だったが、今から考えてみると、それは、その後彼女に起こる血糖に関する問題への警告と考えるべきだった。朝の回診で、私が彼女の症例について一般的な「問題志向型の」説明を終えると、PICUのフェローは少し考えてから、彼女の輸液にはどれくらいの量のグルコースが必要かを私に尋ねた。私は不意を突かれた。なぜなら、私が彼女の静脈輸液剤に何が入っていて、注入速度がどれくらいかをチームに知らせていたとしても、その注入によってどれくらいの量のグルコースが彼女に投与されているかを正確に決めるための計算をしていなかったからだ。

　「計算をしていませんでした」私は、ベッドの足元に立っているPICUのフェローに対して認めた。「でも、通常よりも少ない量でよいと思います。なぜなら、

彼女はＤ５［Ｄはブドウ糖(dextrose)を表す］を投与されているだけだからです」これは、彼女の点滴溶液が５パーセントのブドウ糖（つまりグルコース）だけで、通常はこのような子どもは少なくとも10パーセントのブドウ糖を必要としていたからだった。

「このような患者には、毎日血糖値を調べる必要があるぞ、クリス」彼は諭した。「まあいい、せめて最後に測定した血糖値はわかるか？」

「えーっと」私は答えたが、困惑したときとか、何か間違ったことをしたときに必ずそうなるように、顔が赤くなるのがわかった。私たちレジデントは、回診が始まる前には患者に関するデータをすべて集めることになっていた。彼女の血糖値がわかっていて、すでに報告しておくべきだった。私は、看護師たちが維持しているベッドサイドのフローチャートに急いで目を通した。「今朝の彼女の血糖値は150です」ようやく、待たされていらいらしているチームに報告した。

「だから、彼女は他のライ症候群の患者のおよそ半分の糖分を必要としていて、それにもかかわらず、彼女の血糖値は約２倍の高さだ。何が起こっていると思うかい？　クリス」

実際は、わからなかった。担当患者について、シニアレジデントやPICUのフェローたちよりも、あらゆる細かなことを知っていることが誇りだった。どうしてこれを見落としたんだろう？　自分自身の個人的な危機に気を取られすぎていただけなのか？　涙があふれてくるのがわかったが、そんなことは生まれて初めてのことだった。回診中に泣くことだけはできなかった。ロクシーのベッドサイドのテーブルからティッシュペーパーをつかんで、コンタクトレンズの調子がおかしいというような文句を言ってごまかした。

「糖尿病のことを聞いたことがあるかい？」彼は、目をぽんぽんと軽くたたき続けている私に、いくぶん皮肉を込めて尋ねた。

もちろん聞いたことはあったが、彼女の血糖値レベルやグルコースの必要性に注意を払っていなかったため、彼女の膵臓の機能が異常だという考えは浮かばなかった。これは、彼女は実際に糖尿病だったが、具合が悪くなるまで気づかれなかったか、ライ症候群が膵臓に―たぶん一時的に―影響を及ぼしたか、そのどちらかを意味していた。いずれの場合も、彼女を同じように治療する必要があるとそのフェローが説明するのを、私は呆然とうなずきながら聞いていた。そしてそ

れはまた、彼女の血糖値がかなり上昇するか、あるいは血中にさらに酸やケトンが出たら、インシュリンが必要になるということも意味していた。

　私は、糖尿病性ケトアシドーシスと呼ばれる、糖尿病の最初の症状でERに運ばれてきた子どもの治療方法はすでに学んでいたので、そのフェローが概略を述べた治療計画は熟知していた。しかし、ロクシーの血糖値と酸のレベルを日夜ずっと（私はその夜宿直だった）調べることや、彼女の血糖値が200を超えるか、血中にさらにケトンが出た場合は、インシュリンの点滴を開始することについて、彼が私に指導するのを、敬意を表しながら聞いた。注意を要する部分は、その過程で静脈点滴輸液の注入速度を上げないようにすることだった。なぜなら、すでに腫れている脳に、さらなる問題を引き起こしてしまう恐れがあったからである。

　次の患者に移ったときには、とてもほっとしていた。その患者は、PICUで仕事をしている同僚が担当する髄膜炎にかかった幼児だった。回診がよくやく終わると、私はまた忙しいPICUのレジデントに戻り、「やるべき」長いリストに対応していった。そのなかには、ロクシーについて4時間ごとに血糖値を調べて、血液ガス分析をすることが含まれていた。夫の告白が心の奥に引っかかっていたが、それは舌で触れたときとか、チョコレートのようなものを食べたときにだけ痛む、アフタ性口内炎のようだった。

　夕食の頃に休憩することができ、同僚レジデントのスーザンから夕食に誘われたときはうれしかった。PICUのフェローがまだ残っていて、私が戻るまでいると言ってくれた。スーザンと私は、カフェテリアに行った。このときまでには、レジデント2年目のトレーニングはずいぶん進んでいたので、そのつらい経験を無傷で乗り切るための共通の戦いによって結びつくことで、私たちはみんな一致団結したグループになっていた。

　2人でハンバーガーをがつがつ食べていると、スーザンが最近の恋愛経験について話し始めた。どうやってデートする時間やエネルギーを見つけ出しているかわからなかったが、彼女はなんとかしてそれをやっていた。レジデンシーが始まってから、彼女には親密な関係になる人が何人かいて、いつもの私ならその話を楽しんで聞いていた。しかしその夜はそうできなくて、そのことが表情に出ていたに違いない。スーザンがどうかしたのかと私に尋ねると、自分の胸の内にしまっておくかどうか考える前に、悲しい話を洗いざらい打ち明けてしまっていた。

「驚かないわよ」彼女は、話し終えた私に言った。

　突然、夫には誰か他に好きな人がいて、たぶんそれはエレンだということがわかってきた。ちょうどその瞬間にその場で、病院のカフェテリアで、自分自身が、ショックと不信から、怒りと頑強な決意へ変化するのがわかった。10分以内で（2人ともPICUへ戻らなければならなかった）、スーザンは、私が自分を励まして、本当の自分をみんなに見せるための計画を立てるのを手伝ってくれた。

　夫は、自分の持ち物と一緒に引っ越していくことを数週間計画していたと言った。しかし私は、残していく家具や思い出の品の処分を彼に任せて、私のほうが出て行こうと決めた。そして驚くべきことに、私が一時的に引っ越す先が急に見つかった。スーザンが、彼女の新しいボーイフレンドのジョンから一緒に暮らそうと誘われているし、たった今、彼にイエスと答えるもう一つの理由ができたと言った。落ち着き先を探す間、彼女のアパートを転借することができ、翌日入居することができた。ジョンは小型トラックを所有しており、私が荷造りをして引っ越すのを手伝ってくれた。

　私は、不思議にも元気づけられてPICUへ戻った。ある計画があった。自分自身の場所で、自分の思いどおりに新しい生活を始めるつもりだった。

　新しい患者がERから運ばれてくるところだと、PICUのフェローが、戻ってきた私に伝えた。それは、その夜に私が受け入れる3人の患者の最初で、どの患者にも動脈ラインと中心静脈ラインを入れて、多くの指示を出す必要があった。午前4時までは、ロクシーの血糖値をチェックするところまで手が回らなかった。その時間に、新しい入院患者がやっとすべて「押し込まれた」のだ。ロクシーの深夜の血糖値が225まで上昇し、血液pHが7.3まで下がっており、朝の回診時の7.35よりも低かった。彼女にインシュリンの点滴を始めるときだった。輸液のバッグにどれくらいの量のインシュリンを加える必要があるか、そしてどれくらいの速度で看護師たちが点滴を始めるかを計算した。彼女の血糖値がものすごく高いわけではなかったので、少量のインシュリンで始め、彼女の血糖値に合わせて点滴量を滴定することにして、そのときは30分ごとにする必要があった。彼女が現在投与されている以上にならないように他の輸液を調整して指示を出し、彼女の担当看護師に知らせた。それから当直室へ行って、朝の回診で必要になる患者のデータすべてを集めるために起きなければならなくなる前に、1時間ほど横

になった。

　私が当直で眠ろうとするときにはよくあることだったが、最初は寝付けなかった。ベッドサイドのテーブルの上には私のポケベルが置いてあって、いつでもそれが鳴り出すことはわかっていた。そして、当直室は病棟を出てすぐのところにあったので、モニターのピッという音やスタッフの話し声が聞こえた。泣き声は聞こえなかったが。PICUに入っている子どもたちのほとんどは、人工呼吸器につながれていたので、一般の小児科病棟と比べると異様に静かだった。

　スーザンのアパートに入る計画について考え始めると、興奮、不安、そして憂鬱が組み合わさり、私は夢うつつのような状態になり始めた。

　突然、私はベッドの中で背筋を伸ばして座った。「オー・マイ・ゴッド！」私は大声で、私以外の誰にともなく向かって叫んだ。ロクシーのインシュリンの点滴を間違えたことに、突然気づいたのだ。1カ月の休暇に出かけるために搭乗した飛行機が離陸した直後に、玄関のドアに鍵をかけ忘れたことを突然思い出したときと同じ気持ちだった。脳がどのようにして、そしてなぜそんなことを思い出させるのかわからない。しかし、そうなるのだ。

　私はベッドから飛び出して、ロクシーのベッドサイドへ急いだ。そこでは、ちょうど看護師がインシュリンの点滴を吊していた。私の心臓は、早鐘のように打っていた。

　「待って！」彼女に向かって叫んだ。「その点滴は吊さないで！　指示を再確認する必要があるの」そして再確認すると、本当に間違っていたことがわかった。始めるつもりのインシュリンの服用量の10倍の量を記入していたのだ。彼女は低血糖症になるところで、私たちにもそれがわからなかったであろう。なぜなら、彼女はすでに昏睡状態にあったのだから。それに、彼女の脳は、ライ症候群ですでに損傷を受けているよりもさらにひどい状態になっていたであろう。

　私の過ちが原因で恐ろしいことが起こらないことがわかって、私は安堵感に浸った。手遅れになる前に気づいた。だがしかし、ナースステーションに座ってコーヒーを飲みながら—今は眠れるはずがなかった—うわの空だったために間違いを犯したのだろうかと考えていた。自分自身の個人的危機に対処しながら、レジデントとして安全に効果的に役割を果たせるだろうか？　自分が「自制心を失う」状態にあるかどうかが、わかるだろうか？　たぶん、自分の生活を落ち着かせる

間、私のことを監視して、失敗しないようにしてくれる人が必要だった。

その日の朝の回診後、私はまっすぐチーフレジデントのアランのオフィスを訪ねて、その日の朝早くに私が犯した致命的な過ちを含めすべてを話した。話し終えると、自分の仕事でどこか悪くなっている兆しがあるかどうか、彼に尋ねた。もしそうなら、レジデンシープログラムを去る準備ができていると言った。

アランは、しばらく私を見つめていた。いつもは愉快な彼も、今回ばかりは冗談を言わなかった。

「クリス」彼は静かに言った。「君が自分の個人的な問題で、患者のケアを妨害したことなど一度もないことは知っているよ。自分自身のことは僕よりよくわかっているだろうし、『自制心を失う』状態にあるかどうかもわかるだろう。でも、今起こっていることを話してくれてうれしいよ。だから、必要なら、いくらでも手助けするよ。休暇を取ることも含めてね。さて、あのインシュリンの点滴のことだが、私たちは誰でも過ちを犯すものだよ。大切なことは、特に医学においては、その過ちから学んで、同じ過ちを二度と繰り返さないようにすることだ。それから、その過ちから学ぶべきなのは、君だけではない。その患者のケアに関係しているすべての人でなければならない。薬剤部はなぜ、君の指示に疑問をもたなかったのか？　看護師はなぜ、君が口頭で伝えた点滴量の計算結果を再確認しなかったのか？　僕は、小児科病棟で私たちが始めた新しいことに、君に参加してほしいんだ。『根本原因分析』と言って、チーム全員を集めて今回のような『ニアミス』のあらゆる側面を再検討させるんだ。その目的は、名指ししたり、誰かを非難したりすることではなく、それが二度と起こらないようにすることだよ」

このような誤りの再検討の方法は、時代を先取りしていることがわかった。今日では、医療ミスを防ぐことは、幸いなことに、すべての病院における大きな焦点であるが、当時は目新しいやり方だった。だから私は、それについて思いの丈を述べて、私や他の人が同じ過ちをすることで患者を傷つけないようにすることに何らかの方法で参加できて、とても安心した。

私は、正午頃に病院を出て帰宅した。アパートは、見た目も、匂いも、居心地もどこか違った。急いで荷物をまとめ—実際にはあまりなかった—それから、ジョンとスーザンがジョンの小型トラックでやって来た。大切な机を含め、すべての物をトラックに積み込み、スーザンのアパートへ向かった。荷をすべて解くのに、

1時間しかかからなかった。それからジョンに乗せてもらって、自分の車を取りにアパートまで戻った。最後に見回して、もうすぐ離婚する夫に書き置きをすることにした。

　それから、なぜか、気づくと2人の結婚祝いのペアのシャンパングラスを手に持って、暖炉のそばに立っており、とても気分がスカッとすることをやった。そのグラスを暖炉に投げつけて、粉々にしたのだ。その瞬間を味わった後、あちらこちらと暖炉の上にまで散らばっている破片を見下ろしながら、突然、夫が偶然破片を踏んでしまい、足の動脈を切り、ゆっくりと死んでしまう場面が頭に浮かんだ。だからほうきを持ってきて、破片をすべて掃いて暖炉に入れた。

　その日以来、私は前へ進んで、もっとすばらしくて強い人間として、最後までやり遂げると決意した。これまでの人生で最悪のことだったが、他の多くの人たちが、もっともっとつらいことにこれまで耐えてきたことがわかっていた。

　翌日PICUに戻ったとき、ロクシーの血糖とアンモニアの値がどちらも下がっているのがわかって喜んだ。私が指示したインシュリンの点滴（正しい指示）は12時間しか必要なくて、結局、彼女の糖尿病は一過性のもので、ライ症候群の珍しい合併症であることがわかった。彼女はもっと幸運な子どものひとりでもあり、ライ症候群から完全に回復して、脳損傷もまったくなかった。翌日には人工呼吸器も外して、突然本当の子どもになった―足を蹴るように動かし、ギャーギャー泣き、母親を求めて泣き叫んだ。彼女は、翌日小児科病棟へ移され、まもなく帰宅した。1年後にたまたまPICUに立ち寄ったとき、ちょうど両親が、スタッフのためにジャンクフードの入った大きなかごを持って、彼女を連れてきていた。ロクシー自身が「ありがとう」と言いながら、キャンディーやポテトチップの袋を手渡していた。彼女が幼稚園のスターになっていることを、両親は誇らしげに集まったスタッフに宣言していた。

　しかし、もし自分のインシュリンの点滴ミスのために彼女が脳損傷を受けていたら、どんなに恐ろしいことになっていただろうと、私は思い続けていた。アランから頼まれていたので、私はその症例を新しくできた医療の質向上チームを前にして発表したが、どうしてあんな愚かな間違いをしたのかと、誰からも訊かれなくて安心した。そのチームからの質問のほとんどは、なぜ私が書いた指示を途中で誰も疑わず、再確認さえしなかったのかということに集中した。小児科病棟

でインシュリンの点滴をする場合の新しいプロセスが考案され、それによって似たような計算ミスが防止されることを、私たちは願った。

　私の個人的決意について、私はテレビで宣伝している法律事務所のひとつに電話した。その事務所によると、約250ドルで単純な離婚処理ができるということだったので、私は契約した。病院近くの古い大邸宅にすてきな住宅を見つけた。最後に、私は自らのすべてを仕事に注いで、クラスで一番優れた小児科レジデントになろうと決心した。医学部教授で新生児専門医のひとりと臨床研究プロジェクトに取り組み、ワシントンD.C.で開催された全国研究集会で発表した。その概要を詳述したものが、私が初めて公刊した研究論文──「早産児に対する脊椎穿刺のための最適の体位」──となり、アカデミックな医学に関する私の興味を沸き立たせた。多くの時間を費やしてインターンや医学生のための教具を開発し、その結果、「傑出したレジデント教育賞」を受賞した。

　レジデンシートレーニングを終える直前に、残っていた1週間の休暇を使って、「精神のための逗留(とうりゅう)」と表現されたパッケージ旅行で、ニューヨーク州キャナンデーグアにある、両親が所有する夏の別荘近くの田舎の宿へ行った。ひとりぼっちでいた1週間に、私は（人生で、最初で最後の）1日断食をして、アラン・アルダとエレン・バースティン主演で、私のお気に入りの古い映画『セイム・タイム・ネクスト・イヤー』［1978年の米国映画、ロマンチックコメディ］を見た。皮肉なことに、2人はメンドシーノ［カリフォルニア州北部の郡］の宿で偶然出会って恋に落ちた。2人とも既婚者だったけれども、年に一度、同じ時間に同じ場所で待ち合わせることで、深く、長く続く関係を築いた。

　私は、未熟児におけるビタミンEの使用についての論文を書いたが、それが小児科リサーチ・デーに賞を獲得した。そして、私は新生児科フェローシップを申請し、結局サンフランシスコでの第1希望が受け入れられた。そこで、私はドクター・ロベルタ・バラードの指導を受けながら研究したが、彼は最高の指導者であり、現在は親愛なる友人でもある。私はブラインドデート［第三者の仲介による、初対面の男女のデート］でエリックという名前の男性と出会った。二度目のデートで、よりによってワシントン・スクウェア・バー・アンド・グリル［サンフランシスコで1973年から2010年まで営業したレストラン］で座ってマンハッタンを飲みながら、『グッド・ハウスキーピング』誌［1885年創刊の米国の月刊家庭雑誌］で読ん

だ一行を彼に贈った。
　「あなたを見ると私は…二番目の夫を思い出す」私はゆっくりと言ったが、それに対して、彼は驚いた感じではあるが、快く答えた。「君は何回結婚したことがあるんだい？」それによって、私はうまく落ちを言うことができた。「1回よ」
　そしてその後、彼は本当に、私の二番目の夫、私の子どもたちの父親、そして私の人生における本当に最愛の人となった。

第8章 Emily（エミリー）

　7月1日、米国中で、医学部を卒業したばかりの、新たに養成された医師たちが、レジデンシープログラムを開始していた―全員が同じ日に。「何をしようとも、7月1日に病気になったり、事故に遭ったりしてはならない」と、あらゆるところの病院スタッフが、いくぶん冗談交じりに言うことが多かった。私のようなレジデンシーを終えた者のなかには、次の段階のトレーニングをやはり7月1日に始める者もいた。私の場合、新生児科での3年間のフェローシップ初日だった。不安だったが、小児科インターンシップ初日に比べたら何でもなかった。その日は、トレーニングプログラムやNICUのオリエンテーションを受けて過ごしたが、そこは、私がこれから高度な臨床の大半を行うところだった。臨床でのトレーニングは、小児科レジデンシープログラムの場合と同じように、実際には私の時間の多くを占めなかった。提携している大学の研究所のすぐれたフィジシャン・サイエンティスト［臨床医であり、研究者でもある人］から、基本的な研究方法も学ぶことになっていた。

　トレーニングの最後に新生児科資格試験に合格できるようになるためには、「研究における有意義な業績」を示す必要があった。このこと―私にとってはまったく新しい冒険―については、NICUにおける臨床上の責任が大きくなることよりも、さらに不安だった。だって、小児科レジデントとして、NICUでこれまで合わせて8カ月仕事をしてきて、かなりの経験を積んだと思っていたのだから。しかし、最後に実験室にいたのは、大学の生物学の講義のときで、そのときにはラットとその腎臓に関する実験を行った。実験室では、慣れた病院の環境に比べて、陸（おか）に上がった魚のような気持ちになることは知っていた。それにもかかわらず、その最初の夜の当直で、2、3人の小児科レジデントとともにNICUを「イン・ハウス」［泊まり込み］で担当するということがわかったとき、いつもの「ザ・ドレッズ」［不安］の症状が出た。これは私が「胃の中に蝶がいる」と呼ぶ状態で、

新たに臨床ローテーションが始まるときはいつも―そして今でも―感じる、全般的な不安だった。

「申し送り」―NICUの赤ちゃんそれぞれについての簡単な情報―を受けたすぐ後に、私は「どろりとしたメック」のために分娩室へ呼ばれた。「メック」とは、メコニウム（ギリシャ語で「ケシの汁」の意味）の短縮で、新生児が最初に出す緑色で粘着性の便のことだった。ときおり、特に妊娠期間が出産予定日を過ぎたとき、ストレスがたまった胎児は、生まれる前に羊膜の中へ胎便を出してしまった。これは、その赤ちゃんが最初に呼吸をしてその胎便を肺へ吸い込んでしまうときに、問題を引き起こす可能性があった。

私が臨床トレーニングをすべて行っていた病院には、代替分娩センター（ABC）があった。ABCでは、母親はできるだけ自宅に類似した環境で分娩することができた。これは、病院の分娩室がすべて五つ星ホテルの客室のように見える時代よりも前のことだった。寄木細工で作られた床、掛布団と普通のベッド、バスルームのジャクージ、そして医療器具はすべてキャビネットに隠されてあり、必要なときにすぐに引き出すことができた。ABCでは、すべての部屋はそのように見え、母親たちは明かりを消し、好きな音楽をかけ、アロマセラピーを利用できた―私がそこにいた3年間に、それらすべてを見たことがあったと思う。しかし、母親が普通の分娩室へ移動することを求められる場合があった。分娩が必ずしも正常であると予想できない場合で、どろりとした胎便はそのひとつだった。

だから、どろりとした胎便で呼ばれたとき、私が監督する小児科レジデントとともに、分娩室のひとつへまっすぐ向かった。そこでは、ABCの母親のひとりが、すでに息んで赤ちゃんを押し出そうとしていた。それがABCの母親だとわかったのは、明かりが落としてあり、背景に静かな音楽が流れ、赤ちゃんの頭をゆっくりと出すために、さまざまなオイルが使われていたからだった。

後で必要になった場合に備えて、赤ちゃんの気管を吸引したり、赤ちゃんを蘇生させたりするために必要な器具を、私たちは急いで準備した。すぐにその母親のカルテに目を通し、彼女が「高齢のプリミップ」［primipはprimipara（初産婦）の短縮］（初産で、年齢は35歳を超えていた）であることと、妊娠期間の唯一の問題はやや血圧が高いということがわかった。年齢が理由で（ダウン症のような染色体の問題が起こる可能性が高まった）、彼女は遺伝子検査を受けており、彼女

と彼女の夫は女の子—正常な46, XX核型の女の子—だとわかって安心した。彼女の出産予定日は1週間前だったので、現在は妊娠期間が41週目だった。彼女はベトナム人で、米国に移住してまだ2年だった。

　カルテの次の部分を読んで、私は戸惑った。彼女の夫は、大きな大学病院でレジデンシーを開始した、新しく養成されたばかりの医師だった。そんな状況で出産予定日が差し迫っており、不安だった。後で知ったが、彼は医学部時代、ベトナムの田舎にある診療所で仕事をしながら暮らしているときに、妻になる予定の人に出会った。彼らは、7月1日が巡ってくるまでに赤ちゃんが生まれて、両親としての生活に順応するのに1週間くらいほしいと思っていた。しかし、私の限られた経験からしても、出産のタイミングや赤ちゃんというものが、都合よくいくことはめったになかった。

　そして、夫になる予定の人がレジデンシーを開始する日に、妻になる人の陣痛が始まった。私は両親に手短に話をしたが、彼らはどれくらいしたら赤ちゃんを抱くことができるかを知りたがった。出産後できるだけ早く「胎便を吸引する」ことになると、彼らに納得させた。処置が終わった後にさらに注意が必要でなければ、彼女を引き渡す予定だった。遺伝子検査の結果から、赤ちゃんが女の子であることがわかっていたので、彼らはすでに彼女をエミリーと名付けていた。父親は、エミリーとの絆を邪魔するものがないか、とても心配していた。陣痛に苦しむ妻に、ABCを出てかなり滅菌された分娩室へやって来た理由を説明するのに、彼はとても苦労していた。私たちは、できるだけ早く終えられるようにすると話して、彼を安心させた。

　突然、重く唸るような声で最後に息んで、彼女が出てきた。

　エミリーは泣かなかったが、それは私たちにとっては都合がよかった。私は、小児科レジデントがチューブを彼女の気管に入れるのを監督し、少量の胎便を吸引して取り除くのを手伝った。すべてきれいになったように見えると、チューブが抜かれ、私たちは赤ちゃんを刺激し始めた。今度は、彼女に泣いてほしかった—彼女は肺を広げて、胎児から新生児への移行を続ける必要があった。通常よりも少し長くかかったが、だがしかし、あの奇跡的な泣き声が聞こえた。

　エミリーの泣き声が、私には、あるいは助産師には、正常に聞こえなかったという点を除けばだが。助産師も泣き声を聞いたとき、私をちらっと見たのだった。

その赤ちゃんをもっとよく見ると、一方の腕がもう一方の腕よりもかなり短いことがわかった。前腕の一部がなかった。最初にそのようなことに気づかないのはおかしなことだったが、そのときは、胎便を吸引したり、赤ちゃんを蘇生させたりすることに集中していたからだ。また、彼女は通常よりも小さかった。ようやく彼女を体重計にのせると、予定日を過ぎていたにもかかわらず、5ポンド［約2.3キログラム］をちょうど超えたところだった。呼吸に関する問題はないようだった。しかし、生まれて最初の数分が過ぎると新生児はたいていの場合ピンク色になるのだが彼女はやや青っぽかった。

　私は、エミリーがおそらくある症候群に罹っていると思い始めていた。それは、ダウン症候群のような典型的な染色体異常ではなかった。なぜなら、胎児の遺伝子検査の結果は正常だったからだ。しかし、胎児検査の結果、染色体が少なくとも数の点では正常な症候群は、何千とあった。非染色体性の症候群は、（少なくとも当時は）血液検査では診断できなかったので、特に新生児期においては、単純に診断を推測しないことが重要だった。もちろん、親たちは自分の子どもがどうかしたのか必死で知りたがるし、医師の言葉すべてにしがみつくだろう。しかし、もし医師が推測して、それが間違いであることがわかると（子どもの成長につれて明らかになるものが多い）、親たちは精神的に打ちのめされるかもしれない——そしてしばしば、腹を立てる。それでもやはり、エミリーの顔を見たとき、彼女がどんな症候群に罹っているかが突然わかった。そして、それは推測にはならなかった。

　一見したところでは、明らかにおかしいところはなかった。しかし、もっと詳しく見ると、彼女の顔の特徴がいくぶん大ざっぱで、眉毛が額の中央で合わさっているのがわかった。テキストで見たことしかなかったが、コルネリア・ド・ランゲ症候群という非常に珍しい症候群の赤ちゃんの顔を見ているのだと、そのとき突然確信した。新生児専門医が一生のキャリアのうちに、一度しか見ないものかもしれなかった。残念なことに、発育上の結果は、一般的にダウン症候群よりも悪く、重度の精神遅滞を伴うことが普通だった。エミリーは、たぶん重篤な先天性心疾患にも罹っており、生きるためには手術が必要かもしれなかった。

　一度も見たことのない症例だったので、その重要な特徴がわかっただけでなく、正しい診断でそれらをまとめることができたということがわかると、からだ全体

にわくわくした楽しい気持ちが駆け巡った。私の新生児科のフェローシップにとって、なんてすばらしい出だしなんだろう―この私が分娩室ですごい症例を見つけ出したのだ！　新しい同僚（トレーニングプログラムの他の３人のフェローたち）が耳にするまで、ちょっと待っておこう。すると、その状況のもう一方の現実が、私を襲った―彼女の両親のことだった。

　彼らが私を見ていたので、何か言わなければと思った。分娩室で思いがけない出生異常がわかって、完璧な、いわゆる「ガーバー・ベビー」[第１章参照]をしきりに期待している両親に切り出さなければならないことが以前あった。しかし、今回は違った。その新しい父親はレジデンシーを始めたばかりで、私はフェローシップを始めたばかりだった。あまりにも身近で、胸にぐさりと突き刺さった。

　少なくとも、エミリーにはもう蘇生処置は必要なかった。もっとも、私は彼女の顔色がまだ心配ではあったが。私たちはずっと、マスクで彼女に酸素を投与してきた。私が思ったように彼女の心臓に問題がないとすれば、さらに酸素を投与しても効果はなかったのだが。しかし、私はそれを、なぜ彼女を引き渡して抱けるようにできないのか両親に説明するための言い訳に使っていた。そして、できるだけ穏やかに、彼女の短い左腕と普通でない顔の特徴について、彼らに話した。ある症候群だと思うが、どの症候群かは言わなかった。さらなる検査をして、大学の遺伝学者による診断を手配する必要があった。彼女の父親は、妻のために翻訳する前に私を見た。「悪いですよね？」彼は言った。私は目をそらして、「少し待って様子を見ましょう？」という趣旨のことを、口の中でぼそぼそと言った。

　流暢なベトナム語で妻に話しかけた後、彼はカメラを持って分娩台のところへ行ったが、写真は撮らなかった。彼は２、３分間娘をただじっと見つめ、それから酸素マスクをつけたままの彼女を抱いても大丈夫かどうかを、私に訊いた。大丈夫だったので、彼はそうした。みんな無言だった。彼は注意深く彼女を寝かせてから、私のほうを見て、ゆっくりと首を振りながら言った。「どのように対処すればいいかわかりません。レジデンシーが始まったばかりなんです。私たちは、これからどうすればいいんでしょうか？」彼の声に無力感と恐怖を感じながら、断腸の思いがした。

　それから２、３日の間、エミリーを NICU に入院させたまま、さまざまな検査をしたり、循環器専門医や遺伝学者の診断を求めたりした。遺伝学者は、彼女が

本当にコルネリア・ド・ランゲ症候群だと認めた。私は、彼女の特徴を識別して、すばやく診断をしたことを称賛された。本当のところ、そのことでやはりわくわくしていた―特に、フェローとしてのまさに最初の当直の夜にやってのけたのだから。私は自らの診断能力にすでに自信があったが、しかし今では、初めて私に会った人たちもそれを認めた。私は地歩を固め始めており、それはそのときの私にとってとても重要なことだった。しかし、心の内では葛藤があった。私がおさめたまさにその「成功」は、ある意味では、この赤ちゃんと悲しみに打ちひしがれたその両親を犠牲にしたものであるということに、ひどく罪悪感があったのだ。

　エミリーの両親に話をすることが、別の理由でとても難しいことがわかった。彼女の母親については、それは言葉の壁と、NICUのスタッフの間で大きくなりつつあった、彼女が必ずしも「それを理解した」わけではないという意識だった。自分の娘がかなりの障害をもたらす症候群に罹っていて、生存するためには外科的、そして内科的集中治療が必要であるということを。NICUのソーシャルワーカーが、私たちがエミリーの母親と心を通わせ、彼女のために仕事をするのを手助けしようと、両者の間にある明らかな文化的相違点を理解しようとしていた。ベトナムでは、親たちは配られたどんな札でも、それがどんなに悪くても、それを受け取り、子どものためには「あらゆることをする」傾向が強かった。ちっともそう思わないスタッフもいるし、私も同じだった―特に、彼女の父親にとってどんな影響があるかがわかったときには。

　彼女の父親については、もちろん「あまりにも身近で、胸にぐさりと突き刺さる」関係だった。NICUのスタッフの間には、彼は「それを理解した」という意識が高まりつつあった。彼は、自分のトレーニングやキャリアが遮断されることは望んでいなかった。ひどい障害のある子どもを育てたくなかった。そして、いずれにしても結果が悪いのであれば、手術や苦痛を伴う処置を娘に受けさせなくなかった。スタッフの大半（そして私）が父親の側に付く傾向がある一方で、とりわけ私たちには母親の背景がわかり、それを理解し始めていたので、そうすることがますます気詰まりになってきた。しかし、ある種類の決断をすぐに下さなくてはならなくなった―先へ進んで「あらゆることをする」か？　それともただ「快適な手段」をとって、エミリーを逝かせるか？

　エミリーの心疾患は、彼女にとって「終わるための切符」だった。それは彼女

が自然に亡くなることができる方法を表すのに私たちが使う言葉だった。その疾患によって、十分酸素が供給されて肺から戻ってきた血液は、からだの他の部分へ行くことができなかった。私たちは、彼女にプロスタグランジンの静脈点滴を開始した。胎児の心臓のすぐ外にあって、大動脈を肺動脈につないでいる動脈管という血管を開いておくための薬だ。この血管は通常は生後24時間以内に閉じるが、エミリーの場合、それを開いておくことが、酸素を供給されて肺から戻ってきた血液を、からだの他の部分へ送るための唯一の方法だった。外科医には、動脈管のような導管を作ることができるが、それは一時的に彼女を助けるだけで、その問題を完全に解決できるわけではなかった—成長するにつれて、さらに数回の手術が必要だった。

彼女の両親はどうすべきか思い悩み、私たちは彼らとともに思い悩んだ。もし彼女が今手術を受けたら、プロスタグランジンをやめて自宅へ戻ることができた。しかし、そうなったら次はどうなる？　成長するにつれて、さらに手術が必要になり、かなりの障害が残る可能性が高かった。たとえ重篤な心疾患がなくても、コルネリア・ド・ランゲ症候群の子どもたちは、平均余命が短かった。彼女はその人生を、病院を出たり入ったりしながら、そして手術室の中で過ごすべきだろうか？

プロスタグランジンの点滴が原因の合併症が出始めたとき、エミリーは生後約2週間だった。その薬は動脈管—彼女の生命線である胎児の血管—を開いておくだけでなく、その他の血管も開いたまま、あるいは拡張したままにしていた。そして、これは彼女の胃や腸に問題を引き起こし始めていた。彼女は摂取したミルクを吐き戻し始め、ますます怒りっぽくなって、むずかっていた。母親に抱かれても静かにならないことが、数時間に及ぶこともあった。決断を下す必要があった。

ステファニーは、これまで私が出会ったなかで、最もすぐれたNICUのソーシャルワーカーのひとりだった。彼女から、悪い知らせを伝える方法、死や臨終に対処する方法、そして両親が信じられないくらいストレスの多い状況に対処するのを手伝う方法を学んだ。そして、エミリーの家族は、そういった試練すべてのテストケースだった。ステファニーは、家族会議の手はずを整えてくれた。エミリーの父親のスケジュールのために、そして、私が思うに彼がその状況に対処

するのを躊躇していたために、そうするのにはかなり時間がかかった。でも彼を非難できるだろうか？ 彼は長期にわたってストレスの多いレジデンシープログラムを始めたばかりだったし、今は明らかにそれに集中しているし、これから先数年もそうする必要があった。どのようにして、重大な医学的問題を抱え、重い障害のある子どもを育てるというものすごいストレスに、彼は対処することができただろうか？ 仕事のスケジュールのため、母親よりもはるかに少ない時間しか、赤ちゃんと過ごすことはできなかった。私たちはみんな、彼はエミリーに別れを告げ、手術を進めない覚悟ができているのがわかった。けれども、これらは私たちがエミリーの母親から感じ取るメッセージとは、明らかに異なっていた。母親は、エミリーを自宅へ連れて帰り、必要なものは何でもエミリーに与え、エミリーにとって本当の母親になることを、何よりも望んでいた。しかし、そのためになら、あらゆる内科的、あるいは外科的介入をすることも、含んでいたのだろうか？

　会議の間、エミリーの父親は、どんな選択肢があって、将来はどうなるのかについて明らかにしながら、さらに質問することから始めた。もし最初の手術を受けたら、どんな一連の出来事が起こるのか？ プロスタグランジンをただ中止したら、どんなことが予想されるのか？ 彼女を自宅に連れて帰ることができるのか？ どれくらいの間彼女は生存するのか？ どのようにして彼女は生きていくのか？ いずれにしても、彼女は何を経験するのか？ 私は心の内で震えているのがわかった。もし私が彼の立場なら、これらはまさに私が尋ねる質問だったが、それでもやはり、答えるのは私だった─力の及ぶ限り。自分がすることについて私自身が思っていることが、私が彼に話すことに影響を与えただろうか？ 今でもわからない。与えたと思うが、そのときは予期できなかったのではないか？もしかしたら、そうする必要さえあったのだろうか？

　母親はただ静かに座り、悲しそうだったが、どういうわけか落ち着いて、あきらめているようにも見えた。ベトナム人の通訳が、私がエミリーの父親に話してきたことを翻訳する手助けをしてくれたので、彼は自分の苦しい質問に対する私の回答を、妻にもう一度話す必要がなかった。

　結局、彼女の父親が次のように言ったときに、私たちはみんな驚いた。「私たちは、これまでお知らせいただいた情報すべてにとても感謝しています。ご想像の

ように、私たちは熟慮を重ねてこの決断に至りました。さて…私たちは手術を進めることを決めました。将来待ち受けていることは重々承知していますが、特に私の妻は、何があっても受け入れる準備ができています。彼女は、エミリーにできるだけ長くて、できるだけよい人生を与えたいと思っていて、手術をすることが、そうするための唯一の方法に思われます」それから、今度は通訳を通じて、彼女が口を開いた。彼女は、自分の母国では、自分の子どもの出生異常がどんなに重くても、子どもにどんなに障害があっても、これから障害が出ても、親たちはその子どもの面倒を見ると言った。そして、それこそ、彼女がエミリーにしてやりたいことだった。夫のキャリアが失われる危険にさらされているので、エミリーのケアのほとんどは自分に降りかかっていることが、彼女にはわかっていた。そして彼女には、夫と娘のためにそれを受け入れる準備ができていた。「私は彼女の母親です。彼女は私の最愛の娘です」彼女はベトナム語で言った。「私には、実際にどんな選択肢があるんですか？」通訳が話し終えると、涙が彼女の頬を伝い、部屋は静まり返った。私は思った。一体全体、そのようなたいへんな選択に、人はどう対処するのだろうか？　そして、彼の立場だったら、私はどうするだろうか？　彼女の立場についてはどうだろうか？

　エミリーは、心臓手術を受けるために、町の向こう側にある大学病院へ搬送される必要があり、そのため私たちは、翌日からその次の日にかけて、彼女と彼女の両親の準備を整えるために忙しかった。いつもそうだが、スタッフはエミリーとその両親にとても愛着があったので、別れを告げるのがつらかった。両親がエミリーを連れて搬送用救急車で去っていく前に、父親と２人きりになる時間が少しだけあった。彼は自分の指をエミリーのちっちゃな手に添えながら立って、静かに言った。「彼女が生まれた後の、何かがよくないということがわかったあの瞬間は忘れません。それはまだ、あなたから話しかけられる前のことでした。そして最初に考えたのは、私はこの苦境とレジデンシー両方には対処できないということでした。そして、あなたには彼女が何にかかっているかわかっていると思いました。あなたの表情を見ればわかりました。しかし、その興味ある症例は、結局はエミリーであり、私は彼女の父親で、なんとかして私はそれに対処しているところです」

　彼は深くため息をついてから、私に言った。「私は、レジデンシープログラムを

休もうと思います。何とも言えません。もしかすると、それはこれまで私が下したなかで、最善の決断になるかもしれません」

　エミリーが生まれて以来、私たちが最も話し合った時間だった。あらゆることをどれだけ残念に思っているか、そして、すべてがうまくいくことをどれだけ願っているかを、彼に伝えた。そして、彼らは去って行った。

　2、3日後、エミリーの最初の手術が大成功で終わり、プロスタグランジンの点滴も外れたことを聞いた。2週間後、彼女の父親がNICUを訪れ、彼女がもうすぐ自宅へ帰ることをみんなに知らせてくれた。彼は、途中で立ち寄ってもいいかどうか尋ねた。彼女を見せるために。

　そして、2、3時間後、彼らがやって来た。彼女の父親が彼女を抱き、私たちがみんな驚いて称賛の声を上げている間、母親は彼女の小さなジャケットと帽子を必要以上に気にしていた。彼女はまだ栄養チューブを鼻に入れていたので、まだ母乳は与えていないのだろうと思ったが、それでも彼女はまずまずピンク色で、プロスタグランジン点滴につながれてはいなかった。彼らにどんな人生が待ち構えているかなんて、誰にもわからなかったが、少なくとも彼らは自分たちの家庭で、小さな一人娘のための自分たちの希望と期待をもちながら、ひとつの家族になる可能性はあった。私たちはみんな、彼らの幸運を祈った。

第9章 Travis（トラヴィス）

　私の新生児科フェローシップのトレーニングで最も興味深い側面のひとつに、「搬送業務に出かける」ということがあった。1980年代、サンフランシスコは、他の大都市に比べて出生率がかなり低かったが、カリフォルニア州は米国で最も出生率が高い州のひとつだった。しかも、その出産の多くは田園地帯で、特に忙しい収穫時期に起こっており、その時期には、妊娠した女性をハイリスク分娩で遠方の都市部の病院へ連れて行くために、人を残しておく余裕などなかった。そこで、あるシステムが何年も前に確立されており、そのなかには、大都市の病院が最も具合の悪い赤ちゃんを「フィールド」からその病院のNICUまで運ぶために、搬送チームを派遣することが含まれていた。小児科レジデントだった頃、私はクリーブランドでかなりの数の搬送を行ったが、それらはすべて病院から車を運転して行ける距離のものだったので、救急車で行くことができた。私たちはそれを「ライディング・ザ・レインジ」［「仕事で田舎へ出かける」の意味。もとはカウボーイが大牧場（range）で馬や牛を追いながら何マイルも馬に乗って（ride）いたことから］と呼んでいた。

　これとは対照的に、カリフォルニア州では、ほとんどの搬送は空路で行われていた。連絡を受け、すべての装備—搬送用保育器を含む—を集めて救急車まで押して運び、その救急車で空港まで行った。そこで茶色の小型飛行機（赤ちゃんのうんちのジョークのネタとしては最高）に搭乗して離陸した。現地の救急車に装備を積み込み、病院へ向かった。ときおり、海岸にある仮設滑走路に着陸して、病院へ向かい、搬送準備のできている赤ちゃんを受け取り、それから霧が発生して離陸不能になることもあった。さらにまた、重い搬送用保育器を救急車から病院まで、牧草地に沿った未舗装の道を押して運ばなければならなかった—そして、新生児室へ向かう途中で泥にはまって動けなくなることもあった。しかし、その仕事で最も興味深い側面は、赤ちゃんそのものだった。いったん赤ちゃんのとこ

ろへ行くと、何が見つかるか決してわからなかった。

　ある晴れた秋の日に、トラヴィスについての連絡を受けた。少なくとも、空を飛ぶにはよい一日になる。搬送担当看護師のジョーとともに準備をしながら、そう思った。トラヴィスは、まったく平穏無事な妊娠期間を経て出産予定日に生まれたが、彼の10代の母親の長くてつらい陣痛と緊急帝王切開について、同じことは言えなかった。地元の小児科医の表現を借りれば、トラヴィスは、生まれたときは「呆然としていた」。彼は泣かずに、どろりとした胎便—出産過程のストレスが原因で子宮内に出ることがある最初のうんち—に覆われていた。その医師は、すでに「彼から吸い出していた」（新生児室の言葉で、チューブを彼の気管に入れて、そこに溜まっている胎便が肺に入らないように吸引すること）。次に「彼にやる気を起こさせる」—彼を泣かせ、呼吸をさせ、赤ちゃんが生後約5分までになるべきすばらしいピンク色にする—には、しばらく時間がかかった。

　彼のアプガースコア—赤ちゃんが生まれて初めてもらう「評点」—は低く、胎児から新生児への奇跡的な移行に関して彼が抱えている困難を反映していた。その小児科医は、すでに彼をその病院の小さな特別ケア新生児室へ運び込んでおり、そこで赤ちゃんは、酸素や静脈点滴での薬の投与といった、追加のケアを受けていた。ほかならぬこの病院では、古くなった乳児用の人工呼吸器は、ユーティリティールームの隅で埃をかぶっていた。

　その小児科医は、トラヴィスが生後たった2、3時間の時点で、彼を搬送するために私たちを呼んだ。彼は通常よりも速く呼吸しており、彼をピンク色にしておくために約50パーセント濃度の酸素を必要としていた（私たちは普通、21パーセント濃度の酸素を呼吸している）。しかし、彼は、外見上は青白く（血圧と皮膚灌流圧が低いことを表す）は見えなかったし、最初に採血できた血液検査の結果はよかった—血液が酸性に傾いているわけでもなく、白血球数も正常だった。このことから、感染症によって呼吸上の問題が起きている可能性は低いと考えられた。頭皮静脈のひとつに点滴を入れることができており、念のために抗生物質の投与も始まっていた。全般的に彼は安定しているように見えたが、明らかに、彼はこの小さなコミュニティ病院に対応できる状態ではなかった。赤ちゃんが安定している間に搬送して、万一悪化する場合に備えて、いずれにせよもっと高いレベルのNICUへ入れるほうがよかった。

ジョーと私が、装備を整えて搬送用保育器の準備を終える間に、新生児科指導医のバリーが、電話でその小児科医とずっと話をしながら、その赤ちゃんのケアに関するいくつかの側面について助言を与えていた。私たちがちょうどドアを出て、空港まで私たちを送るために待機中の救急車へ向かおうとしたときに、彼はその電話を切った。「この子はとても安定しているようだ、クリス」彼は言った。「搬送できるように固定だけして、日が沈む前に戻れるかどうか検討しよう」言い換えれば、トラヴィスは典型的な「スクープ・アンド・ラン」［患者を「すくい上げて」病院まで「急げ」という状況］になることが期待されていた。
　ジョーと私が、私たちの病院からその病院に到着するのに、ほぼ2時間かかった。海岸線に沿っての飛行は、乱気流も小さくて、とても美しかった。そのような小型機による搬送は必ずしも順調にいかないこともあり、私の同僚医師のひとりは、搬送業務に出る前にはいつもドラマミン［米国製の乗り物酔い防止薬のブランド名］を飲んでいた。
　その病院の特別ケア新生児室に入っていくと、静かだった—ちょっと静かすぎた。もっと小規模のコミュニィ病院はいつもそうであるように、トラヴィスがそこにいる唯一の赤ちゃんだった。彼は透明の壁で囲まれた正方形のボックス（酸素「フード」）を頭にかぶせられて保温テーブルに横になり、とても速く呼吸していたので、泣きたくても泣けなかった。2、3時間前に私たちに連絡してきた小児科医は、バリーからするように指示されたことを終えてから、自分のオフィスに戻っていた。そこでは、おそらく何十人もの患者が、いらいらしながら彼を待っていたのだろう。
　その病室で唯一の看護師が、最新の検査結果をジョーに渡して、敬意を表して彼を「ドクター」と呼びながら、トラヴィスの生後2、3時間の様子について詳しい情報を話し始めていた。これは珍しいことではなかった。もし私が男性看護師とともに搬送業務に出かけると、あるいは男性の救急車運転手と一緒に部屋に入ったとしても、その病院スタッフ（小児科医を含むこともあった）は、その男性を医師、私を看護師だと決めてかかった。彼らに加わらずに、私はトラヴィスが大の字になって保温テーブルに横たわっているところへ行った。
　私と同じくらいの年齢と思われる女性が、その赤ちゃんを見つめながら、その保温テーブルのそばに立っていた。サンフランシスコへ搬送するためにやって来

た医師であると自己紹介してから、彼女がトラヴィスの祖母であることがわかると、彼女自身がトラヴィスの母親を出産したときは10代だったに違いないと思った。これから行うことを説明して、出発する前に彼女の娘の病室に寄って、サンフランシスコへ向けて飛び立つ前に、その娘が自分の赤ちゃんに会って触れることができるようにすると言って安心させた。トラヴィスの祖母は、そのときかなり動揺していた。「聞いてないんですか？　娘はその赤ちゃんを養子に出すところなんです。あの子は息子に会うべきじゃないわ。とんでもないわ」

　今は、それを議論すべきときではなかった。トラヴィスにしなければならないことがあった。そのことについては後で連絡するが、すぐにトラヴィスを診てケアをしなければならないと、彼女に告げた。彼女に30分ほど新生児室から出てもらうよう頼んだ。不本意ながら、彼女はそうした。簡単に調べてみると、トラヴィスは大きくて、よく成長している赤ちゃんだということがまずわかった—体重はほぼ9ポンド［約4.1キログラム］だった。胸に聴診器を当てると、呼吸するときに喘鳴が聞こえた—たぶん、生まれる前か、生まれるときに胎便を吸い込んだためで、彼の胸部X線写真を見たときにそれが裏付けられた。彼は顔色がかなり青白かったが、今も青白く見え、呼吸が速いことに加えて、心拍数が通常より高かった。

　彼は具合が悪そうに見えず、あの最初の電話から私が予想したとおり、まったくそんな感じではなかった。彼の酸素フードの酸素濃度を上げてから、担当看護師のほうを向いたが、彼女はまだジョーと話をしていた（そのときまでには、彼が搬送担当の看護師で、私が搬送担当の医師だと、はっきり彼女に話してはいたが）。私はその看護師に、誰かが血圧測定をしたかどうか訊いたが、彼女の答えはノーだった。私はそれをしてほしかったのだろうか？　もしそうなら、彼女は部屋を出て、赤ちゃん用の血圧測定用カフと血圧計を見つけてこなければならなかっただろう。これが「本拠地」なら、私たちは、たとえば赤ちゃんの血圧測定をするといったあまりにもたくさんの単純なことは、当然だと思っていた。私は自問した。血圧測定は、私がまさにこれからしようとしていることを、本当に変えるだろうか？　答えはノーだった。また一方では、それは搬送記録の証拠書類のために、私たちが好む重要な数字のひとつだった。それに、それはやるべきことを病院スタッフに教えてくれるものだった。だから、私はイエスと言った。血圧測

定が本当に必要だったのだ。

　ジョーは、赤ちゃんサイズのカフはあると言って彼女を安心させたが、血圧計が本当に必要だった。彼女がそれを探しに行き、ジョーと私はトラヴィスの保温テーブルのところへ行った。その赤ちゃんを見た彼の反応は、私の反応と同じだった。

　「たまげたな」ジョーが言った。「この子は具合が悪そうだ。でも血圧ガス測定値を見るまでちょっと待てよ」彼が差し出した血圧ガス測定値をちらっと見たが、最初は信じられなかった。かなり悪かった―動脈血中の酸素濃度が低く、二酸化炭素濃度が高く、そしてかなり酸性に傾いていた。

　ジョーと私は、お互いに顔を見合わせながら、ほとんど同時に口を開いた。「挿管する必要がある」搬送するためにトラヴィスを安定させながら、私たちは彼の気道を管理して、本質的にその呼吸を引き継ぐ必要があった。これは、コミュニティ病院では簡単なことではなかった。一つには、病院においてだけでなく、サンフランシスコに戻るまでずっと、用手換気しなければならなかったからだ。今日では、搬送用保育器にはすばらしく小さい赤ちゃん用人工呼吸器が付属しているが、1980年代初頭は、それが提供できるのは温かさだけだった。赤ちゃんの肺は、手を使って膨らませなければならなかった。

　私を最も心配させたのは、その方法そのものだった。チューブを入れることについてはあまり心配していなかった―そのときまでには、少なくとも100人の赤ちゃんにうまく挿管していた―が、その方法がトラヴィスにどんな影響を与えるかが心配だった。かろうじてがんばっていた赤ちゃんが、挿管された後に完全にだめになったところを、これまで何度も見てきた。トラヴィスが、そのような赤ちゃんのひとりになるのではないかという恐怖感があった。

　「ジョー、薬品ボックスを調べて、どんな薬があるか見てちょうだい」

　私は、チューブを入れる前にモルヒネで鎮静させ、それからたくさんの薬を使って搬送に耐えうるよう、彼を安定させる必要があると考えていた。そこには、(すでに低すぎると私が考えていた) 血圧を上げるためのドーパミンか他の「昇圧薬」、高い酸性値を治療するための重炭酸塩、弱まりつつある心臓を強くするためのカルシウム、そして事態が本当に悪化して彼を「コードする」必要がある場合に備えて、アドレナリンかエピネフリンのような、さまざまな緊急用の薬剤が含まれ

ていた。

　ジョーは挿管に使う器具を取り出して、他に何を持ってきたか、ボックスの中を調べた。いい感じではないようだった。トラヴィスの具合がこれほど悪いとは誰も思わなかったので、緊急用の薬も含め、薬はそれぞれバイアル瓶１本ずつしか入れていなかったのだ。彼はモルヒネを見つけ、ちっちゃな頭皮静脈を通してそれを点滴投与して、挿管の準備を整えた。その病院の看護師が血圧計を持ってまだ戻って来なかったので、彼女抜きで進めることに決めた。しかし、トラヴィスはその方法が少しも気に入らなかったようだ。

　私は一発でチューブを挿入したが、毎分180とあまりにも高くなっていたトラヴィスの心拍数が、突然危険なほど下がった――その処置が終わるまでには50になった。モニターが警告音を発し、さらに悪化したようだった。私たちは何をしてしまったのだろうか？　騒ぎを聞きながら、あの看護師が成人用の血圧計を押しながら走って入ってきた。

　「血圧のことは忘れて！」私は叫んだ。「ここを手伝ってちょうだい」

　「でも、あなたがやって来る前は、この子は調子がよかったわ！」彼女は叫んだ。「何をやってるかわかってるの？　なぜ挿管されてるの？　医師に連絡しましょうか？」

　それだけ言われれば、もう十分だった。心のなかでは、私は動揺していた。自分がやっていることに、あまり自信がなかった。しかし、私は自分の本能的直感を心から信頼しており、この子どもはとても具合が悪いので、サンフランシスコへ搬送するため生命を維持するのに思いつくことは、すべて必要だと思ったのだ。派遣先の病院で赤ちゃんを死亡させる、あるいはもっと悪いのは、そこから戻ってくる途中で死亡させてしまうことは、搬送業務に関わるみんなにとって、これ以上ない悪夢だった。

　私がその赤ちゃんを「バッグ」する［用手換気する］――酸素ホースにつながれたゴム製の袋を使って、手動で彼に呼吸をさせる――間、ジョーがボックスに入っていた緊急用の薬をすべて並べた。トラヴィスの心拍数や顔色が徐々に改善しているのがわかるまで、私はそれらをひとつずつ順番に指示しては投与した。それから、私がドーパミンの点滴を指示したので、ジョーは私たちが持ってきたドーパミンのバイアル瓶１本を用意した。トラヴィスの血圧があまりにも低いため、も

しあの看護師が赤ちゃん用の血圧計を見つけていたとしても、たぶん記録されないだろうと思った。ドーパミンは、その血圧を上げるのに役立つものだった。

　ジョーが静脈注入の準備をしている間、私はその赤ちゃんにバッグすることを続けた。あの小児科医が２、３時間前に挿入したちっちゃな頭皮静脈の点滴が「死にかけている」ことにジョーが気づいたのは、そのときだった。点滴が皮下に浸潤、あるいは静脈から抜けてしまっていたために、周囲の皮膚は輸液でパンパンに腫れていた。あるいはもっと悪く、もしかしたら、最初から入っていなかったのかもしれなかった。ジョーと私は、お互いに顔を見合わせた。その赤ちゃんには、私たちが投与した薬がまったく入っていない可能性があり、あるいはもしかすると、それより前に彼らが投与した薬もまったく入っていないかもしれなかった。後者には抗生物質も含まれていた。しかし、この赤ちゃんは敗血症のような感じだった—子宮内ですでに始まっていた血流感染に罹（かか）っているようで、それは致命的な種をとても脆弱な土壌に植えるのと同じだった。生まれて最初の２、３時間で投与されたものと考えていた抗生物質を、彼が受けていないとしたら？私は最悪の事態を想定することにした。抗生物質を余分に投与しても、最初にまったく投与されていなかったとしたら、今投与することでそのマイナス面は明らかに弱められるだろう。そしてもうひとつあった—もし彼をサンフランシスコへ連れて戻るなら、もっと安全な血管アクセスが必要だった。臍帯の血管にカテーテルを入れる必要があった。

　臍帯の血管へカテーテルを挿入するには、NICUのようにすばらしく管理された場所でも、１時間は必要だった。普通は臍帯を消毒し、その周囲に滅菌タオルを置き、そして滅菌されたガウン、キャップ、そして手袋を着用する必要があった。注意深く広げた開口部にカテーテルを入れても、進めることが難しい場合があった。アクセスが必要だったし、すぐに必要だったので、時間を節約して、これまでやったなかで最も速く臍帯動脈カテーテルと臍帯静脈カテーテルを入れ始めた。ジョーにさらに抗生物質を投与させる前に、落ち着いて血液培養のための採血をした。後で結果を聞いたが、その血液培養は、敗血性ショックを引き起こすやっかいなグラム陰性微生物の大腸菌が、陽性だった。

　トラヴィスは、ぎりぎりのレベルで安定していた—少なくとも、相対的に普通の心拍数で、ほどほどの色だった。もっとも、危機になるといつもたくさん出る

アドレナリンが原因で、私自身の心拍数が高まり、彼にバッグしていた手は疲れてきていた。しかし、私たちが彼のチューブをその病院の埃まみれになっている旧式の人工呼吸器につなぐことなど、その使い方を理解できたとしても、無理だった。トラヴィスのような赤ちゃんは、どんな変化にも敏感になっていて、その変化には、誰か他の人、あるいは機械にその呼吸を引き継がせるということも含まれているのがわかっていた。トラヴィスの肺コンプライアンス［肺のやわらかさを表す指標］と、彼の扱いにくさに、私はかなり慣れてきていた。ジョーか私のどちらかがNICUに戻るまで、この後数時間、彼に呼吸をさせなければならいことがわかっていた。

　私は「本拠地」に電話して、新生児科指導医のバリーに助言を求める必要があった。腕時計を見た私は、もう4時間経過したということがわかった！　今頃はもう、NICUのみんなは、私たちに何があったのだろうと考えているに違いなかった。しかし、私が電話に出ている間、誰かがトラヴィスにバッグすることを引き継がなければならなかった。その病院の呼吸療法士が、2、3分前に部屋に到着していて、彼が引き継ぐことを申し出ていた。ジョーと私は躊躇したが、私たちにはやることが山ほどあったし、彼は赤ちゃんをバッグした経験があると言うし、その能力があるように見えた。これまでやってきたことを彼に教えると、役に立ったようで、彼は引き継いだ。トラヴィスが最初はその変化を好まなかったのには、ちっとも驚かなかった。彼の心拍数は低下し始め、彼の顔色はピンク色から青色に変わった。しかし、徐々に彼はその新しい手に反応するようになり、今こそ、のどから手が出るほど欲しい助言を得る唯一のチャンスであるように思われた。

　ジョーはすでに、私のために電話でバリーをつかまえて、詳しい情報を話し始めていた。だから、私が電話に出たときは、ただこう言うだけだった。「バリー、この子は本当に、本当に具合が悪いわ。彼を生きたまま連れて帰れるかわからないわ」彼は私に2、3質問してから言った。「クリス、魔法のような助言はないよ。とにかくモルヒネを大量に与えて落ち着かせて、心拍数が下がり続けても、エピを投与し続けることを恐れるな。それから、急いでそこを出るんだ」彼の声を耳にして、戻ったらみんなが引き継いでくれることがわかるだけでよかった。私は、さらに2、3具体的な質問をしてから電話を切り、トラヴィスのベッドサイドへ戻った。呼吸療法士は、バッグを私に戻して安心した。彼の手はすでに疲れきっ

ていた。サンフランシスコへ戻るまでずっと、どうやってこれを続ければよいのだろうか？

ジョーがトラヴィスを搬送用保育器へ移動させる準備を始める前に、彼はまた搬送用薬品ボックスを見た。彼がハッと息をのむのが聞こえた――私たちは、持ってきた薬のほとんどをすでに使い切っていたのだ。そしてこの地元の病院では、交換用のバイアル瓶は容易には手に入らなかった。私たちが持ってきた薬は、赤ちゃんが服用できるように、特別に希釈して準備してあった。私たちは、持っているものでやっていかなければならなかった。そして、本当に急ぐ必要があった。トラヴィスは、保温器から搬送用保育器へ移動させられるのが気に入らなかっただろう。

私は、トラヴィスの母親が帝王切開から回復しつつある産後病棟に知らせて、彼女を私たちのところへ連れてきてもらうように頼もうかとしばらく考えた。そうすれば、貴重な時間をかなり節約できた。しかし、彼の祖母と交わした約束を思い出したし、これが母親にとって、生きているトラヴィスに会うことができる最初で最後になる可能性があることもわかっていた。彼女の部屋に立ち寄って、彼と過ごしたり、もしかすると永遠の別れになるかもしれないが、キスをしたりする時間を与えなければならなかった。

その病院の看護師が、そばに立って疑い深そうに見ていたが、ジョーと私は搬送用保育を準備して、できるだけあらゆるものをその中に入れ始めた――トラヴィスは最後にとっておいた。ようやく、準備ができた。私がその赤ちゃんに十分モルヒネを与えてからバッグを外し、ジョーが彼を抱き上げてからすばやく保育器へ入れた。私たちはすべてを接続して、固唾（かたず）をのんだ。時間が経過した。90秒。そして、トラヴィスはクラッシュした。バッグをやめたとたんに、彼の心拍数が低下し、そしてすぐに急落した。必死で彼にバッグして、毎分100回呼吸させたが、彼を引き戻すことができなかった。私はパニック状態だった。

「エピを追加して！」私はジョーに向かって叫んだが、彼はこれに備えてすでに薬を注射器に入れていた。しかし、今回はまったくうまくいかなかった。一体全体何が起こっていたのだろうか？　そしてそのとき突然ひらめいた。新しい人の手によって、彼の脆い肺がどれくらいかわからない強さでずっとバッグされていたんだ。彼はきっと「ブロー・ア・ニューモ」[ブローは「破裂させる」、ニューモ

は「肺」になったに違いなかった。間違いなく彼の肺の一部が破裂して、その周囲の胸腔に空気をまき散らしたのだ。これによって、肺は徐々に虚脱していった。トラヴィスのような敏感な赤ちゃんにとって、気胸は命取りだった。

「23ゲージの翼状針を2、3本ちょうだい！」私はその病院の看護師に向かって叫んだが、彼女は怯えているように見えた。幸いなことに、彼女はそれがどこにあるか知っており、箱ごと持ってきてくれた。その間に、トラヴィスの心拍数がとても低かったので、ジョーが心肺蘇生術を開始していた。このことは、あんなに小さな保育器の中にそのとき大人の手が4本入っていることを意味しており、まもなく6本になる予定だった—私が胸腔の空気を抜く間に、誰かがトラヴィスにバッグをしなければならなくなるからだった。そして、もしその針を使ってトラヴィスの胸から空気を出したら、サンフランシスコに戻るまでずっと空気を排出し続けるために、胸腔チューブを入れる必要があった。呼吸療法士が再び、バッグを引き継いだ。私がトラヴィスの右胸に最初の針を入れることができるように、ジョーは心肺蘇生術をするのを一時的にやめた。「プツン」といった感覚があったので、大きな注射器で空気を抜き取り始めた。大量の空気だった。どんどん出てきた。そして、それに合わせるように、トラヴィスが回復し始めた。ゼロにまで落ちていた彼の心拍数が、モニターのスクリーンに再び表示されてきた。最初は20、そして30、40、50、そしてついに60。これでもまだ、あまりにも低すぎたが、それでも彼は生きていた。

反対側にも空気があることがわかっていた。最初の針につないだ注射器をジョーに手渡すと、彼は空気を抜き取り続けた。それから、私は同じ方法をトラヴィスの左胸にも行った。そして同じ結果になった—大量の空気が出てきた。今や、トラヴィスは本当に反応していた。心拍数は正常まで上昇した。もっとも、彼の顔色は依然としてひどかったが。非常に具合が悪い赤ちゃんの、両側性気胸だった。胸腔チューブを、今や2本入れる必要があった。本当に最悪の搬送だった。

トラヴィスが搬送用保育器に入っている間は、胸腔チューブを入れることがまったくできなかったので、今度は彼を病院の保温テーブルに戻さなくてはならなかった。幸いなことに、彼は最初のときよりもこれに耐えてくれた—たぶん、胸に余分な空気が入っていなかったからであろう。胸腔チューブを入れるのは痛いので、私たちは彼にさらにモルヒネと筋弛緩させる薬を投与した。彼には、人工呼吸器

のバッグと戦ったり、肺をさらに破裂させたりしてほしくなかった。レジデントだったときに、たくさんの胸腔チューブを入れたことがあったので、幸いにもその処置は順調に進んだ。

　ジョーが、怯えていた病院の看護師を連れてきて、両方の針につないだ注射器でトラヴィスの胸から空気を吸い出す方法を教えた。重大な危機のさなかにやるべき重要な仕事をもらったことによって、私たちに対する彼女の態度は一変した。彼女は今やチームの一員で、そのチームは、少なくとも一時的には、勝負に勝っていた。

　私が胸腔チューブ2本を所定の位置に縫い付けると、ジョーがそれぞれの上にうまく包帯を巻いてテープをたくさん使ってしっかりと安定させた。チューブはそれぞれハイムリックバルブにつながれ、それは私たちがバッグで空気を入れる間も余分な空気を胸から出すのに使われた。もう一度、トラヴィスを搬送用保育器へ移動させる準備ができた。今度はもっと円滑に進んだ。彼はやはりそれを嫌がったが、それでも彼を蘇生させる必要はなかった。私たちが投与したモルヒネすべてによって、彼はかなり深く鎮静させられており、その効果が帰って行く間ずっと続くことを期待した。

　私はへとへとだった。さらに悪いことに、トイレに行く必要があった。しかし、呼吸療法士からバッグを引き継いでいて、トラヴィスが好むと思われるよいリズムになっていた。搬送に移るべきときだった。とにかくバッグを握ること——レジデントとしてするのに慣れていたこと——を続けなければならなかった。そして、誰かが持ってきてくれたコカコーラも断った。ジョーは空港に連絡して、1時間以内に離陸する準備ができたことをパイロットに知らせた。そして、病院の看護師は、救急車の運転手に連絡して、私たちを空港まで運べるようにしてくれた。彼女の名前さえ知らないことに気づいた。「シェリーよ」彼女は言った。「あなたは本当にすごいわ。最後には、この子が乗り越えることを期待してるわ」

　「私もよ」私は言った。「助けてもらって感謝するわ。あの場面にいきなり飛び込んで、必要なことをやるのは本当に難しかったのに、あなたはうまくやったわ——本当にあなたの助けが必要だった」それを聞いて、彼女はただにっこり笑った。

　その病院に3時間いたが、救急車に乗り込んでサンフランシスコまで戻る2時間の飛行を始める前に、私たちの装備をすべて上に積み重ねたまま、保育器をト

ラヴィスの母親の病室まで押していかなければならなかった。たとえ彼の祖母が断固としてそれに反対したとしても、これが、母親が生きた状態の息子に会わなければならない最初で最後の機会になるかもしれないとわかっていた。そして、彼に今何が起こっているかについて、私は彼女に話さなければならなかった。

　搬送用保育器の処置用丸窓を通して両手を入れ、病院の廊下をゆっくりと進みながら、私はトラヴィスにバッグすることを続けていた。彼の顔色と、保育器の横に付いている心拍数モニターに、私は目を光らせていた。今のところ順調だった。

　22号室に入ると、タトゥーをしたかなり大柄でかなり若い女性が、クスクス笑いながら病院のベッドに横になっていた。そして、ベッドの上で彼女の隣で横になっていたのは、同じようにタトゥーを入れた、だらしなくて汚い男性―実際は少年―で、自分の口を彼女の胸に当てていた。ジョーと私は視線を交わした。なんて気まずいところに出くわしたんだ！　でも、私たちには使命があった。トラヴィスの母親（と、ひょっとしたら、その父親）は、私たちが病院を去る前に、息子に会って、息子に触れて、そしてちょっとだけ息子のことについて聞く必要があった。その赤ちゃんの祖母のほうは、何時間も前に私が話したのだが、そのベッドの隣のロッキングチェアで、静かにいびきをかいていた。

　「サンディ・ワトキンスさん？」私は尋ねた（それは、自分が正しい部屋にいることを確かめるのに、いつも適切なやり方だった）。

　「ええ、そうよ」彼女は言った、彼女のボーイフレンドがゆっくりと彼女から離れ、ベッドにまっすぐ座った。「私の赤ちゃんなの？」彼女が尋ねた。

　「はい、息子さんです」私は言った。「あなたがトラヴィスと名付けたと伺っています」

　「それは彼の名前よ」彼女はそう言って、ボーイフレンドを指さした。ということは、彼がトラヴィスの父親なんだと思った。

　「さて、私は医師のグリーソンで、こっちがジョー・ヤヌス。トラヴィスを、サンフランシスコの私たちの新生児集中治療室へ運ぶところです。彼は本当に具合が悪くて、人工呼吸器につなぐことが必要です。それをちょうど今、このバッグを使ってやっているところです。それは、一方の端が彼の肺に、もう一方の端は酸素タンクにつながっている呼吸チューブに接続されています」

彼女が言った。「それで、息子はどこが悪いの？」

　このときまでには、トラヴィスの祖母もベッド横の椅子で目を覚ましていて、話に耳を傾けていた。これとは対照的に、彼女のボーイフレンドは、私が話している間にすでにうつらうつらしていた。私は、トラヴィスの状態が非常に悪いということを説明した。彼は子宮内で感染症にかかっていた可能性があったが、そのことがわかるには2、3日かかるはずだった——ちょうど連鎖球菌性咽頭炎を培養で調べる場合のように。彼をサンフランシスコへ連れて戻り、そして彼の命を救うためにできることはすべてやるが、その途中で彼を失う可能性もあると、彼女たちに伝えた。

　「息子は死ぬかもしれないってこと？」彼の母親が尋ねた。今では、それでも私の言ったことが、少しは認識されたことがわかった。

　「はい、助からない可能性があります」私は言った。「息子さんはすでにもう少しで死ぬところだったんです。1時間ほど前に、両方の肺がポンとはじけたときに」

　これを聞いて、彼女のボーイフレンドは目を開けて、私が言っていることを聞こうと彼女のほうに寄りかかった。2人とも、プレキシガラスの壁を通して保育器の中をのぞき込んだ。彼女たちの赤ちゃんは、私たちが投与した薬のせいでまったく動いていなかった。彼はただそこに横たわり、私がバッグで呼吸をさせるたびに胸を上下させながら、ただそこに横たわっていた。

　「触ってもいい？」母親が小声で言った。

　「もちろん」私は言った——しかし、これは、口で言うほど簡単ではなかった。私は両手を2つの処置用丸窓に入れていた。一時的にチューブからバッグを外して、ドアを開けて彼女に息子がよく見えるようにしようと決めた。ジョーは、私が保育器を彼女のベッド脇へ移動するのを手伝ってくれ、私はそのベッドの上に実際に乗って、彼女のボーイフレンドに少しだけ赤ちゃんを持ち上げてくれるよう頼んだ。今、私がバッグし続けている間に、彼女たちは2人とも手を伸ばしてトラヴィスに触ることができた。母親は彼の指の1本をつかんでさすりはじめ、ボーイフレンドは頭を軽く叩いた。みんな無言だった。涙もなかった。しかし、トラヴィスの母親は、彼女自身はまだ子どもだったが、私の目の前で少しだけ大人になったようだった。

その後、トラヴィスの心拍数がゆっくりと下がっていることがわかった。たぶん空気がまた胸にたまっていたので、あの２本の胸腔チューブから空気を積極的に抜き出す必要があった。部屋を出るときに、ジョーがポラロイドカメラをひっつかんで、できるだけトラヴィスの顔に近づいてすばやく写真を撮った。それから私はベッドから跳び下り、私たちは保育器のまわりに移動して、ジョーが保育器に入れておいた注射器を使って空気を吸い出し始めた。ありがたいことに、トラヴィスは反応した。しかし、時間が最も重要であることはわかっていた―そこを出なければならなかった。

　「もう本当に行かなければなりません。彼を十分ケアして、向こうに着いたらすぐに連絡します」私はできるだけ落ち着いて言った。でも内心はぼろぼろの状態だった。これから２時間、どうやって彼の生命を維持したらいいのか？　それに自分自身をどう維持していったらいいのか？　私はまだトイレに行く必要があったし、カフェインか砂糖か、何かが必要だった。ジョーは撮ったばかりの写真を彼女たちに渡し、黙ってその写真を見つめている２人を置いて、私たちは部屋を出た。

　ジョーと私は廊下に移動した。私は依然としてトラヴィスにバッグをして、ジョーは装備がすべて保育器の中か上にあることを確認し、救急車の運転手が車輪の付いた重い保育器を押していた。トイレの表示を見つけた私は、今行っておかないと、もう行く機会がないと思った。バッグをジョーに手渡して、トイレに走った。その差し迫った状況から解放されたことを含めて、あらゆる意味でほっとした。

　病院から出る途中で、炭酸清涼飲料の自動販売機の横を通り過ぎたときに、救急車の運転手がジョーと私にコカコーラを買ってくれた。ストローがないと実際には飲めないと思ったが、そのストローがあるとわかってうれしかった。

　それからの２時間は、10時間にも感じられた。輸送機の後部は窮屈で、信じられないほどうるさかった。ジョーと私は、お互いの声がほとんど聞きとれなかったので、指で指示したり、声に出さずに口だけ動かしたりしてコミュニケーションを取った。保育器は一方の側の重い金属製のバーに固定されており、私たちはもう一方の側にあって、保育器の処置用丸窓のちょうど反対側にある２つの小さな折り畳み式補助椅子に座った。もし首を伸ばせば、コックピットのドアから顔

を入れて、パイロットに向かって叫ぶことができた。シートベルトがあったが、それを装着していたらトラヴィスにまったく手が届かなかったので、あまり乱気流がないことを願った。墜落することなど考えたこともなかった。タックルボックス［本来は、釣り道具を整理して収納するのに使われる］は、薬や器具がすべて入っていたのだが、ジョーのすぐ横に、無造作にふたを開けたまま置いてあった。

　太平洋岸を飛行するにつれて、トラヴィスの肺はだんだん硬くなっていった。彼の肺を動かすためには、もっともっと強くバッグをしなければならず、私の手はとても痛くなってきた。彼の心拍数は下がり続けていたので、私たちは彼の胸からさらに空気を抜き続けた。飛行が終わりに近づくにつれて、もうそれではどうにもならなくなったので、エピを投与しはじめた。パイロットから緊急着陸の許可が必要かどうか尋ねられたので、ジョーと私は少し顔を見合わせてから、同時にイエスと叫んだ。

　SFO［サンフランシスコ国際空港の空港コード］に着陸するまでには、私たちは用意していった薬を使い切っていた。普通は、救急車の運転手が搬送時に赤色灯とサイレンを使いながら緊急走行してもどきどきしないが、このときは事故を心配した。ただそこへ到着したかった…「本拠地」に戻って、このものすごい症例を誰か他の人に手渡したかった。だから、私たちは交通渋滞を避けるために一方通行の通りを逆走までして、ずっと「赤色灯をつけて」走行した。

　着陸したとき、パイロットはすでに病院のNICUに連絡をして（当時は携帯電話などなかった）、私たちの到着予定時刻を知らせていた。鋭いブレーキ音を鳴らしながら救急車が病院裏の駐車場に入ったとき、すでにそこにはNICUチームが準備をして私たちを待っていた。集まっている人たちを見てそんなにうれしかったのは、生まれて初めてだった。そして、トラヴィスはまだ生きていた―かろうじて生きていたが、実際に心拍数があって、唇に少し色が出ていた。私はバッグをし続けたが、それは他の人の手に渡す時間がなかったからだ。

　5分後、私たちはNICUに入った。まるで長くて悲惨な冒険の後に、自宅の家族のもとへ帰ってきたような気分だった。私がバッグでずっとやってきたやり方を見せた後で、呼吸療法士のひとりに引き渡した。みんなが認めるように、彼は「岩をもバッグする」ことができる男だった。そして数名の看護師たちがすべての装備を保温テーブルに移し、私たちはそこへトラヴィスを移動させた。胸腔チュー

ブは吸引器につながれ、それによって余分な空気が継続的に吸い出された。そしてベッドの端には、小さな袋に入った薬が並べられていて、いつでも使うことができた。とても安心できて、ハイテクで、しかもよくわかっている場所だった。

　トラヴィスが保温ベッドに移されて比較的安定すると、ジョーと私はNICUチーム―指導医、フェロー、レジデント、そして入院担当の看護師―に手短に説明した。私は医療記録から集めたことを要約し、ジョーはその病院の看護師が語った内容（彼女がジョーのほうが医師だと思っていたために、私が聞き逃したもの）を話した。どんなことが起こったのかについてその概略を話し、自分が適切なことをして、その赤ちゃんの渦を巻くような容体の急降下を防ぐためにできたはずの処置を見落としていないことに、万一の望みをかけ続けた。しかし現実には、その部屋にいた全員が、トラヴィスが病院到着時死亡でなかったことにただ驚いていたことがわかった。私たちも同じだった。私たちはその後、集まった人たちから指摘された２、３の質問に答えた。いつ抗生物質を与えたのか？　血液培養の採血をしたのか？　最後に撮った胸部X線写真はどこにあるのか？　どんな薬を投与したのか？　ジョーと私は後に詳細な搬送記録を記載するのだが、そのチームは信頼できる情報が今すぐに必要だったのだ。

　その赤ちゃんの両親のことについて誰も尋ねなかったことは、それほど驚かなかった。もっとも、私たちのNICUは、かなり家族中心であるという、当時としては斬新な発想を誇りにしていたのだが。トラヴィスにはかなり急いで治療を施すことが必要だったので、家族のことを考える時間などなかったのだ。しかし、彼女たちがまだ10代であること、彼女たちにその赤ちゃんを見せたこと、そしてジョーがスナップ写真を撮ったことだけは、私が話した。これは私の搬送記録にも記録されることではあるが、そこにいる誰もが赤ちゃんの家族について何かを知りたがっていることはわかっていた―なぜなら、この時点では、ほとんど全員が彼は助からないと思っていたからだ。

　報告を終えると、ジョーと私は座って（医師用と看護師用の別々の）搬送記録を書き、そしてようやく、私はコカコーラを飲んだ。人生でいまだに鮮やかに思い出すことができる、食べたり飲んだりした「瞬間」はいくつかあるが、そのひとつがそのときだった。そのコカコーラはとてもおいしかったので、飲むたびに唇を舐めたことを本当に覚えている。今でもコカコーラは好きだ。もっとも、今

はカフェインの入っていないダイエット・コークを飲むことが多いのだが、とてもおいしいとは言えない。

　NICU を出る前に、トラヴィスの母親に連絡する約束をしていたことを思い出したので、ポケットからあの病院の代表番号と彼女の病室番号が書いてある紙切れを取り出し、トラヴィスが治療を受けているところに最も近い電話からかけた。私が電話をかけている間、彼は心拍数がまた急に下がり、顔色も悪くなったため、また胸腔チューブ─3本目─を入れていた。状況はよくなかったが、それでも NICU に戻るまではもちこたえた。病院の電話交換手が彼女の病室へ回してくれたが、誰も出なかった。どこへ行ったのだろう？　私は思った。少なくとも10回呼び出し音が鳴ってからようやく、眠そうな男性が電話に出た。あのボーイフレンドに違いないと思った。トラヴィスの母親はトイレに行っている、というようなことをもぐもぐ言っていた─そんなに長い間、戻らないのかと思った。私はまず、とてもよい知らせを彼に伝えた。トラヴィスがサンフランシスコまでもちこたえて、現在 NICU に入っているということと、彼の命を助けるためにできる限りのことをすべて行っているということを。彼は何も言わなかったが、今度は悪い知らせを伝えた。トラヴィスはまだ危篤状態で、それを乗り切ることができるかどうかわからないということを。それでも反応がなかったので、何か質問がないか尋ねた。しばらく間があってから、彼は言った。「トラヴィスは、俺の息子じゃない。前にボーフレンドが2人いたんだ。サンディと話したほうがいいよ」だから、赤ちゃんの母親がベッドに戻ってくるまで2、3分待っていた。

　彼女が電話に出ると、ボーイフレンドに話したのと同じことを、そして最後に、トラヴィスがいかに危険な状態であるかを伝えた─それどころか、彼は私が話しているすぐそばで、蘇生処置を受けていた。彼女は、最初は何も言わなかったが、質問があるかどうか訊くと、ちょっと間をおいてから、いつ息子は包皮を切除してもらえるかを聞いてきた。彼の父親（私が会った少年ではないと、彼女は小声で言った）は包皮を切除してもらったので、トラヴィスもそうすべきだと。彼女は、いつそれをしてもらえるかを本当に知りたがった。私は包皮環状切除術について彼女と2、3分話したが、しかし一方では、現実の状況に戻らなければならなかった。しかし、彼女はその包皮環状切除術の話題に戻るばかりだった。最終的には、これが、この差し迫った悲劇に彼女が対処する唯一の方法なのだという

思いが頭に浮かんだ。それは、トラヴィスを出産する前に彼女が考えていたひとつのこと―息子のペニスの包皮―に集中するということだった。

その夜遅く、私が帰宅して、シャワーを浴び、そして大好きなサンドイッチ―リバーウォースト・アンド・ハニー［「リバーウォースト」は主に肝臓で作ったソーセージ］―を食べた後、NICU に電話して、どんな状況か尋ねた。トラヴィスは依然として手でバッグされていたが、ようやく血圧が安定し、この２時間は心肺蘇生が必要なコードの状態になっていなかった。電話を切って床に就く準備をしていると、最悪だったあの搬送のさまざまな場面が次々とよみがえってきた。気胸を見つけ出すのが遅すぎただろうか？　私が適切にバッグしなかったことが原因で、この私が彼を気胸にしてしまっただろうか？　私が行った何かが原因で彼は「クランプ」した、つまり容体が悪化したのだろうか［crump はスラングで「容体が悪化する」の意味］？　もっと早い段階でドーパミンの投与を開始するべきだっただろうか？　私は何か、たとえば心疾患のようなことを見逃しただろうか？　これらはすべて、困難な臨床の状況に直面して、悪いことが起こった場合に私たちみんなが自問するのと、本質的に同じ質問だった。私はとんでもない大失敗をしてしまったのだろうか？

驚くべきことに、トラヴィスは生きていた。彼は３週間後に 10 代の母親と自宅に戻った。もっとも、彼は実際には祖母によって育てられるだろうと、私たちはみんな思ったが。そして、包皮なしの状態で彼は帰宅していた。

第10章 Joshua(ジョシュア)

　私たちは、幸運にもマークホプキンスホテル［インターコンチネンタル・マークホプキンス・サンフラシスコ］最上階にあるルーフトップバーの窓際のテーブルを取ることができた。翌朝マウント・シオン病院のNICUで勤務することになっていたので、フェローのデイヴから、現在そこに入院している赤ちゃんについての重要な情報を詳しく聞いておく必要があった。彼は、これから非番になるところだった。この1年で、サンフランシスコ市内にある大きなホテルのえり抜きのルーフトップバーで飲みながら引き継ぎをするというこのやり方が、私たちの習慣になっていた。今夜はマークホプキンスだった。

　カクテルのマンハッタンとオードブルを一皿注文した後、デイヴは私のために準備したリストを静かに隈なく調べはじめた。ICUのチームが20人の患者を、重症でない、中間ケアを行うチームがNICUにいる他の10人の患者を担当していた。私たちは、後者のチームが担当する赤ちゃんのほとんどを「ゲイナーズ・アンド・グロワーズ」—最初の危機的な状況を乗り越えてこの世に生まれてきて、今はただ本質的に大きく育つ必要があった未熟児—と呼んだ［gainは「健康になる」、growは「成長する」］。新生児科フェローの私たちには、重篤な赤ちゃんたちについて学ぶべきことがあまりにもたくさんあったので、そのチームに配属されることはなかった。それに実を言うと、私たちはみんな「ゲイナーズ・アンド・グロワーズ」は、ええと…ひどく退屈だった。

　デイヴのリストの赤ちゃんたち—間もなく私の担当になる—は、決して退屈ではなかった。ほとんどは、重症として分類されていた。もっとも、そのなかでも何人かはその他よりもっと重症だったが。デイヴはまず、それらの赤ちゃんを隈なく調べた。ルーフトップバーで初めて開催した引き継ぎ会議のときに、私たちはドリンクを飲む前に仕事を終えておく必要があることがわかり、また翌日の回診時に参照するためにキーポイントを書いて残しておくのもよい考えだった。だ

から、デイヴは NICU チーム用のリストを準備しておいて、それぞれの赤ちゃんの名前の横に、その子について本当に必要なことを手際よく記入した。そのリストによって、私たちは患者を名前で呼ぶことを避けることもできた。どんなに静かに話そうとしても、もし他人が私たちの会話を立ち聞きしたら、たいへんなプライバシーの侵害になってしまった。

　私たちはいつも、一番具合の悪い赤ちゃんから始めていたので、今日はロックウッドという、悪くなる可能性があるものは何でも抱えているように思える未熟児からだった。数分かけて、彼が抱えるたくさんの問題—慢性肺疾患、敗血症、腸穿孔、脳内出血、骨粗鬆症—と彼の両親のことについて話し合った。両親はこれらすべてにどう対処していたのだろうか？　私たちがその赤ちゃんを危機から救い出そうとしている間、その両親を助けるために何ができるだろうか？

　その最も重症の患者についての議論が終わると、デイヴはそれまでよりもっと早くリストを調べていった。ちょうどマンハッタンを一口飲もうとしているときに、デイヴはリスト上の最後の患者まで辿り着いた。彼がその名前—バーク—を指さして、詳細を話した。「妊娠期間28週で生まれた生後7週の未熟児で、最初の2、3日は本当に具合が悪かった。しかしその一方では、驚くべきことに、彼は快方に向かい、人工呼吸器も外れた。脳内出血もないし、慢性肺疾患にも罹っていない。それから生後1カ月になるまでは、栄養チューブを付けていた。もう静脈点滴はしていない」

　これはかなり普通ではなかった。未熟児の男の子は、概して、未熟児の女の子に比べて NICU では厳しい経過を辿った。肺疾患がより重症で、一般的により未成熟で、栄養摂取に耐えたり、呼吸したりするのを忘れないようにするのに、より長くかかった。そして白人の男の子は、平均して、最も状態が悪かった。「ウインピー・ホワイト・メイルズ」[意気地無しの白人の男たち] と私たちは呼んだ。私には、この赤ちゃんは、生後1カ月までずっと栄養補給をしていて、慢性肺疾患もひどい脳出血もないのなら、極端によい状態だったに違いないと思った。

　「もちろん、彼はまだ As も Bs もあるので、まだ自宅に戻る準備はできていない」デイヴは言った。彼はときどき呼吸することを忘れてしまい（無呼吸 [apnea の頭文字が A]）、それが起きると、彼の心拍数はゆっくりと低下する（徐脈 [bradycardia の頭文字が B]）ので、監視しておく必要があるということを意味して

いた。

「それで、私たちのチームは彼に何をしているの？」私は尋ねた。「どうして彼は『ゲイナー・アンド・グロワー』ではないの？」

「彼は両側がヘルニアになっており、本当に大きくなっている—まもなく膝まで達するだろう」

私たちは２人とも笑った。未熟児の男の子は、特に妊娠期間が最も短いと、睾丸が完全に下降しないため、しばしば鼠径ヘルニアを発症した。これによって困った開口部—鼠径輪（そけいりん）—が陰嚢から腹腔にかけて残り、それを通じて腸の係蹄（けいてい）が１つ（あるいは２つ）突き出る、つまり脱腸する［ヘルニアになる］ことがあった。男の赤ちゃんは、最終的にはヘルニアを外科的に修復してもらう必要があったが、私たちは多くの場合、特に最初とても具合が悪くて依然として重い肺疾患を患っている場合、彼らが完全に回復してもっと成長するまで、それを延期した。しかし、この小さな男の子において明らかなように、ヘルニアが大きかった場合は、赤ちゃんが嵌頓症（かんとん）になるのを両親が心配する必要がないようにするため、その赤ちゃんが自宅に戻る１週間くらい前に手術のスケジュールを入れることが多かった。嵌頓症（かんとん）は、腸が陰嚢から腹部内へ「戻される」ことができなくなった場合に起こるものだった。そのような状況では、腸が腫れて、ついには壊死することがあった。

「ああ、信じられない、もうちょっとで君に話すのを忘れるところだった」デイヴが言って、私たちのテーブルのそばには誰もいなかったのに、声を落とした。「大きな社会的問題があるんだ。その赤ちゃんの両親は正統派ユダヤ教徒で、ロサンゼルスで小さなヘブライ学校を経営している。こっちの友人を訪ねているときに、彼女が突然陣痛を起こしてどうしようもなくなった。赤ちゃんが殿位（でんい）［一般に逆子（さかご）と呼ばれる骨盤位のひとつ］だったので、結局は帝王切開をすることになった。それからよく聞けよ。学校が秋学期に入るため、赤ちゃんが生まれて３日後に、父親は飛行機で戻らなければならなかった。それでも、その赤ちゃんはそのときまでには、だいたい危機を脱していた」

「それは赤ちゃんと母親の両方にとって、本当にたいへんだったに違いないわ」私は言った。

「ああ、でもそれが最悪じゃなかったんだ」デイヴは続けた。「産科医が帝王切

開をしたときに、母親の腹部は腹水がいっぱいで、結局それは腫瘍細胞だったんだ。彼女は進行性の卵巣がんと診断された」

「何てこと！」私は声をあげた。「一体全体、どうやってそれをすべて一度に扱えばいいの？　自分の初めての赤ちゃんが未熟児で、そして自分ががんに罹っていることがわかったら？」

私たちは2人ともしばらく黙ったまま、マンハッタンを静かに飲み、美しいサンフランシスコの地平線を見つめていた。デイヴと私は、フェローシップの期間中に親友となり、自信喪失や不安を何度もお互いに共有してきた。その過程でお互いについてたくさんのことがわかった。私たちが同じことを考えているのがわかったが、それを表現する言葉が見つからなかった。ひとつ間違えば、それは自分たちにだって起こりえたことで、私たちならどうしていただろうか？

翌朝早く、私はポイント・ロボス［州立保護区］近くのアパートから、38番ギアリーのバス［サンフランシスコ市交通局が運営するバス］に乗って病院まで行った。祖母にもらった1971年式のオレンジ色のダッジ・ダート・スインガーをまだ所有していたが、めったに病院まで運転して行かなかった。駐車場を見つけるのが困難だったし、一日中忙しかったり、当直で一晩中起きていたりしたら、自宅まで安全に運転して戻れるか自信がなかったからだ。バスの座席に腰掛けて、デイヴの申し送りのリストを取り出して、私がメモしたことを読みながら、朝の回診とこれから始まる一日に備えようとしていた。リストの最後に辿り着いて、バークについてメモしたことを読むと、しばらくの間深く座って、その赤ちゃんの母親のことを考えた。NICUのソーシャルワーカーであるステファニーがその状況をなんとかして耐えられるものにするために、多少なりとも手助けをしていると思った。しかし本当に、何ができるだろうか？　母親が息子の1歳の誕生日を祝うことができる可能性はとても低いと知ったうえで、AsとBsとかヘルニアのような、未熟児には比較的よくみられることについて、その母親とどのように話をすればよいだろうか？

私はバスを降りて、病院までのわずかな距離を歩き、エレベーターで病院別館5階のNICUへ向かった。スイングドアを開けてNICUに入ると、目に入ったのは大混乱で、私の心はちょっと沈んだ。勤務を開始するというのは、とにかくたいへんだった―ある意味では新しい仕事の初日に似ていた―しかし、NICUが忙

しくて誰もが走り回っているときは、はるかにもっとたいへんだった。ジョンは、前夜担当のフェローで、月満ちて生まれた大きな赤ちゃんに手でバッグしていた。彼は疲れきっているように見え、私がベッドサイドへ行って静かにそのバッグに手を伸ばすと、彼は感謝しながらそれを私に手渡した。その赤ちゃんは、その夜彼が受け入れた唯一の入院で、NICUの他のところはとても静かだった──具合の悪いロックウッドでさえ、実際にはかなり安定していた。しかし、私たちがお互いによく思い出すように、具合の悪い赤ちゃんがひとりいるだけで、当直の夜はめちゃくちゃになるのだ。

ジョンは、その赤ちゃんの生まれてからの経過と昨夜の主な様子について、私にすばやく説明した。これは、胎児から新生児への循環系の移行が正常にできなかった赤ちゃんのひとりだった。彼女の肺の血管はとても敏感で、ほんのわずかに刺激しただけで締まってしまうので、からだに入る酸素の量が制限されていた。泣いたとき、おむつを交換したとき、そして、挿管されて人工呼吸器につないだとき、彼女は青くなった。私たちは、その状態をPFC、つまり胎児循環遺残と呼んだ。その赤ちゃんの肺の循環が「落ち着いて」、血管がそうあるべき開いた状態のままになるまで、薬で鎮静させたり、ときどき麻痺させたりして、やりすぎて邪魔しないようにした。看護師のひとりが、彼女を攻撃するNICUの騒音やざわめきによる刺激を減らそうと、丸い脱脂綿を使って、彼女のためにちっちゃな耳おおいを作ったのを見た。

私たちはみんなで交代しながら、その日は夜になってもずっとその赤ちゃんを手でバッグし続けた──私、指導医、そしてたくさんの呼吸療法士たちで。人工呼吸器につなぐときはいつも、彼女は「クランプ」して青くなり、彼女をピンク色に戻すには、しばらく時間がかかった。朝の回診はめちゃくちゃになり、うまく組織化されてベッドサイドからベッドサイドへ移ってレジデントや指導医と一緒に検討するいつもの回診ではなくなった。それに、デイヴのリストにあった患者全員を検討したり、その親たちに会ったりする時間もなかった。バークを、彼のヘルニアに注意しながら手短に調べたが、それは実に大きかった。しかし、私は彼の母親に会っていなかった。看護師たちの話では、彼女は化学療法による治療の合間で、2、3日の間、ロサンゼルスにある彼女たちの学校へ戻ることにしたらしかった。赤ちゃんの手術の前に2、3やらなければならないことがあると、

彼女は言っていた。彼は2、3日でヘルニアの修復手術をする予定になっていた——割礼と一緒に——ので、まもなく彼女に会うことになると思った。彼女が戻ってくる前に、NICUのソーシャルワーカーのステファニーと話をする時間がもちたかった。

　とても長い夜だったが、夜が明け始めるにつれて、あの不安定な女の赤ちゃんを手でバッグするのを、ようやくやめることができた。青くなることも、アラームを鳴らすこともなく、彼女は30分間ずっと人工呼吸器につながれたままだった。まるで彼女は峠を越えたかのようだった。徹夜だったので、回診前に濃いコーヒーとドーナッツがどうしても必要だった。午前6時、下の階にある小さなコーヒーショップが開店する時間だった。そこには香りが最高のコーヒーや、できたてのドーナッツがあった。当直で「イン・ハウス」のときは、その早朝の時間帯が実際に好きだった。夜の闇が昼に変わり、一気に安堵感を覚えた。エレベーターの並んでいるところへ向かうと、そのうちのひとつが開き、かなりやつれて顔の青白い女性が出てきた。確かなことは言えないが、かつらをつけているように見えた。ピンク色のベーカリーの箱を持っていた。不思議そうに視線を交わしてから、私たちは別々の方向へ向かった。私はコーヒーとドーナツを買いに行ったが、彼女はNICUにいる自分の赤ちゃんに面会に行ったということが、後でわかった。

　NICUに戻ると、私はまっすぐスタッフラウンジへ向かった。そこはNICUを出てすぐのところにある教室サイズの部屋で、すべてのスタッフ——看護師、医師、そして呼吸療法士——が休憩したり、患者についての記録を書いたり、一般的なおしゃべりをしたりするために集まった。夜勤の看護師たちが2、3人、ピンク色のベーカリーの箱の周りに集まっていたが、それはさっきエレベーターから降りてきた女性が持っているものに似ていた。

　「これを見て！」夜勤看護師のトリーシャが声をあげた。「これかなり脂っこいから、食べたら、太ももに脂肪を貼り付けるようなものよ」

　「バークのお母さんが、さっき持ってきてくださいました」呼吸療法士のジョーが言った。「ロサンゼルスのコーシャーの［ユダヤ教の法にかなった清浄な］ベーカリーで買ったそうです——彼女と彼女の夫が経営するあの学校の近くにある店だとか。彼女にこんなことが考えられるって信じられますか？　他に心配なことがあるのに」

その箱の中をのぞき込んだ—しかし、その奇妙な小さな焼き菓子は食べないと決めた—後、私は部屋の隅にあるふかふかしすぎの椅子に腰を下ろして、おいしいヘーゼルナッツコーヒーを飲んだり、ドーナッツの味を楽しんだりし始めた。私は、勤務が交代するときの部屋の中の慌ただしい動きを眺めるのが好きだった。部屋に入ってきたほとんど全員が、バークの母親が持ってきたベーカリーの箱の中をのぞき込んだ。しかし、そこからどれかを手にする者は、ほとんどいなかった。

トリーシャがひとつ食べてみることにして、焼き菓子とラウンジのポットのコーヒーを持って、私の横にあるもうひとつの椅子に腰を下ろした。その夜の出来事についてちょっと話してから、トリーシャが言った。「バークのお母さんのがんは、明らかにかなり進行しているので、彼女のためにできることはもうないわ。彼女は、残されたどんな時間も楽しもうと決めたんじゃないかと思う。彼女にどう声をかけていいかわからない。私は赤ちゃんのことにずっと注目してるけど、本当に調子がいいの。それなのに、私は彼女がどうしているか、本当に知りたいの」

「デイヴから申し送りを受けて以来、そのことをずっと心配してきたのよ」私は彼女に言った。「ある意味で、あの新しく入ってきた具合の悪い赤ちゃんに集中している間、そのことについて考える必要がないのは安心だったわ。でも今日、そのことに対処しなければならなくなった。それで、ステファニーがその手助けしてくれるのを期待してるの」

私たちの会話は、バークとがんに罹(かか)ったその母親についてというよりも、私たち2人と、この厳しい状況に私たちがどのように対処するかということについてのものだと気づいた。

朝の回診は、前日よりもはるかに順調に進んだ。みんなが、新しく入ってきた赤ちゃんの調子がいいことにわくわくしていて—手を使ってバッグする必要なしに、数時間人工呼吸器につながれたままだった—私は指導医から褒めてもらい、そのことで心のうちがすばらしく温まった。もちろん、実際には、彼女の回復に私がほとんど関係していないことはわかっていた。もし血管が広がれば、何をしようとも赤ちゃんは調子がいいし、もし血管が閉じたままなら、赤ちゃんは死ぬのだった。

私たちは、バークのベッドサイドで回診を終えた。小児科インターンのジェフ

が、その赤ちゃんの主な問題点について手短に説明した。まだ少しAsとBsがあるものの、深刻なものではないということ、栄養の半分を哺乳瓶で飲んでいる（残りは胃管栄養法で受けている）ということ、保育器から離れて普通のベビーベッドに移ったということ、そして、例のヘルニアがあるということを。ジェフがおむつを外したが、ヘルニアはおむつからはみ出るほどの状態だった。おむつが外されるとすぐに、彼の陰嚢が跳ねるように出てきた。ジェフが陰嚢の片側を押し動かして、ヘルニアを起こした腸係蹄（けいてい）をうまく動かし鼠径輪（そけいりん）を通じて戻して、彼のヘルニアはまだ還納できるのを示すと、その赤ちゃんは泣き始めた。そして彼が泣くと、腹部内で上昇した圧力のために、ヘルニアが本当に膝まで押し下げられた。デイヴの言いたいことがわかった。これは本当に修復すべきヘルニアだった。その赤ちゃんが自宅へ戻った後ではなく、その前に。

「それで、ヘルニアの修復はいつの予定なの？」指導医のスーザンが尋ねた。

「最初は金曜日の朝です」ジェフが答えた。今日は水曜日だった。「彼には包皮環状切除術の予定も入っています。それは、正統派ユダヤ教徒の両親にとっては、宗教的儀式の割礼でもあります。その家族は、地元のモヘル［割礼を施す人］を見つけていて、その人には病院で実際にその手術に参加して手術を施す権利があります。ああ、その赤ちゃんが名前を付けられるのはそのときです」

私は、どうして彼がいまだにベビー・バークとして知られているのか不思議に思っていた。私たちは普通、赤ちゃんたちをラストネーム［姓］で呼ぶが、そのほとんどは実際にはギブンネーム［名（ファーストネーム）］ももっていた。それは、保育器にテープで貼り付けられたかわいらしい小さなピンク色か青色のカードに書いてあることが多く、きょうだいがクレヨンで描いた絵に書いてあることもあった。しかし、ベビー・バークのベッドサイドには、そのようなものがなかった。私は米国聖公会会員として育てられたが、大部分がユダヤ人のミドルスクールとハイスクールに通ったので、ロシュ・ハシャナ［ユダヤ教の正月］とかヨム・キップール［ユダヤ教の贖罪（しょくざい）の日］のようなユダヤ教の祝祭日はよく知っており、バル・ミツバー［ユダヤ人の男の子が13歳のときに行われる成人式］やバート・ミツバー［ユダヤ人の女の子が12歳のときに行われる成人式］にも出席した経験があるが、割礼の儀式についてはあまり知らなかった。しかしながら一度、レジデントのときに、モヘルがNICUで回復しつつある未熟児に「サーク」［「割礼」の意味

のcircumcisionの略語circ］を施すのを見たことがあって、彼がいかにもすばやく、そして見たところ痛みなくその外科的処置をするのを見て感動した。

その他の医学的問題について、チームで簡単に話し合った後、ジェフがチームのメンバー全員に重くのしかかる重大な社会的問題をもち出した。そのときまでに、彼の母親が自宅への旅から戻ってきており、スタッフのためにコーシャーの焼き菓子が入った箱を持ってきたということは、みんな知っていた。しかし当時は、回診中、親たちは必ずNICUを出るように言われたので、私たちが彼女や彼女の置かれたたいへんな状況について話し始めたとき、彼女はベッドサイドにはいなかった。ソーシャルワーカーのステファニーが加わって、私たちに詳しい情報を伝えた。

「今朝、彼女と少し話をしたわ」彼女は言った。「彼女は卵巣がんとの闘いに負けそうで、彼女はそのことを知っていた。そもそも、希望があまりない。その病気は、発見されたときには、あまりにも進行していた。だから、彼女は化学療法をすべてやめて、放射線療法もするつもりはない。死ぬ前に贅沢な暮らしがしたいと、彼女は思っているの」

私たちはみんなそこに立って、物思いにふけっていた。もしステファニーがいなければ、たぶん、私たちはもう少しの間、そこに立っていただろう。彼女は、私たちがもしその赤ちゃんの母親と話したいのなら、彼女が戻ってくる午後遅くまで待たないといけないと言った――ローマンズ［1921年創業で、ブランドものの衣料品を扱う米国のディスカウントチェーン店、現在はオンラインショッピングのみ］での買い物から。

「今セール中なのよ」ステファニーが説明した。「ディスカウントストアで、セール中。これはどんな買い物好きにとっても、夢が実現したようなもの。彼女はやるべきこと――赤ちゃんのための買い物、自宅のための買い物、そして学校のための買い物――をするために出かけて行ったわ。そこへ出かけることが、待ち遠しかったのよ。あれほど興奮している人を見たことがないわ」

どうしたら、彼女は買い物なんかに興味がわくのだろうか？　最初は、もし自分ががんで死ぬのなら、自分がそれほど普通で、それほどありふれたことをしている姿が想像できなかった。ずっと行ってみたかった異国へ旅行するとか、もしかしたらスカイダイビングのような冒険をすることを、私は想像した。しかし、

買い物？　どうしても理解できなかった。それからふと思いついた。ステファニーは、彼女は死ぬ前に贅沢な暮らしをしたがっていると言っていた。ローマンズで買い物をするというのは、明らかに彼女の人生の重要な一部分で、彼女は今それを大いに楽しんでいるのだ—特にセールをしている最中に。突然、どのようにして赤ちゃんのことを彼女に話したらいいかという不安など、もう感じなくなった。彼女は自分の息子についてのあらゆることを—そう、うんざりさせるようなことさえも—楽しむつもりなのだ。

　回診が終わり、最も重篤な患者たちを調べたり、その夜当直のフェローのための簡単な申し送り書を準備したりするのに2、3時間かけた。分娩で中断されることはなかったし、NICUは前日よりもかなり落ち着いており、それは好ましいことだった。36時間ずっと起きて仕事をした後、私はいつも気力が衰えた。会話の最中でおかしな言葉が口から出始め、声に出して空想にふけっていることに突然気づいた。それはほとんど「体外離脱の」経験をしているようなもので、非常に重要なことをする必要がないことがうれしかった。後に、指導医という立場になったとき、私はNICUで長い間眠らずに過ごした夜の後は、自分の心の状態についてもっと心配した。そして、疲労にもかかわらず、管理者のままでいて、難しい決断を下したり、継続しているどんな危機の間もチームを率いたりする必要があった。しかし今のところは、私はフェローだったので、帰宅して、すべて忘れて、次の日が来る前に休息を取ることができた。

　38番ギアリーのバスの座席に深く腰掛けて自宅へと向かいながら、私はこの36時間のことを少しの間振り返った。少なくとも私の勤務中には、ひとりも死ななかったし、あの具合の悪い女の赤ちゃんは快方に向かった。その日は、バークの母親にとってはどんなだっただろうかと思った。彼女は実際に、買い物を楽しむことができただろうか？

　帰宅したとき、夕食のために何とか準備できたのは、スプリットピースープ［皮をむいて干して割ったさやえんどうのスープ］1杯で、大好きなテレビ番組『マッシュ』［朝鮮戦争下の米国陸軍移動外科病院を舞台にしたドラマ］の再放送を見ながらそれを食べた。午後7時30分までには床に入って、翌朝6時30分にアラームが鳴るまでぐっすりと眠った。目覚めると木曜日で、あの具合の悪い女の赤ちゃんが一晩回復し続けて、昼間に彼女を手でバッグする必要がないことを願っていた。

明日は、バークはヘルニア修復と包皮環状切除術を受ける予定だった。割礼の儀式はどのようなものなのか、そして私たちは参加できるのだろうかと思った。

　その夜は当直ではなかったので、私たちフェローのオフィスに立ち寄り、ジャケットを脱いでスクラブに着替えた。私は、その夜デートの予定だったので、私たちが呼ぶところの「本物の服」を着てきていた。それから、NICU へ行くと、前夜当直だったフェローのデイヴがいた。ありがたいことに、あの女の赤ちゃんは調子がよく、人工呼吸器と私たちが投与した薬に移行していた。妊娠期間 30 週の双子が、母親がかなりひどい高血圧で腫れていた（子癇前症）ため、帝王切開で分娩させられたが、人工呼吸器の設定をかなり低くしても調子がよかった。全体的に見て、NICU でのよい夜だった。

　回診後、私は NICU 内を、赤ちゃんたちを調べたり、看護スタッフや親たちと話したりしながら、見て回り始めた。バークの保育器のところへ来ると、母親が宗教書と思われるものを静かに読んだり、私にはわからない言語で何かつぶやいたりしながら、そこに座っていた。私が新しく勤務についているフェローだと自己紹介すると、彼女は微笑んで私の手を取り、ローナ・バークだと自己紹介した。彼女は、私の前に勤務していたしゃがれ声でひげのある医師―デイヴィッドなんとか―とは、私はたしかに違って見えると言った。私は笑ってから、彼女がはるばるロサンゼルスからあの箱入りの焼き菓子を持ってきてくれたことを、スタッフがどれだけ感謝していたかを伝えた。彼女は私に、ベーカリーについて、次に彼女の学校について、そして最後にローマンズへの買い物旅行について話し始めた。それから、買い物袋に手を入れて、購入したものをいくつか引っぱり出して私に見せてくれた。バーゲン品を次から次へ指示しながら、彼女は興奮して、もう少しでめまいを起こしそうだった。

　彼女が赤ちゃんのために買った服―そして彼女の買い物の才能―を称賛した後で、私は彼女の息子のことについて話を始めた。彼の栄養摂取がどんな具合か、彼の As と Bs、そしてもちろん、次の日に上の階の手術室で予定されている彼のヘルニア修復について。実際には新たなことは何も話していなかったが、彼女は一心に耳を傾け、たくさんの質問をしてきた。質問のほとんどは、彼が自分たちと一緒に南カリフォルニアの家に帰る準備ができるときのことだった。彼は飛行機に乗ることができるのか？　彼にはモニターが必要か？　私は精一杯、彼女の

質問に答えた。正確な退院日時は、もちろん彼次第だった——どれくらい早く、手術から回復するか、栄養をすべて哺乳瓶で飲むようになるか、そして呼吸することを覚えるか。

「あなたは、息子がそれをできるようになると思っているんですか？」彼女が突然尋ねた。その質問に対する心の準備ができていなかったので、面食らった。

「ええ、もちろん」私は言った。「どんな手術にも必ずリスクはありますが、あなたの赤ちゃんはとても調子がいいので、そのリスクは非常に小さなものです」

彼女は、私の驚いた表情に気づいていたに違いない。なぜなら、彼女はすぐに反応したからだ。「さっきの質問は、息子の今の段階では奇妙に聞こえたに違いないと思いますが、訊かないわけにはいかなかったのです。夫が今日飛行機でやってきて、明日に予定している割礼に出席します。お聞きになってますか？」

担当インターンのジェフから、昨日の回診時にそのことについて聞いたことを伝えると、彼女はその儀式の詳細について私に説明をしていった。彼女は静かに教師役を引き受け、私は彼女の生徒役になった。

「普通、命名の儀式は、割礼のすぐ後に行われます」彼女は説明した。「しかし今回は、包皮環状切除術はヘルニア修復が終わったすぐ後に、手術室でその外科医と協力しながらモヘルによって行われます。だから、モヘルから割礼の前に命名の儀式をしてもよいと言われています。その儀式を先にやって、上の手術室へ入る前に、英語の名前とヘブライ語の名前をもらいます。通常は、赤ちゃんが生後8日目を迎えたときに、割礼が行われます。生まれて最初の7日間は、創造の物質界を表しています。子どもが8日間生きると、その子は物質的なものを超越して、形而上的な存在へと変わり、それが契約を結ぶときです。割礼は、生後8日目より前に行われると意味がありません。私たちの場合、その7日間は7週間に延びたので、息子は準備できているに違いないと思います。それでも、私たちは、あなたが息子はこれからも生存すると確信しているということを聞きたいのです」

私はもう一度彼女を安心させ、それから、私たちが話をしていた15分間で、彼女の末期がんについて、私が考えたり、彼女が言及したりしたことが一度もなかったことに気づいた。彼女は、話している間ずっと膝の上で開いていた本を閉じ、椅子からゆっくりと立ち上がった。外の空気が必要だと、彼女は言った。歩いて

いく姿を見ながら、彼女が、腹部がたるんでいること以外はとてもやせていることと、彼女の動きがとてもゆっくりとしていることに気づいた。

　私は、その日やるべきことを、とてもゆっくりとこなしていった。2、3の分娩に立ち会い、双子の未熟児の男の子たちの退院に興奮している両親とのカンファレンスを進め、そして自分のチームのレジデントたちに鼠径ヘルニアについての短い講義をした。その間ずっと、ローナ・バークが経験しているに違いないことや、一体全体どのようにそれに対処しているかについて考えていた。

　申し送りを済ませ、同僚のひとりに任せてNICUを後にし、エリックと一緒に夕食に出かけるのはほっとした。彼は、私にとって2人目の夫になる予定の男性だった。その夜は、バークのことは話さなかったし、ここ2、3日の出来事についてはあえて考えないようにした。私生活から仕事を切り離すのがとても重要なときもあって、今日がそのときだった。数カ月前に初めてデートしたとき、エリックは、有名なサンフランシスコのケーブルカーが、徹底的に点検するため2年間運行停止になると聞いたことを教えてくれた。彼が取材記者なので、報道される前にあらゆる種類の情報に接することは知っていたが、彼は私をからかっているのだと思った。サンフランシスコで最大の、最大でないにしても、観光客を引きつけるものを、どのようにして停止できるのか？　だから、私は彼と賭けをした。彼は間違っていると。全部でっち上げていると思った。それが、その後続く彼との賭けで負けた最初になった。驚くべきことに、そのケーブルカーは本当に運行を停止し、2年間ずっと止まっていた。しかし、いずれにせよ、私は自分も楽しめることをエリックと賭けていた—彼が選んだレストランで食事をすることを。その夜、サンフランシスコで最も値の張るレストランのひとつで、とてもすばらしい食事を楽しんだ。私のほぼ2週間分の給料に相当した。

　翌朝NICUに入っていくと、バークのベッドの周囲に、まじめな顔をした人たちが集まっているのを見て一瞬驚いた。最初は動揺した。夜の間に、何か悪いことが彼に起こったのだろうか？　それから、割礼、あるいは少なくとも命名の儀式に違いないと私は思った。もちろん、彼のヘルニア修復が午前9時に予定されているから、彼を時間どおりに上の階の手術室へ運ぶために、その儀式は朝早くに行う必要があるとわかっているはずだったが、あごひげを生やし、黒いスーツと白いヤムルカ［ユダヤ人男性が礼拝などでかぶる小さな縁なしの帽子］を身に着け

た数人の男性がいて、そのうちのひとりは、ロッキングチェアに腰掛けて息子を抱くローナの肩に手を置いていた。彼が彼女の夫で、その他のひげを生やした男性のひとりがモヘルに違いないと思った。2人とも、私がラビ［ユダヤ教の指導者］だと考えるものに似ていた。

　儀式が始まると、NICU は静まり返った。私たち数人は、遠慮がちに少し離れて見ていた。ひげを生やした男性のひとりが、ローナの隣に置かれた椅子に座り、彼女が彼に、モニターのリードを付けたままの赤ちゃんを、膝の上に抱けるように渡した。後で知ったが、彼はその赤ちゃんの叔父で、教父の栄誉を与えられて、実際の割礼、つまり包皮環状切除術の間その赤ちゃんを抱いていた。祈りがつぶやかれ、歌が歌われ、そしてその赤ちゃんは2つの名前をもらった―英語の名前ジョシュアと、ヘブライ語の名前イェホシュア。彼のモニターは、一度も鳴らなかった。マズル・ターブ！［主にユダヤ人同士が使う「おめでとう！」］

　その日の午前中遅く、ジョシュアが手術室に入っておよそ1時間後、私は分娩に対処するために、上の階の手術室へ呼ばれた。私たち新生児科の手術に使われる手術室は、産科医が帝王切開のために使用するのと同じ手術室だったので、それは分娩室や蘇生室のすぐ隣にあった。レジデントたちと NICU チームと私は、私たちが加わるように依頼されたその分娩についてこれまで知っていることを話し合っていたが、それは月満ちて生まれてきた脊椎披裂の疑いのある赤ちゃんだった。エレベーターを降りるとすぐにみんなで話をしたが、ローナ・バークの姿を見かけるとすぐにしゃべるのをやめた。彼女は手術室外の椅子に座って、膝の上に置いた本を見ながら、静かに祈りをささげていた。彼女の顔には涙を流した跡があり、小さなハンカチで目をおさえていた。私はすぐに彼女のもとへ近寄り、手術室のほうはすべて順調かどうか尋ねた。彼女は、外科医から不安になるような知らせを聞いたのだろうか？　しかし、彼女の答えはノーだった。すべて順調だった。モヘルが外科医と一緒にちょうど包皮環状切除術を終えたところで、ジョシュアがまもなく出てくると聞かされていた。

　どうして泣いているのか、彼女に尋ねる必要はなかった。今わかった。彼女が初めて産んだ息子が、彼にとって最初のユダヤ教の儀式を終えたところだった。そして、それは彼女が出席する、おそらく最後の儀式だった。

第11章 Christopher
クリストファー

　患者の親たちやほとんどの病院スタッフにとって、NICUにおけるクリスマスの季節というのは、実に重苦しいものである。私もそのように感じたものだ。なぜなら、クリスマスはお気に入りの休日で、病院ではなく自宅にいて、クッキーを焼いたり、家を飾ったり、贈り物をラップしたり、クリスマスイブのミサに出席したりしたかったからである。しかしある日、分娩室でとてもちっちゃな赤ちゃんのケアをすることによって、クリスマスに対する見方が変わってしまった。

　最初、彼には名前がなかった。彼の両親ソフィアとダンは、10年近くの間、彼の誕生を計画し、手に入れようとし、期待し、そして祈ってきた。自分が妊娠していることがわかったとき、ソフィアは、それが続くこと、いつの日か本当に赤ちゃんが生まれることを願うのが怖かった。しかし、産科医から出産予定日がクリスマスイブだと知らされると、彼女は突然安心して、楽観的になった。うまくいかないことなどあるだろうか？　彼女の出産予定日は、とてもすばらしく縁起がいいように思われた。

　そして、妊娠期間の最初の2、3カ月は、そうだった。今までにないほど気分がよく、吐き気を伴う痛みさえなかった。彼女の赤ちゃんはすくすくと成長しており、彼女もまたそうで、たった4カ月で体重が10ポンド［約4.5キログラム］増えた。ジーンズが縫い目からいつ裂けるかなんて、ソフィアはちっとも気にしていなかった。だって、彼女は今、2人のために食べているわけで、いつお腹が目立ってくるか、わくわくしていた。彼女とダンは妊娠12週目に入るまで、彼女の家族にも友人たちにも知らせなかった。彼女たちはすでに6回流産に耐えてきて、そのたびに、希望が突然打ち砕かれ、他の人たちからの祝福は、慰めるための抱擁、涙、そしてあまりにも多かったのは、沈黙へと変わった。しかし、それらの妊娠が12週を超えたことは一度もなかった。彼女たちにとって、それは不思議な分岐点に思われた。

妊娠18週目に入ったとき、ソフィアは心底から妊娠していると感じ、現代医学の奇跡を通じて、なんとかお腹が目立つほどにまでなった。彼女はついに、思い切って『すべてがわかる妊娠と出産の本』[1984年に出版されたベストセラーで、妊娠のバイブルとも呼ばれ、2012年にはこれをもとにした映画『恋愛だけじゃだめかしら？』も公開]を読んで、一語一語を味わった。ただし、実際にその妊娠期間に達するまでは、次の章へ読み進めることは控えた。妊娠にけちをつけたくなかったのだ。

ソフィアとダンには、高齢出産のため遺伝性疾患を抱えた赤ちゃんを授かるリスクが高いことがわかっていた。ソフィアが30歳で結婚してすぐに妊娠するように努力したが、現在はそれから10年が過ぎ、彼女は40歳になっていた。彼女を担当する周産期専門医（ハイリスク妊娠専門の産科医）は、彼女たちが抱えるリスクについて助言し、血液検査や超音波検査の所見によって、そのリスクがかなり予測できることを伝えた。しかし、もっと確かなリスクの予測を望むなら、羊水穿刺とか絨毛生検のような遺伝子検査を選ぶことができた。こういった方法には妊娠に対するリスクがあるので、ソフィアとダンは怯えた。10年間待っていたのに、どうしてこの妊娠を失うことに運を任せられるというの？　検査の結果、自分たちの赤ちゃんがダウン症候群を抱えているとわかったら、どうしてよいかさえもわからなかった。赤ちゃんが正常ではないことがわかったという理由で、彼女たちに妊娠を終わらせることが本当にできただろうか？　幸いなことに、血液検査と超音波検査の結果、遺伝性疾患のリスクは低いことがわかったので、ソフィアとダンは遺伝子検査をしないことに決めた。後に、その決断をして本当によかったと、私に伝えてくれた。たとえば羊水穿刺をすることを選択した場合に、自分たちが最終的に起こったことを引き起こしたかもしれないと考えると、とても罪の意識を感じていただろう。

ソフィアが妊娠24週目に入った9月下旬のある日、庭で球根を植えているときに、彼女は突然、両脚の間に濡れた変な感じがした。ガーデニング用のパッドに膝をつきながら、成長している子宮から膀胱にかかる圧力のため、彼女はトイレに行かなければいけないような感じがした。まあ、いいや、少し恥ずかしがりながら、彼女は思った。おもらししてしまったに違いない。シャワーを浴びて着替えるために家に入ったが、パンティーの中に血の筋がついているのに気づいたの

は、そのときだった。「何てこと！」彼女は声をあげた。何が起きたのかゆっくりとわかってきた。彼女は破水していた。そんなはずはない、そんなはずは。ここまで来るのに、あらゆることをやってきたのに。ダンの職場に電話をかけながら、子宮の収縮［陣痛］が始まるのを感じた。

　病院では、知らせはよくなかった。彼女は羊膜が破れ、発熱し、白血球数が高かった。羊膜腔内の感染症が疑われた。彼女の陣痛を止めようとしてもむだだった。赤ちゃんは、その夜生まれる可能性が高かった。胎児心拍数モニターは、すでに胎児切迫仮死の兆候を示していたが、産科医は帝王切開を勧めなかった。赤ちゃんの生存の見込みはほんのわずかで、帝王切開をしても、その厳しい見込みが改善されることはなかったからだ。さらに、妊娠期間のそれほど早い段階で帝王切開がされると、子宮筋層がとても厚いので、古典的な「切開」が必要で、それは彼女が今後は決して経腟分娩はできないということと、今後また妊娠した場合に彼女の子宮は破裂する可能性があるということを意味していた。産科医は、彼女たちに新生児専門医と相談するように勧め、私がソフィアとダンに初めて会ったのは、そのときだった。その夜、私はNICUで当直を担当する新生児科フェローで、私が頼まれていた妊婦検診3つのうちのひとつがそれだった。

　ハイテク機器が備えられ、恐れと不安で重苦しい分娩室は、かなり未熟な状態で生まれてくる赤ちゃんの両親に対して、詳細な医学的情報を提供したり、「生存能力の限界」にある新生児ケアの倫理について冷静になったりするための、最高の環境であることはほとんどない。きわめて重要な情報は、後で思い出されることが多いのだが、それには赤ちゃんの生存の可能性や、生存した場合はその赤ちゃんが「正常な」状態である見込みが含まれていた。妊娠期間24週では、1980年代初期に私たちの病院での生存の可能性はせいぜい10パーセントで、生存者の大多数は、失明、聴力損失、精神遅滞、脳性麻痺といった重い障害がすべて、あるいはそのうちのどれかが残った。そのような極端に早産の赤ちゃんを「救う」ことは、多くの新生児専門医からは実験的だと考えられてきたし、今もそうである。こういった赤ちゃんを蘇生したり、ケアしたりするために私たちにできることはたくさんあったが、問題はいつも、私たちがそれをすべきかどうかということだった。両親の希望が重要だった。しかし、分娩時の赤ちゃんのケアについて、両親が本当に詳細な説明を受けた上での決断を下すことができるようにするために、

私たちには何を伝えることができただろうか？

　私は深呼吸をしてから、歩いて部屋に入った。差し迫ったハイリスクの分娩によくある制御されたカオス［混沌］を、私は見渡した。ソフィアは部屋の中央のベッドに横になり、静脈点滴、カテーテル、そしてモニターにつながれていた。彼女の頬は赤くなっており、額には、汗が玉のように吹き出していた。3時間前、彼女は庭で作業しながら、夕食に何を作ろうかと考えている、健康的で生気に溢れる妊娠中の女性だった。今、彼女は突然患者になった――赤ちゃんを失うという深刻な危機に瀕している、具合の悪い怯えた患者に。彼女の夫がそばに座って、彼女の手を握っていた。2人とも、胎児心拍モニターのベルトが巻かれたむき出しの腹部は見ていなかった。その腹部は、胎児の大きさや位置と、残っている羊水量を調べる超音波検査のために早くに塗られたゼリーで、きらきら輝いていた。その代わりに、2人の目はモニターのスクリーンにくぎ付けで、赤ちゃんの心拍を目と耳で確認していた。2人の赤ちゃんは、まだ生きていた。

　私はソフィアのベッドまで歩いていき、両親が場所を変えることなく私が見える位置に着いた。誰かが――思い出せないが――決してベッドの上に座ってはいけないと教えてくれたことがあった。病室にはほとんどプライバシーはなく、患者のベッドが最後の名残だった。私は、赤ちゃん――特に未熟児――のケアを専門とする小児科医であると自己紹介した。それから、万一赤ちゃんが今すぐ生まれるならば、できるだけたくさんの情報を提供するために来たことを伝えた。同じように悲劇的な状況にある多くの親たちのように、2人は私に会ったことをとても喜んだ。とても希望に満ちていて、今にも何かよい知らせを聞かせてもらえるような感じだった。

　私はいつも、妊婦健診を2つの質問から始める。第一に、未熟児について知っていることは何ですか？　そして第二に、これまでのところ、自分の赤ちゃんについて言われてきたことは何ですか？　これらの質問は、母親に話をさせて、これまですでに聞いたり読んだりしてきた情報を、彼女たちがどのように処理してきたかを知る機会を得るために意図されたものだった。第一の質問に答えて、ソフィアは、自分には未熟児を出産した従姉妹がいると教えてくれた――32週で生まれていた。その男の赤ちゃんは、2、3日人工呼吸器につながれていたが、1歳になった現在は元気そうに見えた。彼女はまた、『マッコールズ』誌［1870年創刊

の主に若い主婦向けの家庭雑誌で、誌名変更後、2002年に廃刊］で4つ子についての記事を読んだことがあると言った。彼女がその内容を思い出したところでは、その赤ちゃんたちは、彼女の従姉妹の赤ちゃんよりもっと早産で生まれ、そのうちひとりは亡くなった。ダンが自分の母親に聞いたところでは、彼は予定より1カ月早く生まれ、ミルクを飲むことができるようになるまで2週間入院していた。第二の質問に答えて、ソフィアは、もし赤ちゃんが今生まれたら、生存の見込みはほんのわずかで、したがって帝王切開をする考えはないと産科医から告げられたことを教えてくれた。2人とも、期待して私の顔を見ていた。

　第一に、未熟児で生まれてくる赤ちゃんはたくさんいるということを彼女たちに話した。その未熟児たちはみんな、本質的に同じ問題をもっていた——その赤ちゃんたちは、成長と発達を終える前にあまりにも早く生まれるが、それまでは、まったく元気であった。しかし、彼女の従姉妹の赤ちゃんは、妊娠期間32週で生まれており、彼女たちの赤ちゃんよりもはるかに妊娠期間が進んでいたので、その2人の赤ちゃんは実質的には比較できなかった。そう、その2人の赤ちゃんは、肺、脳、そして腸の発達について似たような困難に直面するだろう。しかし、それぞれの問題の困難度は、妊娠期間24週の未熟児のほうが、からだで最大の臓器である皮膚を含め、それぞれ単一の臓器にとっては加速度的に高かった。

　「それじゃ、息子の生存の可能性は？」ソフィアが小声で言った。

　「男の子だってもうわかっているの？」私は尋ねた。

　ダンは、胎児超音波検査のときに、検査技師が——少なくとも彼には——間違いなく男性である証拠を示してくれたと自ら話してくれた。ダンはそのときのことを思い出して、少しの間誇らしげな微笑を浮かべた。

　「妊娠期間24週で生まれた赤ちゃんは、あまりにも未熟なので、普通は生存しないんです」私は話を始めた。「重篤な肺の問題を抱えた最初の2、3日を、赤ちゃん用の特別な人工呼吸器で乗り越えたとしても、脳、腸、皮膚、そして他の臓器に対する損傷がとても大きいので、生き延びることはできないのです。そして男の子、特に白人の男の子は、最もつらい時間を過ごすようです。ソフィア、あなたの質問に答えると、もしあなたの息子さんが今日生まれたら、生存の可能性はおよそ10パーセントです」

　私はちょっと間をおいて、この説明が十分理解されるのを待ち、彼女たちの反

心を見た。ほとんどの人にとって、可能性は10パーセントだと聞くのと、可能性はまったくないと聞くのは同じである。それでも、まったく違った受け取り方をする人たちもいる。赤ちゃんを自宅に連れて帰ることができる可能性はゼロではないのだと。その人たちは、「10分の1の確率」のように受け取るので、それは100分の1とか100万分の1、あるいはゼロよりも、はるかに可能性があるように聞こえる。私はダンが、顔を紅潮させて涙を流しているソフィアの手を握り締めるのを見た。彼女たちの反応は、ほとんどの人たちのものと同じようだった。担当の産科医がすでに彼女たちに話したことを確認しただけだったのだが、それはとても悪い知らせだった。

　私は、もし彼がそのようにまれに生存する赤ちゃんのひとりであるならなら、彼が「正常な」状態である可能性はどうかと、ソフィアが次に私に尋ねても驚かなかった。

　「生存を予測するよりも、障害のリスクを予測するほうがかなり難しいんです」私は説明した。「私たちに今すぐわかるのは、妊娠期間24週で生まれた赤ちゃんが、昨年、あるいは一昨年ここで何人亡くなったかということです。ほとんどは、生後数日、あるいは数週間で亡くなりますから、その統計は手に入るなかでほぼ最新のものです。しかし、精神遅滞、脳性麻痺、あるいは学習障害のようなものについては、その子どもたちが検査を受けられるくらいの年齢に達するまで待たなければなりません。2歳まで、あるいは場合によっては就学年齢になるまで、検査できないこともあるかもしれません。そして、集団としてのその赤ちゃんたちについて何か意義のあることを言うためには、その赤ちゃんの相当数を追跡調査しなければなりません。その後、医学専門誌にその結果を発表しなければなりませんが、それは最大で1年間かかります。だから、要するに24週を生き抜いた乳児が、長期的にはどのようになるかということについての情報は、約10年前に生まれた赤ちゃんたちの結果に基づいているのです」

　その警告を念頭に置いて、私が彼女たちに説明したのは、私たちがもっている公刊された情報によると、24週を乗り越えた生存者たちは、障害を抱えており、しばしば複合的に障害を抱えているということだった—認知障害と運動障害だけでなく、視覚と聴覚の問題を。しかし、そのような障害には、多くの異なる程度があるということを理解するのが重要だと、私は付け加えた。たとえば、脳性麻

痺のある未熟児のなかには、ほんの少ししか影響が見られない赤ちゃんもいるので、発達小児科医やその赤ちゃんの親にしかわからない。一方、かなり影響を受けているために、支援なしで座ることや歩くことができない未熟児もいる。そして、脳性麻痺は必ずしも、多くの人たちが考えているように、精神遅滞に伴って生じるわけではなかった。

　さあ正念場を迎えた。私はソフィアの部屋に30分ほどいた。彼女の子宮の収縮は、モニターや彼女が顔をゆがめることでわかるのだが、強くなり始めていた。彼女たちの赤ちゃん—彼女たちの胎児—を、あと2、3時間以内に見ることができると思った。私は、分娩室の中で彼女たち赤ちゃんのために私たちがすること、あるいはしないことに対して、彼女たちには口を出す権利があると伝える必要があった。

　「そのように厳しい統計をあなたたちにお知らせしなければならないのは、本当に残念です」私は話を始めた。「私がお話ししたことは統計にすぎませんが—そしてあなたたちの赤ちゃんに起こることを、確信をもって私たちに教えてはくれませんが、私たちが選択をするうえでの助けにはなります。未熟児たちに試みて救うために、私たちに分娩室で開始してできることは、とてもたくさんあります。しかし、私たちにこれらすべてができるからといって、私たちがそれらをすべきだということにはなりません。特に、よい結果をもたらす可能性がとても小さい場合には」

　「どういう意味ですか？」ダンが尋ねた。

　「あなたたちのように、愛情があって人を思いやる両親は」私は穏やかに答えた。「赤ちゃんが生まれるより前に、心拍数が低くてもその赤ちゃんを人工呼吸器につないだり、心肺蘇生術を始めたりといった、ハイテクの医学的介入はしないと決断することがあります。両親が前もってそのような決断をした場合、私たちのチームは、赤ちゃんが生まれたときにまだその場にいます。しかし、ハイテクの蘇生処置を行うことはしないで、私たちが『緩和ケア』と呼ぶことを開始します。赤ちゃんの状態をすばやく評価して、彼を乾かして温め、そしてあなたたちが抱けるように手渡します」

　「ああ、何てこと！　ちょっと待って！」ソフィアが叫んだ。子宮の強い収縮が始まったのだ。彼女が待てと言っているのが、私の話なのか、子宮の収縮のこと

なのか、それともその両方なのか、わからなかった。収縮が収まるまで、ダンが彼女の両手をしっかりと握っていた。2、3分の間、2人とも私を見なかった。非常に重々しい雰囲気だった。

　それから、ソフィアが私のほうを向いて尋ねた。「息子のために何もしない場合と、あらゆることをする場合では、何か違いがありますか？　少なくとも闘う機会を彼に与えないとしたら、私は自分自身を許すことはできないと思います。しかし、私たちのせいで、私たちがどうしても彼が欲しいからといって、彼に苦しんでほしくありません」そして彼女は付け加えた。「息子の出産予定日が、クリスマスイブだということをご存知ですか？　それは、何か希望に満ちたことを意味しているに違いないと思いませんか？」涙がゆっくりと彼女の頬を伝い落ちた。ダンは打ちひしがれているように見えた。

　これは、信じられないくらい精神的にはきつい妊婦検診だった。人生で最もつらい瞬間のひとつ、たぶんそのなかでも最もつらい瞬間にいる両親に話をしなければならなかった。でも、私は、彼女たちの立場になってみないようにすることを学んでいた。もしそんなことをすれば、必ず精神的に参ってしまうだけだった。それに、彼女たちには、あくまでも専門的で、いくぶん客観的な人が必要だった。

　「ええ、はい」重苦しい沈黙の後、私は答えた。「私たちが『生命の試練』と呼ぶやり方がありますが、それはある意味では、緩和ケアと、積極的な『あらゆる手だてを尽くす』やり方の中間にあるようなものです。基本的には、その赤ちゃんが子宮の外での生活にどう反応するかを見ますが、一方では、彼をやさしく刺激して、バッグとマスクを使ってある程度呼吸の援助をします。もし彼がこれらの最初の介入にまったく反応しない場合—動かなかったり、呼吸しなかったり、顔色が青いままだったり、そして心拍数が上昇しなかった場合—さらに積極的な処置をしても、長期的には助けにはなりません。見方によっては、彼が私たちのために決断をしてくれるのです。これに反して、もし彼がある程度反応した場合—動いたり、泣いたり、呼吸したり、心拍数が上昇したり、そしてピンク色に変わったりした場合—私たちはさらに処置を進めて、彼を人工呼吸器につなぎ、臍帯の血管にカテーテルを挿入し、そして彼を NICU に入れます」

　彼女たちは、お互いに顔を見合わせてから、私のほうを向いて、力を合わせたように言った。「それが私たちの望むところです」

ポケベルが鳴ったので、私はメッセージをちらっと見た。NICUからで、NICUの番号の横に「911」と表示されていた［911は米国で警察・救急車・消防署を呼ぶ緊急電話番号］。私を必要としていることを意味していた—今すぐ。ソフィアとダンに謝って、本当に急いで行かなければならないが、さらに質問があれば後で戻ることができると伝えた。もう質問することはないと、彼女たちは言った。私が話した内容や、赤ちゃんが生まれたら何が起きるかについて理解したのだった。「私たちはあなたを信頼しています」ダンが言った。「正しい判断をして下さると。でも、私たちは2人とも彼があの—なんて言ったか？—『生命の試練』を乗り越えることを期待して祈っているんだということを忘れないで下さい」

部屋から駆け出しながら、私は大声で言った。「数週間はまたお目にかからないことを願います」私はいつでもそう言ったが、この場合は、それはまったく信じられなかった。ソフィアとダンも同じだろうと思った。

大至急の911コールは、「ブロー・ア・ニューモ」の状態になった［「気胸になった」第9章参照］NICUの赤ちゃんについてだった—とてもちっちゃな赤ちゃんで、重い肺の疾患を抱えていたので、人工呼吸器の設定をかなり高くしていた。これが彼女の脆い肺にとっては負担がかかりすぎだということがわかり、片方の肺が文字どおりポンとはじけてしまい、空気が肺に沿って並んでいる胸膜腔に漏れ出ていた。その漏れが増えるにつれて、肺にかかる圧力も増えて、虚脱した。未熟児は、片方の肺だけでは調子がよくない。その空気を排出させ終えて、レジデントが静かな吸引器に接続された小さな胸腔チューブを入れるのを監督してから、私は座って妊婦検診の記録を書いた。読んだ人に、その赤ちゃんにどのような蘇生の計画が立てられているかわかるように、ソフィアのカルテに摘要を書いておく必要があった。その後、またポケベルが鳴ったが、今度は分娩室だった—分娩室の番号の横にまた911の表示があった。その日、NICUにはとてもたくさんの病気の赤ちゃんがいたので、そこにレジデントを残したままにして、この分娩には彼女を伴わずに取り組むことにした。

NICU主任看護師のジェシーが、すばやくDR［分娩室（delivery room）］用の「タックルボックス」をつかんだが、それは実際に本当の釣り道具箱で、その中には、ハイリスク分娩に必要な装備や薬がすべて入っていた。私たちは、階段を使って上の階の分娩室へ向かった。呼吸療法士のマイクが、すぐ後ろに続いた。

「何かわかる？」走りながらジェシーが叫んだ。

「とってもよくわかるわよ」私は答えた。「きっと今日の午後入ってきた、あの破水した妊娠期間24週の母親よ」

「両親と話をする機会がもうあったの？」階段の一番上で、ジェシーが息を切らしながら言った。それは大きな問題だった。両親は私たちに何をしてほしいのだろうか？

私は彼女に答えた。「何が起こるかを見て、そこから進めていってほしいそうよ」

「それは本当によかった」ジェシーが、あえぎながら言った。「それは私たちに任せて」しかし、私には、それがソフィアとダンが本当に意図していることではないとわかっていた。彼女たちは、その重大な決断をしたり、受け入れたりする立場になりたくないだけだった—彼女たちの赤ちゃんは死ぬのか、それとも生きるのか？ その赤ちゃんに「意思表明をする」ことを任せて、最終的には私のような誰か他の人に、最後の選択をさせるほうがずっとよかったのだ。

分娩室のある階に着くとすぐに、まっすぐクライシスルーム［crisis は「危機」の意味］へ進んだ。それは最も重篤な赤ちゃんを、生まれてすぐに運ぶ部屋だった。保温テーブルが2つ設置されており、蘇生に必要なものほとんどすべてそれぞれのテーブルに備えてあった。ジェシーとマイクは、そのテーブルのひとつに準備をするのに忙しかったので、私は隣接した分娩室に首を突っ込んでみたところ、案の定、そこにはソフィアがいた—出産の準備ができていた—そばにはダンがいた。

「ジェシー」私は分娩室へ入る前に言った。「必ず誰かに、指導医に連絡を取らせてくれない？」私たちフェローは24時間ぶっ通しで「イン・ハウス」だったので、ほとんどすべてのことをなんとかできたが、この場合のように、生存能力の限界にいる赤ちゃんの誕生は、新生児科指導医もその場に立ち会う必要があるという十分な理由となった。

私はそれから分娩室へ入り、ソフィアとダンにもう一度接触した。ソフィアの自由なほうの手を握り（もう一方の手は静脈点滴につながれていた）、マスクをしていたということもあり、再度名乗った。「あら、グリーソン先生」彼女は言った。「来ていただいて本当にうれしいわ。私たちは、息子がもちこたえてくれることだ

けを願ってます」

「もちこたえる」という言葉を聞いて、私は突然、胸が締めつけられるような感じがした。もちろん、彼女たちは彼が生きることを望んでいた。望まないことがあるだろうか？　だから、リスクがとても大きいことがわかっていたとしても、もし彼が生きて分娩室から出てくるのなら、私だって一か八かやってみたかった。今に始まったことではないが、その赤ちゃんが確実に死んでしまうことがわかっているのに何もしないと決めるよりも、何かをするためにとにかく先に進めて、何が起こったかを見るほうが簡単だった。

私は、赤ちゃんから何とか手がかりを得て、できるだけのことをすると言ってソフィアを安心させた。分娩室とクライシスルームをつなぐスイングドアを指しながら、そこへ赤ちゃんを連れて行くので、もし望むならダンは私たちに加わることができると言った。

「いや、私はソフィアとここにいる」彼はぶっきらぼうに言った。「家内はもっと私が必要になる。それに、あそこで私に何ができる？」彼はクライシスルームを指さしながら苦々しく言った。

ダンのような父親は、本当につらい立場にいた。自分の最初の子どもの誕生は、すばらしい、人生を変えるような経験であるべきだ。父親は、自分の新生児を抱いて、初めてその目をのぞき込んだ驚くべき瞬間のことを必ず語る。しかし、ダンはすでにどうすることもできず、そして生まれてきた赤ちゃんと自分の妻の間で板挟みになっているように感じながらここにいた。事態の推移に合わせて、逐次報告するようにすると、2人に告げた。

クライシスルームに戻ると、産科で私と同等の地位にいる周産期専門のフェローが、私のところへやって来て、こっそりと言った。「その両親は、その赤ちゃんについて何も決断してないって聞いたぞ」

「いや、それはまったく正確ではないわ」私は答えた。「彼女たちは『生命の試練』というやり方を選んだのよ。要するに、私たちは、彼がいくつかの基本的な蘇生処置にどのように反応するかを見て、それから次へ進めていくわ」

「だから、君は彼に挿管しないんだね？」彼は訊いた。

それがいつも、問題の核心だった。挿管するか、それともしないのか？　気管への挿管は、その次にその赤ちゃんをNICUの人工呼吸器につなぐことになり、

それはコード、つまり心肺蘇生が必要な場面の言葉では「あらゆることをしている」という意味だった。結局は挿管することになるかもしれないと説明したが、それは私たちが最初に努力したことに、彼がある程度の反応を示したときに限られた。

部屋を見回すと、ジェシーとマイクが分娩室のドアに一番近いところにあるテーブルですべて準備を整えていた。突然、分娩室へ通じるスイングドアが勢いよく開き、誰かが叫んだ。「さあ，いよいよだ」私は、最も経験豊富なNICUの看護師ジェシーをちらっと見た。

「ショータイムよ」彼女が静かに言うと、私たち2人は分娩室へ入って、ソフィアとダンのちっちゃな赤ちゃんを「キャッチする」準備をした。

分娩室のスタッフは、分娩が差し迫っていることがわかったが、それは赤ちゃんの頭がクラウンしていたからだ。言い換えると、子宮の収縮とともにソフィアが息むたびに、赤ちゃんの頭頂部、つまりクラウンが明らかに見えるようになっていたからで、それは光り輝く赤いクリスマスの飾りのように見えた。

「髪の毛が見える？」ソフィアは子宮が収縮する間に息を切らしながら言った。まだだと、誰かが言った。もっとも、実際には髪の毛は生えていなかったのだが。まだ早すぎた。

その後、次の収縮で彼女が息むと、彼は急に飛び出してきた。このバター1ポンド［約454グラム］の大きさのちっちゃな人間は、臍帯がすばやく切り離され［胎盤からすばやく切り離され］、広げた両手の上に掛けた温かい毛布の上に置かれた。

私は、ほんのちょっとの間だけ彼を持ち上げて、ソフィアとダンに彼が見えるようにしてから言った。「おめでとうございます。男の子ですよ」状況がどんなに悲劇的でも、そして次に何が起ころうとも、これは結局ソフィアとダンにとっては最高の瞬間であり、受け入れることが重要に思われた。2人は正式に親になったのだ。

その後、私はジェシーが開けてくれたドアを通って、クライシスルームへ向かった。アドレナリンのレベルが、その部屋では、特に私のなかではとても高まっていた。指導医の姿はまだなかった。

私は赤ちゃんを保温テーブルの上に下ろした。彼の目は子猫の目のようにきつ

く閉じられており、皮膚はチェリー味のジェロー［米国製のゼラチンデザートのブランド名］のように見えた。腐ったバターのようなにおいがしたが、それは、早産が原因の可能性が高い子宮内感染、絨毛羊膜炎（じゅうもう）の前兆現象だった。私たちがなんとかして防ぐことができなければ、彼はゼラチン状の皮膚を通じて、ものすごい量の水分とエネルギーを失い始めるはずだった。ジェシーがすばやく、ちっちゃな頭だけ出して、彼のからだをサランラップで覆った。その合成樹脂のラップのおかげで、私たちは彼の動きを観察したり、聴診器を胸に当てたりすることができた。ジェシーは臍帯の上のあたりに穴を開けて、そこから臍帯を引っぱり出した。このようなちっちゃな赤ちゃんの場合、聴診器を使うよりも臍帯の脈拍を感じることによってかすかな拍動を数えるほうが簡単なことが多かった。ジェシーはまた、小さな針電極を彼の上腕部と大腿部に刺した。普通の電極は、このような皮膚にはまったく貼りつかなかった。

　心拍のパターンがモニターのスクリーン上に現れたが、それは彼の臍帯でも感じることができた。彼の心拍数は毎分150くらいでなければならなかったが、80くらいだった。それにもかかわらず、そこに動かないで横たわっているだけでも、彼は生きていた。私たちは、彼の皮膚にとても注意しながら、脚を動かしたり胸をこすったりして、彼をやさしく刺激した。何も起こらなかった。彼は動かず、心拍数も低いままだった。彼が生まれてから、まだ3分しか経っていなかった。

　「バッグしましょうか？」呼吸療法士のマイクが尋ねた。彼は一番小さなマスクを持っていたが、それは換気バッグに接続されていて、それを通じて酸素が流れていた。ジェシーと私は、お互いに顔を見合わせた。これは大きな一歩—彼に挿管する—ではなかったが、それにもかかわらず一歩前進だった。そして、もし彼がバッグとマスクによる換気に反応しなければ、私が挿管するかどうかについて、マイクが尋ねるはずだった。

　「最初に彼の体重を測りたくないの？」ジェシーが私に聞いた。赤ちゃんがある体重、たとえば500グラム未満であることがわかっているなら、蘇生処置を控える決断をするほうが簡単なことがあった。

　「いや、とにかく進めて、彼をバッグしましょう」私は決断した。「基本的なことをやって、彼がどう反応するかを見ると両親には伝えてあるし、バッグとマスクによる換気は基本的なものとされているわ」

彼を評価して、こういったものすごく困難な判断をすることは、もしかすると私にもっと時間をくれるということは付け加えなかった。彼が生まれてから数分しか経過していなかったが、1時間のように思われた。私にはもっと時間が必要だったし、その赤ちゃんもそうだった。

マイクが、彼にバッグをし始めた。もっとも、最初はちっちゃな口や鼻をしっかりとふさぐようにマスクをぴったり装着するのに苦労していたが。十分ふさがれると、マイクがバッグを握るたびに、ちっちゃな胸が少し動くのがわかった。マイクがさらに強く握っても、あまり動かなかったが。彼の肺は、すでにかなり硬くなっていた。私たちがみんな心拍数モニターに耳を傾けていたので、部屋の中は静かだった。ジェシーがすでにそれをセットしていたので、心臓の鼓動パターンをスクリーン上で見るだけでなく、その音を聞くこともできた。赤ちゃんの心拍数はゆっくりと上がり始め、皮膚の色は少しだけピンク色が濃くなったが、彼が動くことはなかった。呼吸したり、泣いたりしようとすることはなかった。2、3分後、その赤ちゃんのお腹は、バッグで入れられた空気で満たされ始めた。マイクが1分間バッグを休止している間、ジェシーが小さなカテーテルを口から胃まで入れて、空気を吸い出すと、一時的にお腹がへこんだ。空気をバッグから肺の中へ、肺の中だけへ入れる唯一の方法は、彼に挿管することだった。マイクがバッグを十分密閉して、硬くなった肺へ空気を入れることは、しだいに困難になってきた。そして、その赤ちゃんは依然として動かず、心拍数がある程度上昇して、皮膚の色がある程度改善したことを除いて、私たちのどんな努力に対しても反応しなかった。

私たちはみんなお互いに顔を見合わせた。前に進めて彼に挿管すべきか、やめるべきか？

「彼はとても未熟だわ」わかりきったことを指摘しながら、ジェシーが言った。「彼のきつく閉じた目とジェローのような皮膚を見て。きっと、彼は24週未満よ」

彼女の言うとおりだった。このちっちゃくて動かない人間をもう一度見て、彼には見込みはないと思った。それなのに、彼の結果を本当に予測できただろうか？だって、彼は生きたまま生まれ、これまで努力しすぎることがなくても、彼を生きたままにしておくことができた。彼は「生命の試練」を切り抜けただろうか？それに、NICUで彼のためにできることがさらにたくさんあった。しかし、もし

彼が生きるなら、たぶん深刻な脳損傷や極度の早産によるさまざまな他の合併症を抱えること―そしてその過程で苦しむこともわかっていた。それは両親が望むことだっただろうか？　彼女たちは何年もの間、赤ちゃんを授かるために努力をしてきた。彼は、自分たち自身の赤ちゃんを授かる最後の希望となる可能性が高かった。彼の蘇生についてもっと積極的になるべきか、それともそれはやめるべきか？　彼を生かすべきだろうか、それとも死なせるべきか？　どのようにしたらそのような苦渋の決断ができるだろうか？

　その後、その瞬間が来た。その赤ちゃんは、自分自身で決断を下した。彼の心拍数が突然下がり、マイクには彼の胸を動かすことがまったくできなかった。彼の口と鼻から、血液が流れ始めた。彼のちっちゃな肺が破裂した―気胸になった―に違いなかった。そして、彼はたぶん肺出血を起こしていた。私は、聞き取れるほどにため息をついた―ほとんどは安堵のため息を。私たちはみんな、お互い顔を見合わせた。誰も何も言う必要はなかった。彼の苦痛をなくし、両親のもとに連れて行くこと以外、彼のために私たちにできることが何もないことは明らかだった。

　マイクは彼をバッグすることをやめ、ジェシーは赤ちゃんの口から胃管カテーテルを抜き、彼の両腕両脚から小さな針電極を抜いた。彼女はやさしく彼の口と顔をきれいにし、包んでいたサランラップを取り除いて、温かいコットンの毛布と交換した。それから、彼女は大きな袋からかわいらしい青色のニット帽を選び、髪の毛のない彼のちっちゃな頭にかぶせた。その帽子は献身的な高齢女性のグループが編んだもので、彼女たちは毎月1回袋にいっぱい入った帽子を持ってきてくれた。NICUに入っている赤ちゃんはみんな、普通の大きさの赤ちゃんになって、ついに自宅へ帰るとき、その帽子をかぶった。私は、ソフィアとダンの赤ちゃんもそれをかぶる機会があってうれしかった。

　ジェシーはその赤ちゃんを毛布でくるんで、私に手渡してくれた。私はしばらくの間彼を抱いて、彼が私の赤ちゃんだったらどんな感じか想像した。涙がこみ上げてきた。この両親が赤ちゃんを授かるためにどれくらい一生懸命努力してきたか、そしてこういうふうに彼女たちが親になる旅が終わるのだということを考えると、とにかく悲しかった。

　私は、その赤ちゃんの顔をきれいにしておくためにジェシーが手渡してくれた

布おむつで涙をぬぐった。血の混じった分泌液が、依然として口と鼻から流れ出ていた。ソフィアとダンのもとに彼女たちの息子を連れて行き、何が起こったのかを説明するとき、私はプロらしく見せて行動する必要があった。私の涙はその場にふさわしくないと思った。

　私が歩いて分娩室に入っていくと、ソフィアがベッドに腰掛けていた。すべて片付いて、産後室へ移動する準備ができていた。傍らにはダンがいて、まだ彼女の手を握っていた。彼女たちは期待して私を見上げ、それから私の両腕の中の包まれたものを見た。彼女たちは悟った。

　私が赤ちゃんをソフィアの腕に抱かせながら、彼が生まれた直後の数分間の様子を少しの間詳細に話した。心拍のある状態で、どのように生まれてきて、私たちの努力に少しの間反応したことを。もっとも、決して動くことも、泣こうとすることもなかったが。その後、どのように容体が悪化したか、それは彼の肺があまりにも未熟だったことが原因であると、私たちは思っているということを。

　「息子さんはとてもかわいい男の子で、あらゆる点ですばらしかったですよ」私は彼女たちに言った。「あなたは本当に彼をよく育てられたわ、ソフィア。彼はあまりにも早く生まれただけです」

　息子をしっかりと抱きしめているソフィアの頬を、涙が伝った。「この子はまだ生きているんですか？」彼女が私に尋ねた。

　「はい、息子さんの心臓はまだ鼓動していますし、しばらくの間は鼓動が続くかもしれません」私は彼女に言った。それが本当であると自信がなくても、彼の胸に聴診器を当てたり、ただ拍動を聞くためだけに指で臍帯に触ったりしたくなかった。私には、彼女たちの息子が、自分たちの腕の中で亡くなることが、彼女たちにとって重要であることがわかっていた。

　「でも、息子さんは何も痛みを感じてはいません」私は２人を安心させた。自然に彼の二酸化炭素濃度が高くなります。それによって、どんな麻酔薬を使うよりも、彼は自然に眠っていきます」

　生まれたばかりの息子を胸にしっかりと抱いたまま、ソフィアは産後室へ運ばれていったが、ありがたいことに、そこは個室だった。ソフィアとダンは、私が音のしない彼の胸を１分間きちっと聞いて死亡宣告をした後かなり経ってからも、彼をずいぶん長い間抱いていた。彼を包んでいた毛布を取り、ちっちゃな手と足

の指をすべて数え、小さな尻をじっと見つめた。2人は彼の顔を観察して誰に似ているかを見たり、たくさん写真を撮ったりした。そして、彼をクリストファーと名付けた。姓名ではないと、彼女たちは言った。そして、間違いなく私の名前クリスティーンにちなんだものでもなかった。クリストファーと命名したのは、彼が彼女たちのクリスマスベビーになるはずだったからで、そのことを永遠に思い出し、追悼したかったからであった。

　そして、彼女たちはそのとおりにした。その年のクリスマスイブに、私はNICUの当直で、スタッフラウンジに腰掛けて、クリスマスキャロルを聴きながら、落ち込んで、自分自身を哀れんでいた。そのとき、ドアが突然開き、菓子の詰まった大きな贈り物のかごと、フェルト製の赤いクリスマスの靴下がいっぱい入った袋を抱えたジェシーが姿を現した。NICUに入院中の赤ちゃんに、十分行き渡る以上の数だった。

　「これ全部、誰が持ってきたかわからないでしょう」ジェシーが言った。「妊娠期間24週で生まれて、この秋に亡くなった赤ちゃんのこと覚えてる？　それで、彼の両親が、息子は今晩生まれるはずだったと言っていて、こうやって彼のことを思い出してほしかったのよ」

　私が走って廊下へ出ると、彼女たちがエレベーターを待っているのが見えた。ダンは大きな贈り物のかごをもう一つ両腕に抱えていたが、それは産科のスタッフへのものだった。私が歩いていくと、ダンがそのかごを下に置き、2人がやって来て両腕で私を抱きしめた。

　「今日は息子の誕生日になるはずでした」ダンが説明した。「今日が出産予定日だと聞いて以来ずっと、クリスマスイブを心に留めていました。そのときはとても縁起がいいと思いました」彼は一瞬、悲しそうな顔をしたが、すぐに明るくなった。「私たちは、今日は息子の別の誕生日、彼の本当の誕生日だと決めたんです。だから、それを祝う場所は、この病院以外には思い浮かびませんでした」

　「クリストファーと私たちのために先生がしてくださったことすべてに感謝します」ソフィアが言った。「私たちは何よりも、今でも息子にそばにいてほしいと思います、たとえどんな問題をあの子が抱えていたとしても。でも、あの子が私たちのために決断し、私たちがあの子の両親でいられたことがうれしいんです、たとえあんなに短い間だったとしても」

彼女たちの赤ちゃんのおかげで、あのものすごい苦渋の決断をする必要がなくなったことを、私がどんなにうれしく思っているか言う必要はなかった。死は、たとえそれが予期されているときでさえ、受け入れるのはつらかった。しかし、不確実な、あるいは罪悪感を伴う死は、最もつらいものであった。

第12章

Erica
エリカ

「さあ、スプリングハンドル式はさみで血管を小さく切開するよ、こんなふうに」ドクター・ルドルフが、控えめな南アフリカ訛りで静かに言った。「それから、鉗子を使ってその血管をやさしく持ち上げ、カテーテルを導入する」彼がちっちゃなカテーテルをさらにちっちゃな血管に滑り込ませるのを、私は畏敬の念を抱いて見ていたが、彼は手が震えているのにもかかわらず、それをやってのけた。その手の震えは、目標に近づくにつれてさらに悪化しているように見えたのだが。この1年の間に、他ならぬこのカテーテルを私がうまく入れることができたのは、10回中1回だった―そして、その1回は、ただのまぐれだった。ドクター・ルドルフは、決して失敗しなかった。

　私は、新生児科フェローシップトレーニングの2年目で、私の研究指導者ドクター・エイブラハム・ルドルフから、早産で生まれた羊の胎児の小さな門脈にカテーテルを入れることに関する授業を受けていた。新生児科フェローシップトレーニングで要求されるのは、トレーニングプログラム3年目が終わるまでに「研究における有意義な業績」を示すことであった。ほとんどの新任フェロー同様に、有意義なものは言うまでもなく、基本的な研究さえ私はしていなかったので、フェローシップトレーニングのその側面のほうを、臨床トレーニングよりもはるかに心配していた。新生児科フェローシップのためにサンフランシスコへ行くことがわかったとき、私はドクター・ルドルフの実験室で研究をすることに決めた。なぜなら、私がレジデントとしてクリーブランドにいたときに医学生だった彼の息子コリンから、そこが胎児生理学の分野では米国で最高の実験室だと聞いたからだった。コリンはまた、自分の父親は指導力のある教師であると言った―そして私は、有意義なことを達成するためには、熟練した人物が必要だということがわかっていた。

　ドクター・ルドルフは、小児科循環器専門医で、あらゆる種類の重要な生理学

的問題を調べるために、何年もの間、慢性的にカテーテルを挿入された羊の胎児を使う方法を用いてきた。基本的に、これには麻酔をかけられた妊娠した雌羊に、帝王切開式の手術をすることが含まれていた。羊の胎児のさまざまな部分が子宮の開口部から取り出され、カテーテルが血管の中に配置され、さまざまなモニターや器具が、胎児の中やその周囲に挿入された。私たちが胎児や羊膜腔の中に配置したものは、雌羊の皮膚の下に「トンネルを掘る」ように入れられ、その端は羊の脇腹に縫い付けられた布製の小袋から出てきた。最後に、私たちは外科的に切開した部分をすべて閉じた―その羊の実験室で、外科のローテーションのときよりもはるかにたくさんの縫合の練習をした―そして、その胎児と雌羊は麻酔から覚めると、普通はまるで何事もなかったかのようにふるまった。2、3日後、その雌羊と胎児が完全に回復したことを確かめると、正常な胎児の命や環境の変化に対する胎児の反応を研究するためのすばらしい機会を得ることになった。

　私の研究プロジェクトには、グルコースが、誕生前と誕生後に、どのようにして胎児の肝臓によって作られるか―糖新生と呼ばれる過程―を見ることが含まれていた。ドクター・ルドルフから初めてこのプロジェクトについて話があったとき、循環器専門医が研究するにしては妙な領域だと思った。しかし、実験室の他の誰もまだそのプロジェクトに取り組んでいないことを知ると、羊の肝臓における糖新生に対して強烈な関心はなかったし、限られた知識しかもち合わせていなかったけれども、私はすぐに始めることを決めた。ドクター・ルドルフの熱心な指導が受けられると思ったが、そのなかには彼の研究助手クリスティーンからの指導も含まれていた。1982年に実験室で研究を開始したとき、クリスティーンはすでに約15年間ドクター・ルドルフと研究を続けていた。私はすぐに、その実験室の成功と米国全土を通じての名声にとって彼女が不可欠な存在であることがわかった。ドクター・ルドルフと他の研究者たちは、すばらしい研究のアイディアをもち、その実験を工夫した。クリスティーンが、確実にそうなるようにした。ほとんどいつも、私はクリスティーンと一緒に羊の胎児に手術をした。フェローでありトレーニングを受けている者として、彼女に援助してもらいながら、私はカテーテルをすべて自分で入れることを期待された。しかし、私は門脈カテーテルのテクニックをまだマスターしていなかったので、私たちが手術のその重要な部分に到達したときには、ドクター・ルドルフがたいてい消毒して手術に加わる

予定になっていた。2、3回自分でそのカテーテルを入れようと試みたことがあったが、その後ドクター・ルドルフに窮地から救い出してもらった。

　クリスティーンは、実験室に所属するトレーニングを受ける者や研究者全員の生活に個人的な関心をもっていた。私たちはみんな、彼女と一緒に手術をしたり、長時間実験をしたりするのを楽しみにしていた。なぜなら、私たちの専門医としての問題や個人的な問題を、彼女と話す機会があったからだ。たくさん麻酔をかけられた雌羊の妊娠したお腹に取り組みながら、（NICUにおける場合と比較した）実験室における無力感、私がなんとかやり遂げた搬送、NICUに入って数週間後に亡くなった赤ちゃん、そして1981年の私の離婚と『ザ・ウォール・ストリート・ジャーナル』紙の記者とのうまくいきつつある関係といったことについて、私たちは長時間にわたって話をした。

　今日も例外ではなかった。ドクター・ルドルフがうまく門脈カテーテルを配置して手術室を出た後、胎児の肝臓による新しいグルコースの生成を測定するために開発しなければならない生化学的分析法に対する私の欲求不満について、クリスティーンに話し始めた。私はそれに数カ月間取り組んでいた。医学部の学生だった頃以来一度も考えたことのない生化学的経路、数学の方程式、プラスチックの化合物分離用の「カラム」、そしてガンマあるいはベータ放射能測定機内のガラスシンチレーションバイアルを不器用に扱いながら。いったんその測定が進み始めると、羊の胎児の肝臓が糖新生、つまり新しいグルコースを作ることができるかどうかを判断できた。とても単純に思えるが、まったく単純ではなかった。そして、それは可能な限り完璧でなければならなかった。さもなければ、私の研究すべての結果は妥当とはならなかった。

　「大事な点は」私はクリスティーンに不満を切り出した。「私が行っているこの研究すべての臨床における意義を見出すことは、とても難しいの。それは、NICUで私がケアをしている赤ちゃんたちとは、かなりかけ離れているわ。つまりその、羊の胎児の肝臓が糖新生をできるからと言って、そんなこと誰が気にすると思う？」

　「いつも全体像を心に留めておかないといけないわよ、クリス」クリスティーンは強いペルー訛りで強調した。「あなたの小さな研究の直接的意義を今は見いだせないかもしれないけど、ひとつに合わさると、小さな研究全部でより大きな問題

を解決して、多くの小さな赤ちゃんを救うことができることもあるわ」

　もちろん、クリスティーンが言うとおりだとわかっていた。小さなプロジェクトに精を出している、数えきれないくらいの研究者たちによる研究成果を集めたものがなければ、新生児学において、私たちはどうなってしまうだろうか？　それでもやはり、NICU で仕事をしている間に実際に抱いた研究課題に取り組むことを、私は切望した。私たちは手術室でその後、『ザ・ウォール・ストリート・ジャーナル』紙に勤めているボーイフレンドのエリックと今度の週末にメンドシーノ［カリフォルニア州北部］へ旅行に行くことだけでなく、実験室で最近うわさになっていることについて話した。以前利用したことのある朝食付きの安いホテルへ再び彼と行く旅行を今週末に予定したが、それは月曜日にまた NICU での 1 カ月のローテーションが始まるからだった。そのローテーションの間は、お互いにあまり会うことができないのを、私たちは知っていた。

　その週末は情熱的なものだった―その時点での私たちの関係のように。実験室のこと、フェローシップのこと、糖新生のことなど、1 分たりとも考えなかった。私たちは、私の愛車オレンジ色のダッジ・ダート・スインガーで、霧に包まれたゴールデンゲートブリッジを渡って、日曜日の午後遅くに帰ってきた。私たちは 2 人ともじっと考え込んでいた―私は「ザ・ドレッズ」［第 8 章参照］と呼ぶようになった不安が始まることを。それは勤務につく前に必ず抱く感情だった。エリックが何を考えているか確かなことはわからなかったが、私にはだいたい見当がついていた。私たちの関係は、結婚を視野に入れた真剣な交際へ向けて重要な転機を迎えていたので、彼はたぶん、高揚するのと同時に竦(すく)んでいただろう。

　エリックをノブヒルにあるアパートで車から降ろした後、フェローのジョンに会うために病院へ向かった。彼から申し送りを受けることになっていた。今夜はルーフトップバーではなかった。ジョンは院内で NICU をカバーしていたからだ。私がよその町での週末の休みから帰ってくるところだと知っていたので、私のために詳細な申し送り書を準備し、私たちが担当する子どもたちを、必要最小限の時間で精査できるようにしてくれていた。最も重要な部分を見つけるのに、30 分しかかからなかった。自分がいかに疲れているかわかっていたので、私としては幸いだった。

　ジョンのリストの最後に載っていた赤ちゃんは、エリカ・ドゥーグルという、

妊娠期間26週で生まれた生後1週間の未熟児で、これまでのところかなり不安定な経過を辿っていた。彼女は、未熟児によく見られる肺の問題を抱えており、まだ人工呼吸器につながれていた。そして今、彼女には、ある重要な管についてのあらゆる兆候が見られた――心雑音、体液貯留、そして肺疾患の悪化。動脈管は、心臓からからだへ血液を運ぶ動脈の大動脈を、心臓から肺へ血液を運ぶ動脈の肺動脈とつないでいる、正常な胎児の血管である。胎児では、その管によって胎盤から戻ってくるきれいなピンク色の血液が、胎児の心臓を通過した後、胎児の肺を迂回することができる。胎児は呼吸していないので、血液が肺へ行く必要はない。生まれた後、胎盤はなくなって、赤ちゃんは呼吸し、肺の圧力が下がるので、その動脈管は閉じることになる。そして今度は、血液はからだへ出て行く前に、肺に入ってピンク色になる必要がある。月満ちて生まれた乳児では、その動脈管は生後1日以内に閉じる。しかし未熟児では、それが開いたままになっていて、あまりにもたくさんの血液が肺を流れ、肺に押し寄せていき、赤ちゃんの具合が悪くなる。その赤ちゃんの具合が非常に悪い場合は、外科的にその管を閉じる――文字どおり、結紮する――のが、かつては唯一の選択肢だった。その後、驚くべき発見がなされた。未熟児に低用量アスピリンかインドメタシン――アスピリンのような薬――を投与すると、その動脈管が閉じるのだった。

　「明日、彼女にインドメタシンの投与を開始する予定だ」ジョンが、詳細なリストをちらっと見ながら説明した。「しかし、彼女は尿の排出量が多くなっておらず、腎臓のことが心配なので、朝に血液検査をするように指示した。もしクレアチニン値が本当に高ければ、君は難しい判断をしなければならなくなる」ジョンと私は、インドメタシンで治療されている赤ちゃんはしばしば尿の排出量が下がり、まったく尿が出なくなる場合があることを知っていた。開いた動脈管そのものが、腎臓の問題の原因だった。なぜなら、腎臓へ入っていくべき血液が、脇へそれて肺へ行っていたからである。しかし、インドメタシンは腎機能にも影響を与え、広く開いた管とインドメタシンによって、腎臓の機能が完全に停止してしまうことがあった。私がレジデントとして初めてケアした未熟児のジミーのことが、突然頭に浮かんだ［第1章参照］。彼の動脈管を閉じるためにインドメタシンを試して、それが効かなかったとき、外科的に閉じるために彼を手術室へ送った――そして数日後、彼は亡くなった。

お互いにとってよい夜になることを願いながらジョンに別れを告げた後、ポイントロボスにある自宅アパートへ向かった。じっくりと浴びる温かいシャワー、グリルであぶったチーズサンドイッチ、そしてグラス1杯のワインによって、「ザ・ドレッズ」が和らいだ。それは、ジョンといっしょにNICUを見て回ってから強まっていたのだが。週末の休暇のバッグの中身を取り出すことは、今すぐやらなくてもよかった。

　翌朝、38番ギアリーのバスに乗って病院へ向かった。予定より少しだけ早く到着したので、角を曲がったところにあるコーヒーショップで温かいコーヒーを飲む時間があった。上の階のNICUへ向かって部屋へ入るとすぐに、いつもどおり「ザ・ドレッズ」は消えていた。向こう側の隅にあるエリカ・ドゥーグルの保育器のところにジョンがいるのを見つけた。

　「すばらしい夜だったよ」彼が言った。「分娩なし、入院なし、そして誰もクラッシュしなかった」

　彼にとってすばらしい当直の夜は、私にとってもすばらしいということで、2人の意見は一致した。今朝のように、ただ静かに音がしているときに比べると、NICUが大混乱のときに勤務に入るのは、たしかに難しかった。

　「エリカのクレアチニンは1.8だ」ジョンが知らせてくれた。彼は朝の検査結果を点検していた。午前5時頃に結果が出て、夜勤の看護師が届けていた。

　「うわー、インドメタシンを投与する本当にぎりぎりのところね」彼がまだ知らなかったことには触れないようにして言った。通常は、未熟児の場合、腎臓がどの程度よく機能しているかの指標となる血液中のクレアチニン値は、0.5以下だった。動脈管が開いた状態の未熟児は、クレアチニン値がもっと高いことが多く、ことによると1.0まで上がったが、それは主に腎臓にあまり血流が行っていないからだった。それよりも高い場合に、私たちは本当に腎臓のことを心配し、インドメタシンの投与を開始するかどうかを決めるために、1.5あたりを目安にしていた。

　「ロン・クライマンが、今月は指導医よね？」私はジョンに尋ねた。結局は、これは指導医が判断することだとわかっていたからだ。ロンは、私たちのフェローシップトレーニングプログラムの研究部長だった。しかし、エリカ・ドゥーグルのクレアチニンにとってもっと関連があったのは、全米を通じて名声を得ていた

彼自身の研究が、まさにその動脈管に焦点を当てているという事実だった。彼は生まれたばかりの子羊のモデルを作り出していて、そのモデルで彼は動脈管が開くか閉じるかを調整できて、動脈管についての多くの課題を研究した―たとえば、それがどのようにして自然に閉じるかとか、インドメタシンがどのように実際作用するかといったことだった。

「そうさ、今日から1カ月はロンに指導を受けられるよ」ジョンが答えた。「それから、この前彼と一緒だったとき、クレアチニンが1.8未満の場合に、彼は僕たちにインドメタシンを投与させたような記憶があるけど、間違ってるかもしれない」

ジョンがドアから出て家路につくとき、これから1カ月の臨床業務が自分を待ち構えていて、彼のほうはさしあたって今のところはそれをやり終えたことがわかっていたので、少しの間私の気持ちは沈んでいた。その後、自分のクリップボードを見て、仕事につき、8時に回診が始まる前に、今朝の検査結果を記入したり、小児科レジデントのジェンと話したりした。その回診は本来よりかなりゆっくりと進んだが、それは私たち―私、指導医、そしてその小児科レジデント―がみんな、新たに業務についたからだった。普通は、勤務の交代は少なくとも一日ずつずらして、患者たちについて何が起こっているか誰かがわかるようにしていたが、何らかの理由で、今月はそうなっていなかった。10時になって初めて、エリカ・ドゥーグルの保育器のところへ行き、ジェンが簡単な病歴と現在抱えている問題のリストを示した―彼女は器官系ごとにあげた。彼女は、心臓系は最後にとっていた。なぜなら、ほとんどの時間を使って議論すべきものだと思っていたからである。ロン・クライマンが、ジェンがエリカの肺疾患の悪化、より高濃度の酸素の必要性、全身にわたる体液貯留、そして境界線上にある腎臓機能―血清クレアチニン値を含む―について説明するのを注意深く聞いているのが見えた。

「彼女、小さなパフボール［ふわふわした素材でできたボール］みたいになってきてるわ」ジェンが言ったので、私たちはみんな、保育器の透明な壁を通してのぞき込んで、彼女の腫れぼったいまぶたとソーセージのような小さな手と足を観察した。

「開いた動脈管が彼女の腎機能にどの程度の影響を与えていると思うかい？ クリス」ロンが尋ねた。

「かなり」私はすぐに答えた。「腎臓に流れるべき血液が、代わりに直接肺循環に入っているわ」私は言ったが、それは私自身の知識をひけらかすというよりも、ジェンのためだった。

　「次に、動脈管とは別に、インドメタシンが彼女の腎機能にどの程度の影響を与えていると思うかい？」ロンが次に私に尋ねた。

　私はインドメタシンに関する基本方針を話した。つまり、動脈管を閉じるために未熟児に１回か２回投与された後は、腎臓の血流と尿の排出量がふつうは減少するということを知っていた。しかし、動脈管とその薬の間の相互作用、あるいはその相互作用のタイミングの測定方法が本当にわかっていたわけではない。

　「もしその動脈管がインドメタシンのために閉じ始めたら、腎機能が改善する、そうだろ？」ロンが促した。「動脈管の閉鎖は、インドメタシンの弊害をある程度相殺できる。もっとも第一に、彼女の腎臓に本質的に何か悪いところがなければだが」

　このアカデミックな議論で、私はロンに対して少しいらしてきていた。エリカのクレアチニンが異常に上昇していて、問題は、インドメタシンで彼女の動脈管を治療して腎不全の危険を冒すべきか、それとも外科的結紮(けっさつ)のために彼女をただ手術室へ送って手術によるあらゆる合併症の危険を冒すべきか、ということだった。未熟児の腎機能に対する動脈管の影響とインドメタシンの影響を、別々に検査するよい方法はなかった。私たちはただ、臨床判断をして、その後に何が起こるかを見なければならなかった。しかし、ロンはベッドサイドにおける臨床教育の達人で、私たちはさらに10分間、腎機能、動脈管、そしてインドメタシンのあらゆる側面について話し合った―いろいろな血流と尿排出の反応を示すいくつかの図を、ペーパータオルに描いたところで終わった。

　結局、ロンは最終判断を私に任せた。「さて、ということはどうなるかな？　クリス」彼は尋ねた。

　手がじっとりとして、胸が締め付けられるような感じがした。その広範囲のアカデミックな議論にもかかわらず、この重要な判断をするための情報がいかに限られているかがわかった。初めて担当した未熟児のジミーのことや、ちっちゃな未熟児の手術におけるさまざまな危険な場面を思い出しながら、深呼吸をしてから言った。「インドメタシンによる治療でいきましょう」

　そして、私たちは実行した。いつものように、ジェンが12時間ごとに投与され

るインドメタシン3回分を指示した。尿の排出量が減るので、与える輸液の量を減らし、これから3日間、血清クレアチニン値を毎日継続して検査するように指示した。

　エリカは、正午に最初のインドメタシンを投与された。その後まもなく、分娩室から移されてきた赤ちゃん2人と、地元のコミュニティ病院から搬送されてきた横隔膜ヘルニアの赤ちゃん1人で、NICUはかなり忙しくなった。その出生異常の赤ちゃんは、たいていの場合とても重症だった。なぜなら、腸が腹部から横隔膜にあいた穴を通って、一方の胸に嵌入し、そちらの側の肺を押し潰すとともに、心臓を押して反対側の健康な肺も圧迫するからだった。しかし幸いなことに、その赤ちゃんは驚くほど安定していた。ところが実際は、退院時診察のときに、抜け目のない小児科医がその問題を取り上げて、その赤ちゃんの心音は左側よりも右側で最もよく聞こえることを発見し、何が起こっているかを見つけるために胸部X線写真を撮った。

　レジデントと私は、記入すべき入院記録と指示書がたくさんあったので、深夜に赤ちゃん全員の様子を見るためにNICUを歩き回って初めて、エリカが正午にインドメタシンを投与されて以来、まったく排尿していないことに気づいた。彼女は朝の回診時よりも腫れぼったくなったように見え、聴診器で胸の音を確かめると、まだ動脈管の雑音が聞こえた。これは驚くべきことではなかった。なぜなら、動脈管を閉じるためにはインドメタシンを2、3回は投与するのが普通だったからである。しかし、エリカにはもっと速く効いたかもしれないと期待していた。私たちはジレンマを抱えていた。彼女に二度目のインドメタシンを投与すべきだろうか？　たとえ彼女が一時的に腎不全になったとしても、動脈管を閉じるためには明らかに必要だった。それとも、その時点では、インドメタシンが効いている可能性が低いということがわかっていたので、投与は先延ばしして、彼女が排尿し始めるのを待つべきだろうか？　深夜の回診を始める直前に、彼女の担当看護師がクレアチニン値を検査室へ送っていたので、私は検査室へ電話をして結果が出ているかどうか確かめた。結果は思わしくなかった。エリカのクレアチニン値は2.0まで上昇していた。

　私は、ロンに電話するほうがよいと判断した。彼はその夜当直の指導医だった。これは私にとって幸運だった。なぜなら、新たな指導医と、朝の回診で議論した

詳細について目を通す必要がなかったからである。

　私が状況について説明すると、ロンが私の予想どおりの言い方で私に尋ねた。
「さて、クリス、君はどうしたいんだ？」
　私はどちらにしようか思い悩んだ。二度目のインドメタシンを投与して、彼女の腎臓が完全に機能停止になって回復しなかったらどうなる？　実際にそうなったところを今まで一度も見たことはなかったが、その可能性はあった。これに反して、外科的結紮のために彼女を今すぐ手術室へ送ることはできなかった―彼女の腎不全のために―そして、それは彼女がその開いた動脈管と格闘しなければならないことを意味しており、もちろんそれは彼女の腎臓にとってよいことではなかった。問題は、朝の回診で話したものと同じだった。どちらが彼女の腎臓にとってより悪いか、インドメタシンか、それともその動脈管か？　再び、ジミーのことを思い出した。
「二度目の投与をして、彼女の動脈管が閉じることを願うのがよいと思います」心のなかで思っているよりもかなり強い確信を声に出しながら、私は言った。
　そしてエリカ・ドゥーグルは、午前1時に二度目のインドメタシンを投与された。そして3日間苦しみながら、彼女はおしっこをしなかった。一滴も。私たちは、彼女の輸液量を最小限度まで減らした―ちょうど水分補給されている状態に保って―それでもなお、彼女はピルズベリー・ダグボーイ［ピルズベリーは米国製ケーキミックスなどのブランド。その宣伝に登場するキャラクターの少年］のように見えるまで、ますます腫れぼったくなっていった。彼女のクレアチニン値は上昇を続けた。2.5、3.4、4.8、そしてついに6.1。そこまでクレアチニン値が上がって回復した未熟児は、一度も見たことがなかった。とても悪い兆候だった。
　私たちは、彼女の尿道にちっちゃな膀胱カテーテルを入れて、彼女がいつ排尿を始めたのかすぐわかるようにした。毎日数回、そして私が当直の夜の間、そのカテーテルを点検して、「金のしずく」がチューブの中に見えるかどうかを確認した。ときおり、彼女の恥骨上部を押して、彼女におしっこさせることができないか確認することまでやった。まったく出なかった。
　彼女がますます浮腫んで、余分な体液が肺の中にあふれ出るにつれて、私たちは人工呼吸器の回数と圧力を上げる必要があった。酸素の必要性も高まり、ついに最大限―100パーセントに達した。唯一よかったのは、動脈管の雑音だった。

第12章　Erica

二度目のインドメタシン投与を指示した翌日、それは消えていた。
　「それでもし彼女の動脈管が閉じているとしたら、なぜ腎臓がよくなっていないんでしょうか？」二度目の投与後の３日目の朝の回診時に、ロンに訊(き)いてみた。みんなで彼女の「フローシート」をぼんやりと見つめていたが、「尿排出量」の欄には、ゼロしか記載してなかったからだ。だって、これこそ私が臨床判断の根拠にしたのだから。私の判断では、動脈管のほうがインドメタシンよりは、腎臓にとって悪かった。そういうわけで、彼女のクレアチニン値が、最初はあれほど高かったのだ。しかし、もし私が正しければ、彼女の動脈管が少なくとも48時間閉じていたのだから、私たちは何らかの改善を目にし始めてもよかった。
　ロンは私の質問に対して適切に答えなかったが、明らかに、彼は私の判断に賛成していた。そうでなければ、彼から求められたどちらかの治療にするかの決断を、私にさせなかったであろう。
　その日遅くなってから、エリカのベッドサイドを歩きながら、さらにもう一回彼女のカテーテルを見た。それからもう一度確認した。本当なのだろうか？チューブの中に、実際に尿が入っていたではないか！　この驚くべき発見を確認させるために、彼女の担当看護師に連絡しながら、私はほとんど興奮を隠しきれなかった。彼女はすぐにやって来て、私がエリカの恥骨上部を押さえている間に、その小さなカテーテルに近づいてじっくりと見た。私たちは満面の笑みを浮かべながらお互いに顔を見合わせ、同時に叫んだ。「おしっこが出てる!!!」
　そして、エリカ・ドゥーグルの腎臓は生き返った。この最初の数滴を私が見てすぐ後、彼女は驚くほどの尿を排出し始めた。いわゆるATN（急性尿細管壊死）後利尿だった。だめになりつつある腎臓が回復するとき、最初は限度を超えてしまい、基本的にはすべて排出する。私たちはエリカに丸一日大量におしっこをさせてから、失った大量の水分を取り替えることをゆっくりと始めた。私たちの小さなパフボールが、あまりにもすぐに「しぼんだ」ので、あの夜勤務を終えてから２日後の朝に彼女を見たとき、彼女だとはわからなかった。ほんの２、３日以内に、彼女は文字どおり半分の大きさになった。NICUチームのみんなは大いに安心した―特に私は。外科の結紮(けっさつ)ではなく、インドメタシンで彼女の動脈管を治療すると判断をしたので、自分に最終的な責任があると感じていたからだ。
　その月がゆっくりと過ぎていくにつれて、私は消耗し始め、エリカと、動脈管

対インドメタシンという問題全体を考えずにはいられなくなった。後でわかったことだが、ロン・クライマンも同じだった。彼は、この1年間考えていた生まれたばかりの羊を使った実験について、私に話し始めた。私が胎児の肝臓での糖新生を調べていたドクター・ルドルフの実験室で研究しながら、彼はモデルを作り出して、それを使って生まれたばかりの羊の動脈管を閉じたり、開いたままにしておいたりすることができた。彼はまた、人工呼吸器につながれた生まれたばかりの未熟児の羊を蘇生させたり、安定させたりする方法を見つけ出していた。ちょうど私たちが、NICUの未熟児たちにしたように。そして、ドクター・ルドルフは、新生児の腎臓の血流と機能を測定する方法を開発していた。これらの方法をすべて合わせて、インドメタシンを生まれたばかりの動脈管がある早産の羊、あるいは動脈管がない早産の羊に投与して、それからインドメタシン、あるいは動脈管が腎臓に及ぼす影響—そしてもちろん、その両者による影響を測定するというアイディアを思いついた。

　それは、私にとってすばらしいアイディアのように思われ、なぜロンがフィジシャン・サイエンティストとして臨床と研究の両面ですばらしい評判を得ているかがわかった。それはまた、特に、胎児の糖新生についての私の実験と比較すると、とても臨床的に関連のある実験であるように思われた。そのローテーションの最後に、ロンから自分の新しい実験に参加してみないかと誘われたときは、わくわくした。私はそのことについて、えーと、ことによると1分間考えてから、イエスと答えた—私が抱えている他の実験や羊の手術とのタイミングがうまく調整できるならばの話だったが。これはまったく問題ないということがわかった。ロンとクリスティーンは、動脈管のコントローラーと、胎児が生まれた後に私たちが使う必要のあるカテーテルを配置しながら、羊の胎児に手術をすることになった。そして、実際に実験を行う日には、胎児は帝王切開で分娩させられ、私たちが通常未熟児に対して行っているやり方すべてを使って蘇生させられた。実際に実験を始める前に、安定させるのに数時間かかったので、午前中や午後の早い時間帯には実験室の別のプロジェクトに取り組んで、実際にその実験が始まるにつれて、私もチーム（ロンと、小児科集中治療医のフリオ・ペレス＝フォンタン）に加わることができた。ロンは、それぞれの羊に対してどのプロトコル［医学研究の詳細な計画］でいくかを決めた—インドメタシンを使うかどうか、動脈管を開い

ておくか閉じておくか、あるいはこれらをいくつか組み合わせるか。その後、実験が始まった―そして12時間後に終わった。

　早産の羊をケアしたり、2、3時間くらいごとにさまざまな測定をしたりするために待ちながらの12時間というのは、実験室で過ごすには長い時間だった。私たちは、政治、本、そしてときおり医学のことについて話した。音楽も聴いた。もっとも、それぞれ音楽の趣味はまったく異なっていたが。小さなテレビをひそかに持ちこんで、『マッシュ』や『ジェパディ！』［クイズ番組］を見たり、食事の時間になると食べるものを買いに出かけたりする者もよくいた。ロンは料理上手のフランス人女性と結婚していたので、上品な味を好む食通だった。フリオはスパイスのきいたメキシコ料理が好きだった。しかし、私の好みは、いつも冷やかされていたが、近くのファストフード店のハンバーガーとフライドポテトだった。

　私は腎機能検査や血流測定をして、最終的にデータを分析して、原稿を書くという点で、その実験に寄与していた。実験結果がまとまってくるにつれて、エリカについての自分の臨床判断が正しいということがわかり始めるのは、驚くべき経験だった。インドメタシンは、新生児の腎機能に対してたしかに悪い影響があったが、もっと悪い影響があるのは動脈管そのものだった。そして実際には、動脈管の問題が悪化すればするほど、インドメタシンの副作用も悪化した―たぶん、それがエリカの腎機能がインドメタシン投与後にかなり悪化した理由である。彼女の動脈管はとても大きくて、しばらくの間開いており、腎機能をめちゃくちゃにしていた。そして私たちが彼女にインドメタシンを投与したのは、ちょうど彼女の腎臓が機能停止しようとしているときだった。

　『アメリカン・ジャーナル・オブ・フィジオロジー』誌の原稿を書きながら、私は早産で生まれたばかりの羊は、人間の未熟児とは必ずしも同じではないということを心がける必要があった。しかし、動物のモデルにおけるこのやっかいな臨床上の問題をたくさん学ぶことによって、どういうわけか、自分の臨床判断がそのためにそれだけ有利になるはずだと感じた。私は、原稿が誌上で発表されて、このわずかな科学的知見が、他の新生児専門医たちと共有されるのが待ちきれなかった。初めて、私は医学研究の大きな可能性に感謝した―もっとも、私は個人的には、実際にそれを行う、しかもうまく行う自分自身の能力については、どっちつかずの状態だったが。

第13章　Anna
アンナ

　今日そうであるように、1980年代初期にサンフランシスコで生活するのは、特にフェローの給料では、たいへん苦労した。私は毎月、ギアリー大通りにある寝室が1つのアパートを借りるのに585ドル、アパートの建物内の駐車場（夜遅くに帰宅するために絶対必要なもの）に25ドル追加、食費として約50ドル、ミュニのバス［サンフランシスコ市交通局が運営するバス］定期券に15ドル、ガソリン代に10ドル—あの頃はよかった！—そして、医学部ローンに120ドルを払っていた。1982年にフェローシップのトレーニングプログラムを始めたとき、私の給料は税込みで年間15,500ドルだった。必要経費を合計して、毎月の手取額がたった1,100ドル、クリーブランドでのレジデント時代未満だとわかったとき、食費、住居費、交通費以外に必要なら、アルバイトを見つける必要があると思った。それに加えて、私は高校時代に着ていた服を着ることがまだ好きだったが、それらもすり切れていたし、エリックが優しく気づかせてくれたように—場合によってはひどく—流行遅れの服ばかりだった。

　フェローは、余分な仕事でへとへとになってしまうと、教育経験の効果が下がってしまうので、アルバイトはしてはいけないことになっていた。しかし、教授陣は私たちが（「財産」があることで有名な1名を除いて）みんなやっていることを知っていたが、見て見ぬふりをしていた。生活するためには、余分な金を稼ぐ必要があるのを知っていた。だから、サンフランシスコで暮らし始めた最初の月に、先輩フェローにどこでアルバイトをしているかを尋ねると、循環器内科のフェローのひとりが、市内のコミュニティ病院のひとつ、聖ルカ病院に、アルバイト口がひとつ空いていると教えてくれた。ERの仕事だった。聖ルカ病院のERはほどほどに忙しかったが、常勤の小児科医を雇用するほどの患者は診ておらず、次善の策をとっていた—最も忙しい勤務時間帯（一般的に夕方から夜間まで）にアルバイトの小児科医を雇って、小児科の患者を診させていた。私は小児科のレジデン

シーは終えており、小児科の資格試験を受ける資格があったので、まだトレーニングプログラムを受けていたとしても、一人前の小児科医だった。

聖ルカ病院のER医長と簡単な面接をした後、私は雇用された。平均して、6時間の準夜勤を月2回と、12時間の深夜勤を月1回することが求められた。NICUでの勤務がある月は、聖ルカ病院で勤務することはできないが、研究をする月なら勤務可能だった。その月は、臨床からの要請があまりなかったからである。1時間あたり50ドルという驚くべき金額が支給されることになっていた―サンフランシスコで借金せずにいるためにちょうど必要な金額だった。

最初は、「本物の」小児科医として役割を果たすことが不安だったが、2、3回勤務シフトをこなすと、リラックスできた。大人の患者を相手にするERの医師たちは、とても経験豊富で、何についても対応できたし、対応してくれた。裂傷、特に顔の裂傷について私を手助けしてくれたし、骨を接ぐというような、小児科レジデントとしては決して学ばなかったこともやってくれた。大部分は、咳、かぜ、耳の感染症、そして胃腸障害の子どもたち―典型的な小児科ERの客―を診た。親たちは、赤ちゃんがギャーギャー泣いたり、子どもが絶え間なく咳き込んだりしていると言って、よく壁をたたいたものだ―特に夜遅くに。彼女たちは、かかりつけの小児科医を困らせたくないか、あるいはそもそもかかりつけの小児科医がいないのだが、ERならいつでも開いていた。夕方のラッシュは、父親が仕事から帰宅してなんとか家事ができ、その間に母親がギャーギャー泣いている赤ちゃんをERに連れて行くことができる午後5時以降に始まることが多かった。私は、それらの疲れ果ててぼろぼろになった母親たちに心から同情していたが、自分自身に子どもができて初めて、赤ちゃんが泣いたり、子どもの咳をしたりするのをやめさせられなかったときに―特に朝の3時に―立たされる絶望の淵というものが、本当にわかった。

あるどんよりした2月の雨降りの日に、私は午後5時から午後11時までの勤務シフトに入るためにERに着いた。少なくとも今後1カ月は、この仕事の予定はなかった。なぜなら、今度の月曜日からNICUでのローテーションが始まる予定だったからだ。コート、ハンドバッグ、そしてぼろぼろになった『小児救急ハンドブック』を記録室のロッカーにしまっていると、ERの医長は午後6時に医療スタッフ食事会の予定が入っていると、本人から聞かされた。大人の患者を診るそ

のERの医師が出席できるように、私が２時間かそこら、代わりに大人の患者を診ることができるだろうか？　心臓麻痺とか脳卒中の患者といった本当の急患が入ってきたときに備えてその医師が近くにいるという条件で、私は引き受けた。「噴出」している、つまり下痢にかかっている赤ちゃんの治療が終わろうとしていたとき、大人の治療をするERの医師ランディが、検査室のドアから顔を出して、その食事会に行くところだと言った。

「記録室のホワイトボードに、僕のポケベルの番号を書いといたよ、クリス」彼は言った。「それに食事会は廊下をすぐ行ったところであるからね。本当の病人が来たら呼んでくれよ、いいかい？」

自分に対応できない場合は連絡すると私が言って安心させると、彼は出て行った。私がさらに２人小児科の患者—階段から落ちた幼児と、膀胱感染症になった10代の女の子—を診たところで、トリアージ担当の看護師が、最初の大人の患者のカルテを持ってきた。その「主訴」をちらっと見ると、その看護師がカルテの一番上に「咳」と殴り書きしていた。冗談でしょ、検査室に入りながら、私はひそかに考えた。そこには、私と同じ年くらいのビジネススーツを着た男性が、診察台に腰掛けて、咳をしたり、きれいなハンカチで鼻をかんだりしていた。

自己紹介しながら、性急に判断を下さないようにして本題に入った。「医師のグリーソンです」私は話し始めた。「それで、どうして今晩ERへ来られたんですか？」

少しむっとした表情を浮かべながら、彼は答えた。「俺のカルテ見なかったのかい？　２、３日前にひどいかぜをひいて、まだ咳が出るんだよ。それでいらいらするんだ。それを止めてくれるものが必要なんだ」

訊かずにはいられなかった。「でも、何が緊急なんですか？」ひっきりなしに咳をする子どものことで同じようにいらいらしている母親に対応するやり方だった。でも大の男に？

その男は、さらにむっとして答えた。「この咳のことで医者に診てもらわないといけない、そしてここのERは一日中やっている。かかりつけの医者に予約を取るのにどれくらい時間がかかるか知ってるか？　そもそもそんなことどうでもいいだろう？　あんたはドアから入ってくる人を診て、それで給料もらってるんだ」

私はため息をついた。ERの不適切な使用について彼と議論を始めるよりも、診

察をただ先へ進めて、何か薬の処方箋を出したほうがよかった。彼の他の病歴は平凡だった―ゼーゼー息を切らすことも、息切れも、寝汗も、体重減少も、吐血もなかった―喘息、結核、そしてがんのようなもっと悪い疾患の可能性は、事実上排除できた。それに、彼の診察結果はよかった。胸に聴診器を当てると、すばらしくはっきりとした呼吸音が聞こえ、ゼーゼーいう音はなかった。首や腋の下に不吉な発疹も、しこりもなかった。唯一見つかったのは、のどにあった小さな赤みで、それはたぶん咳による炎症が原因だった。

「軽い気管支炎です」私は説明した。「気管支樹の内面が、かぜで炎症を起こしていて、よくなるのに少し時間がかかります」

「確かめるためにX線写真を撮ったり、血液検査の指示をしなくていいのかよ?」私がもっと深刻なことを見つけなかったことに、彼は明らかに落胆しながら尋ねた。

「ノー、私は説明した。私が検査した結果や、発熱も他の何か深刻な兆候もないという事実から、X線も血液検査も必要なかった。

「じゃあ、咳には何を出してくれるんだい?」診察台から飛び降りて、病院着を脱ぎながら、彼は強い調子で尋ねた。「抗生物質か何か必要じゃないのか?」

「いいえ、抗生物質は必要ありませんね。ドラッグストアで買える咳止めシロップだけですね」笑わないようにしながら言った。彼は私をにらみつけながら、胸をむき出しにしたまま立っていた。今や、彼は本当に落胆していた。

「この役立たずの医者め」いきなりそう言った彼は、急いでシャツを着て、帽子とブリーフケースをつかみ、怒って部屋から大股で出て行った。

残っていた文書業務をしながら、トリアージ担当の看護師と目配せをした。彼女からは、大人の患者を相手にする医師たちも、患者から同じ扱いを受けることがあると言われて納得した。

「大きな赤ん坊ですよ、あの人たちは」次のカルテを私に手渡しながら、彼女はため息をついた。「私に言わせれば、2歳児よりもたちが悪い」

診察に入る前にそのカルテをちらっと見た。患者は4歳の女の子で、主訴は「親指が痛む」だった。

ケイシャという名前の、まじめな顔つきのずんぐりした小さな黒人の女の子が、母親の広い膝の上に座っていた。彼女は痛む親指を、反対の手でしっかりと握っ

ていた。母親の説明では、彼女は前の週に2、3日熱が出て具合が悪かった。よくなったが、今度は彼女が「サッキー・サム」と呼ぶ、いつもしゃぶっている親指［suckee は suck ＋ -ee で「しゃぶられる者」、thumb は「親指」で、「しゃぶられっ子の親指さん」といったところ］のことで訴え始めた。私が母親と話しているうちに、ケイシャはだんだん私に打ち解けてきて、私が聴診器の端に付けていた小さなコアラのぬいぐるみですぐに遊び始めた。私は診察を始める機会をとらえて、彼女が母親の膝の上にいる間に心臓と肺の音を聴いた。彼女は私に喉も見せてくれた。上着のポケットに入れておいた色とりどりの舌圧子のひとつを使った。彼女は耳まで見せてくれ、耳は大丈夫だった。最後に、親指を見せてほしいと頼むと、彼女は恥ずかしそうに差し出した。彼女の手を取って私の手の上にのせると、なぜ痛むのかが簡単にわかった。親指のつめの一方の側に、炎症を起こして腫れた赤いしこりがあった。「ちょっとしたけがよ」私がやさしく押さえると、彼女がそう言った。

　紛れもない爪囲炎（そういえん）のようだった──つまり、爪の下に生じる膿瘍──そして、ランセットで切開する必要があった。膿を出すことで圧力と痛みが和らぎ、治癒が早まった。私はその処置を、ケイシャと彼女の母親に説明した。麻痺させる薬を入れる間、2、3秒だけ痛みがあるが、その後は大いに楽に感じられるはずだった。私はドアから顔を突き出して、ERの看護師のひとりを呼んだ。2、3特別なものが必要だったし、親指をランセットで切開している間、その小さな女の子をしっかり持ってくれる人が必要だった。それほど小さくもなかったが。

　あれこれ考えてみると、その処置は実に順調に進んだ。しかし驚くべきことに、腫れて炎症を起こした親指の部分を、小さく、そして深めに直接切開しても、膿は出てこなかった。一般に、爪囲炎（そういえん）をランセットで切開するのは、にきびをつぶすようなものだ。私がもう少し近くでその親指を見ようとかがみこむと、ケイシャのほうはもうたくさんだと思ったようだ。彼女は、看護師がつかんでいた手をさっと引っ込め、私の顔を押しのけた。もう私にできることはあまりないことを母親に説明し、液体の抗生物質1週間分の処方箋を書いた。ERの看護師はその傷に小さなバンドエイドを貼った後、親指全体を保護するゴム製の指サックをかぶせた──傷口を清潔に保ち、彼女が親指を舐めないようにするためだった。ケイシャは、おしゃぶりの役目も果たしている大好きな指に触ることができなくなってうれし

くなかったが、自宅に持ち帰ってもよいおもちゃをひとつ選ぶために、おもちゃの入った箱のところへ連れて行かれると目を輝かせた。文書業務を終えた私は、爪囲炎(そういえん)に加えて他に何かケイシャの親指に悪いところはないかと、しばらく考えた。1日か2日したら、かかりつけの小児科医に再診してもらうように勧めておいてよかったと思った。その後すぐに、ERはかなり忙しくなって、ケイシャの親指のことはすっかり忘れてしまった。

　1週間後、NICUで4週間続くローテーション第1週目の最後に、私は夜の当直を担当していた。きつい勤務だった。すでに2人の患者が亡くなった以外に、アンナという名前の未熟児がいた。彼女は、指導医たちのほとんどが長い間診てきた最悪の肺疾患を抱えながらも、生き続けていた。気胸—小さな肺の破裂—の治療のため、彼女はすでに4本の胸腔チューブをそのちっちゃな胸に入れていた。1週間終わった、あと3週間だ、フェロー用のオフィスの引き出し式のソファーベッドで、1時間ほど横になりながら考えていた。自分の頭をチクチクする病院の枕に乗せるまで、私は自分がどれほど疲れているかわかっていなかった。勤務のときはいつも疲れているが、その夜はそれまでよりもっと疲労感があった。電話のベルが聞こえないのではないか、さらに悪ければ、分娩やNICUで緊急の問題が発生した場合でも、起き上がることができないのではないかと心配だった。そして、横になりながら、その日早くに気づいていたアフタ性口内炎がさらに気になり始めていた。いつものアフタ性口内炎よりさらに痛みがあり、刻一刻と大きくなっているように思われた。

　なんとか眠ったが、1時間くらいして、耳障りな電話のベルで不意に起こされた。電話は自分で頭元に置いていた。私はめまいがして、熱っぽく、ベッドから這い出してアンナを診るために上の階へ行くときには、方向がわからなくなっていた。彼女は再び、急に青くなったのだった。レジデントが、彼女はまた気胸になったと考えていたので、X線写真を見ると、私の心は沈んだ。彼の考えが正しかったのだ。2本の胸腔チューブによって、肺の両側から余分な空気が抜き取られていたにもかかわらず、さらに空気がたまり、その余分な空気が、かわいそうに彼女の小さな肺の残っている部分に負担をかけていた。5本目の胸腔チューブを入れても役に立たないと思った。彼女のちっちゃな胸壁を見ながら、さらに入れるだけの余裕はないと思った。チューブやモニターの電極がほとんど隅から隅

まで覆っていた。代わりに、すでに入っているチューブのなかで、胸部X線写真で見える余分な空気に最も近いものを、別の場所へ移すことにした。これはもちろん、レジデントではなく、フェローがやるべき仕事だった。もっとも、彼はしきりにその処置をやりたがっていたが。フェローは、胸腔チューブについてはレジデントよりもはるかに多くの経験を積んでいたし、すでに入れてあるチューブを操作することは、簡単に教えられるものではなかった。

　私は、アンナにさらにモルヒネを投与する指示を出し、無菌ガウンを着た。彼女はそのとき、気胸の影響をさらに強く受けていた。心拍数が落ち始め、顔色はひどかった。幸いなことに、保育器に入っていなかったので、その処置をするときに、彼女に触ることが制限されずに済んだ。呼吸療法士は、彼女が横たわっている保温テーブルの片側に立って、手で「バッグしていた」。私はその反対側で処置をしていた。私は、手術帽とマスクはつけずに無菌手袋だけをつけて、その処置を進めていくことにした。後に、私はその判断で何度も何度も苦悩することになった。

　胸腔チューブを覆っている包帯を外し、チューブを固定している縫合糸を切りながら、私の手は震えていたが、私自身も震えていた—後でわかったことだが、熱と悪寒が原因だった。レジデントに指示をして、その赤ちゃんの位置を少し変えさせ、私はチューブを前後上下に動かした。それは吸引器に接続されていたので、余分な空気がいつ透明なチューブを通って突然戻ってくるかがわかった。アンナの心拍数がすぐに上昇し、彼女がだんだんピンク色、あるいは少なくとも彼女らしい薄い青色になると、みんな安心した。5本目の胸腔チューブを入れることなく余分な空気を抜くことに成功し、一時的に彼女を安定させて、ともかく人工呼吸器にまたつなぐことができた。

　いつもは、処置をうまく終えると、心が温かくなり気持ちが高揚した。しかし、アンナのベッドサイドにあったクッション付きのロッキングチェアに腰を下ろすと、最悪の気分だった。処置についての簡単な記録を彼女のカルテに殴り書きするのが精一杯だった。何が起こったのかを知らせるために、彼女の両親に連絡すべきだとわかっていたが、レジデントに任せた。口に激しい痛みがあったが、アフタ性口内炎の部分だけでなく、口全体が痛かった。あまりにも痛くて、口がきけなかった。

夜はその後、ロッキングチェアに座って、うつらうつらしていたが、夜が更けるにつれて、ますます気分が悪くなっていった。幸いなことに、アンナは安定したままで、位置をずらした胸腔チューブが、余分な空気でぶくぶく音を立て続けていた。そして、レジデントの手に負えないハイリスクの分娩もなかった。
　朝までには、自宅に戻らなければならないと思っていた。あまりに具合が悪くて、仕事は無理だった。同僚フェローに代わりを務めてもらう必要があった。それは初めての経験だった。どういうわけか、私はいつもなんとかして、かぜ、喉頭炎、そして「得体の知れない病気」—小児科レジデントならみんながトレーニング中に最低一度は罹（かか）る—のときでさえも、ずっと仕事をしてきた。しかし、今回は違った。あまりにも気分が悪くて、NICUから直接ERか、せめて医師のところへ行くことを実際に考えた。もっとも、私にはかかりつけの医師などいなかったのだが—私のように医学トレーニングを受けている者にとっては、まったく珍しいことではなかった。
　申し送りをした後、その日は終わりにして帰る前に、私はNICUの指導医フィリップに口を診てほしいと本当に頼んだ。そのときまでには、歯ぐきがすべてばらばらになるような感じがしていて、ほとんど飲み込むことができなかった。新生児専門医になる前、フィリップが2、3年間小児科の開業医だったことは知っていた。もしかしたら、彼はこんな状態を以前に診たことがあるかもしれなかった。彼は、舌圧子を使って私の舌をやさしく押さえながら、電灯の明かりを当てて私の口の中をのぞき込み、歯を通して口笛を吹いた。
　「実にひどいぞ、クリス」彼はまじめに言った。「何らかのウイルス感染みたいだな。ヘルペスの可能性だってある。医者に診察してもらわないと、大変なことになるぞ」
　「ヘルペス？」私は茫然としながらぶつぶつ言った。「どうして私が口唇ヘルペスになるの？」
　もちろん、陰部ヘルペスについては何でも知っていたが、個人的にそれに罹（かか）っている人は知らなかった。新生児専門医として、私たちはいつも、赤ちゃんが生まれるときに、母親の陰部ヘルペス病変からヘルペスに感染することを心配していた。ヘルペス感染症になると、赤ちゃんは、特に未熟児の場合とても具合が悪くなり、死亡することもあった。口唇ヘルペスは単純疱疹を引き起こし、赤ちゃ

んは単純疱疹からヘルペスに感染することもあり、同じように具合が悪くなる。しかし、どういうわけか、私たちはそれを陰部ヘルペスほどは心配していなかったし、それに加えて、陰部ヘルペスとは異なり、口唇ヘルペスに罹っている人は、口の周りに単純疱疹があるので見つけやすかった。親やスタッフは、単純疱疹があるときはいつでも、マスクを着用して十分手洗いすることが求められた。私は、単純疱疹のある人で、自分が接触した人がいたかどうか思い出せなかった。後に、医学部の頃に学んだことを、忘れてしまっていたことに気づいた。ヘルペス感染症に初めて罹るときは、それが陰部ヘルペスであれ、口唇ヘルペスであれ、単純疱疹のような典型的な病変はない。再発性で二次感染したときにだけ、それは出てくるのだ。

　その日どうやって帰宅したのか、思い出せない。覚えているのは、その日午後遅くまでには、口があまりにも痛くて一日中食べることも飲むことさえもできなくなったことだ。熱があって液体を飲むことができないと、あっという間に脱水症状になってしまう。少なくとも静脈点滴をしてもらいにERへ行って、さらには自分が実際に何に罹っているのか調べる必要が本当にあった。近所に住んでいるナースプラクティショナー［大学院修士課程を修了し、一定の医療行為を行う資格を有する登録看護師］に電話すると、彼女は車で私を病院へ連れて戻り、診察を受けるのにいつもかかる１、２時間、そばについていてくれた。口内の細菌が培養され、水分を補給するために１リットルの点滴を受けた。ERの医師は、本当にヘルペスのようだと言って、液体のエリスロマイシンを出してくれた―彼によると、それは口の中でごろごろ回すときにはものすごく痛いが、その後は２、３分間痛みをなんとか和らげて、何か飲むことができるようになる抗生物質だった。どこで私はこの感染症に罹ったのでしょうか？　私は訊いた。彼は肩をすくめて、たぶん絶対にわからないだろうと言った。その後、彼はとても興味深い質問をした。幼い子どもの診察をしましたか？　そして、もしそうならば、親指が痛む子どもを最近診察したことがありますか？

　ケイシャだ！　聖ルカ病院で診察したあの女の子だ。彼女の親指がヘルペスに罹っていたのだろうか？　そういうわけで、私がランセットで切開したときに膿が出てこなかったのだろうか？　彼女の親指の様子や、私がそれに対して行った処置を説明して、そのERの医師に尋ねた。「彼女がヘルペスに感染していたと思

いますか？」

　そのERの医師は、もう少しで笑い出しそうになりながら説明した。「疱疹性瘭疽をランセットで切開したのか！」彼は続けて、医学部小児科臨床課程のときから覚えておくべきことを、私に思い出させた。子どもが初めて口唇ヘルペスに罹ったときは、「喉」または口の痛みを伴うウイルス性熱病になる—ちょうど今の私のように。ただ、子どもの場合ほどはひどくなかったが。単純疱疹は、もし結局出てくるとしても、それはヘルペスウイルスが現れるにつれて、後で突然現れた。その原疾患の時期に親指をしゃぶっていた子どもは、その親指を小さい口の中に入れるので、ヘルペスが口に落ち着き、ちょうど爪囲炎のような痛みが生じるが、そうではなかった。そういえば、ケイシャの母親が話していた。ケイシャは親指を痛がる2、3日前に、このウイルス性疾患に罹っていたと。それが、ケイシャの最初のヘルペス感染症だったに違いない。そして、彼女の痛みは疱疹性瘭疽だったに違いない。そんなことをしても何にもならないから、それをランセットで切開しないようにと、私たちはかつて教わっていた。彼女の指はただ炎症を起こしていただけで、感染症に罹っていたのではなかった。

　不意に、私がランセットで切開した後にケイシャが親指を引っ込め、私の顔を手で押しのけたことを思い出した。その手で感染したに違いなかった。もし私の口内細菌がヘルペスに対して陽性という結果が出たら、そういうふうにして私はたぶん感染したのだ。それでも—どうやって感染したかがわかっても—私の気分は少しもよくならなかった。

　次の週、私はベッドで過ごし、人生で最も具合が悪かったが、定期的にあのエリスロマイシンを口の中でごろごろ回すと、1分くらい焼けつくような痛みがした後、口がしびれて液体を飲むことができた—最初は水だけ、その後だんだん炭酸入り清涼飲料を。体重が110ポンド［約49.9キログラム］あった体格から10ポンド［約4.5キログラム］減り、カクテル用のマドラーのように痩せた気分になり始めた。ERから口内細菌の培養結果について電話があり、口唇ヘルペスが陽性だった。本当だったのだ。たぶん、ケイシャの痛む親指を誤診したことが原因で感染したのだ。

　電話を切りながら、突然アンナのことが頭に浮かんだ。最後の当直の夜、そのほとんどを費やした気胸の赤ちゃんのことを。しまった、私は思った。彼女にヘ

ルペスをうつしてしまっただろうか？　彼女の胸腔チューブの再配置をする前に、どのようにしてマスクを装着する時間がなくなってしまったかを思い出した。ガウンや手袋を着用する前に、手をよく、本当によく洗っただろうか？　私はびっしょり汗をかいてそこに横たわっていたが、その汗は発熱していたからだけでなく、私のなかに芽生えた恐ろしい不安からでもあった。ヘルペスの潜伏期間は1、2週間だということは知っていたので、アンナが私からヘルペスに感染したかどうかは、少なくともその間はわからなかっただろう。しかし、「疑うための高い指標」が必要だった。つまり、彼女のケアをしている人たちは、彼女はさらされていたので、もし彼女の病状が大きく悪化するなら、ヘルペスを考慮することができるということを知っておく必要があった。治療は可能であったが、もしその病気に関わるのが遅すぎると、それはあまり効果がなかった。すぐにNICUに電話をして、私が何に感染しているかを知らせる必要があった。

　私は、フェローのデイヴと話をした。彼は私の代わりを務めるために実験室から出てきたところだった。「本当にヘルペスだったわ」私は言ったが、不用意に私は泣き始めていた。「あの晩当直をしていたときに、NICUの赤ちゃんを何人か危険にさらしてしまったんじゃないかと、とても心配なの」私はすすり泣いた。「特にアンナよ、重い肺疾患で胸腔チューブだらけのあの子」

　デイヴのおかげで、手と手の接触によってヘルペスがうつることは難しい—普通は、たとえば口のような粘膜と別の粘膜との間の接触によって引き起こされるということを、私は思い出した。そうは言っても、私がそもそもどうやってヘルペスに感染したと考えているかを、彼に話した。そして私たちは2人とも、少なくとも2週間が過ぎ、NICUの中の誰もヘルペス感染症と診断されなくなるまでは、ほっと一息つくわけにはいかないということがわかっていた。それから、私たちはNICUの赤ちゃんたちのことを話した。そのうちのひとり、アンナは依然としてそこにいたが、相変わらず不安定だった。デイヴは、その前夜に胸腔チューブの1本を交換しなければならなかった経緯を話してくれたが、それはチューブがうまく機能しなくなり、彼女がまた気胸になったからだった。かわいそうにあの赤ちゃんは苦しんでいたが、なぜだろうと私は思った。彼女がこの最初の2、3週間を生き延びて、最終的にその痛々しい胸腔チューブが外れたとしても、たぶん恐ろしい慢性肺疾患を発症し、結局はそれが原因で死んでしまうはずだった

——人工呼吸器につながれ、100パーセントの酸素を供給されたまま。

　その苦しい週のある夜、エリックがやって来てスープを作ってくれた——最初から。とても感動したし、私たちの関係が当時、いわゆる「破滅に向かって」いたので、なおさら感動した。2、3週間前、「結婚の約束」について激しくやり合った後、私たちはどういうわけかお互いに、しばらく他の人とデートすることにした。そのスープはたぶんおいしかったが、それはトマトスープで、一口飲みながら、私たちは酸っぱいと気づくのが遅すぎた。飲む前に強力なエリスロマイシンを口の中でごろごろ回していたにもかかわらず、とにかく口の中が痛かった。それでも、そのトマトスープとそれを作ってくれたエリックの努力のおかげで、私たちは以前に比べてひとつになったようで、婚約に向かっていると私は思った——その後何回か破局しそうになるとは、そのときの2人にはわかっていなかったが。

　その週の終わりまでに、エリスロマイシンでまず口の中をごろごろしなくても、液体が飲めるようになり、私はやわらかいものを食べ始めた。熱も下がり、たしかに快方に向かっていた。デイヴは私にNICUの子どもたちについての最新情報を絶えず知らせてくれた——これまでのところヘルペスはなかった。もっとも、もしかしたらもう感染したかもしれないと、みんな思っていたが。赤ちゃんが感染症の兆候を発症したときはいつでも、ヘルペスの培養が、決まって行われる敗血症の精密検査に加えられた。デイヴと私は、彼がNICUでの4週間のローテーションで中止された私の残りの3週間を引き受け、私が復帰したら、彼が勤務につくことになっている3週間を働くことにした。それによって、私は回復するための時間が十分確保でき、もしかすると、執筆中だった研究報告のための研究までできるかもしれなかった。

　NICUから自宅へ帰って2週間ほど経過した後のある朝、目が覚めた私は、シャワーを浴びてから歯磨きを始めた——ここ数日やっとできるようになっていた。そして、異様なことが起きた。練り歯磨きと水が、口の左隅から垂れ始めたのだ。もう一回水をぐいっと飲んでから口の中でごろごろさせたが、同じことが起こった。鏡をのぞき込むと、口の左側あたりの大きなしわが、右側と比べるとあまり目立たずに垂れ下がったように見えた。そして、目をきつく閉じようとしたとき、左目が部分的に開いたままだった。突然頭に浮かんだ。いわゆるベル麻痺になったのだ——まるで脳卒中を起こしたかのように、顔の左側が部分的に麻痺していた。

エリックが泊まっていたので、私は彼がコーヒーを飲みながら新聞を読んでいた台所に駆け込んだ。

「私の顔、何かおかしくない？」私は尋ねた。

私が口を開け閉めしたり、目をぎゅっと閉じようとしたりしているのを、彼はいぶかしがりながら見ていた。

「ああ、ちょっと偏って見えるな、特に目を閉じようとするときに」彼は言った。「でも、もし君が見てくれって頼まなかったら、気づかなかっただろうね」

エリックがただ情け深いのではないと期待しながら、それは安心だと私は思った。たとえ私が、まるで顔の左側がすべてゆるんでたるんだ状態で、ただそこにぶら下がっているかのように感じていたとしても、少なくともそれは彼には明らかではなかったのだ。私は医学部時代に使っていた内科のテキストを引っぱり出して、ベル麻痺の頁を開いた。思ったとおり—疑わしい原因のひとつはヘルペスウイルスで、それは見たところでは顔面神経に潜伏するのが好きだったらしい。私ってついてるわ！　最初がこの恐ろしいヘルペス感染症、そして今度は顔面麻痺。悪化しないことを、そして何にもましていつまでも続かないことを、ただ祈るしかなかった。

1週間後、私のベル麻痺はまだ残っていたが、それでも悪化はしていなかった。あご全体に練り歯磨きと水を垂らすことなく歯を磨くことができるようになり、どこか悪いところがあると誰にも疑われることなく、ゆっくりと食べたり飲んだりすることができた。唯一私ができなかったことは—少なくともあまりうまくできなかったことは—クラリネットを吹くことだった。サンフランシスコ音楽院で受講していたクラリネットのレッスンを、私は一時中断していた。あの朝NICUを後にしてから3週間が経っており、仕事に復帰してデイヴを実験室へ戻らせてあげるときだった。2週間という時間が経過しても、赤ちゃんが誰も、アンナでさえもヘルペスという診断を受けなかったとき、私はとても安心した。

今度は、デイヴと私は、サーフランシスドレークホテルのルーフトップバーに座ってマンハッタンを飲みながら、今では慣例となったNICUの申し送りを行っていた。アンナはもはや、そのリストで最も病状の重い患者ではなかったが、彼女は私たちがほとんどの時間取り上げて話をしていた患者だった。私たちみんなが懸念していたように、彼女は重篤な慢性肺疾患を発症した。彼女の胸腔チュー

ブはすべて外れていたが、彼女の膨らみすぎた小さな肺は、胸部X線写真ではスイスチーズのように見え、囊胞（のう）と瘢痕でいっぱいだった。生後4週間経過した今、彼女はまだ高圧で人工呼吸器につながれ、ほとんどの時間100パーセント濃度の酸素を呼吸して、かろうじて彼女をピンク色に保っていた。彼女の予後不良を改善するために私たちにできることは、もしかしたらステロイドを投与すること以外には、あまりなかったのかもしれない。ステロイドは強力な抗炎症薬だったが、成長―特に脳の成長と発達―を損なうので、そして赤ちゃんをより感染症に罹（かか）りやすくするので、私たちはそれを使うのを好まなかった。しかし、赤ちゃんがそのようにひどい慢性肺疾患になったとき、ステロイドが奇跡をもたらすことがあった。事態をかなり劇的に好転させ、その結果、少なくとも一時的に、人工呼吸器の高い圧力と酸素の量を減らすことができる場合があった―その両方とも、脆弱で発達中の肺に損傷を与えていた。私はデイヴから、NICUのチームがその前日にアンナの両親と長時間話しており、リスクがあるにもかかわらず、彼女に強力なステロイド、デキサメタゾンの投与を開始することで意見が一致したと聞いた。私は、自分がアンナにヘルペスをうつしていないことでとても安心した。ステロイドは、感染症、特にヘルペス感染症に罹（かか）っている赤ちゃんに投与する最後のものだった。なぜなら、その薬はすでに脆弱になっている免疫システムを損なうからだった。

　翌日NICUへ復帰できたのは、すばらしかった。もっとも、私の顔はまだちょっとたるんでいて、減った体重が2、3ポンド［約0.9～1.4キログラム］しか戻っていなかったが。回診でアンナの保育器のところへ行ったとき、彼女が大きくなっていることと、胸から突き出ていたチューブもすべてなくなってかなり元気そうに見えることに驚いた。その後、担当の看護師が人工呼吸器の酸素濃度を調節するダイヤルを指さした。彼女がたった30パーセント濃度の酸素しか必要としておらず、100パーセントの酸素が必要だったときよりもピンク色になっていて、私たちはみんな驚いた。人工呼吸器の圧力も下げられていた―その前日のおよそ半分だった。ステロイドにそれほど劇的に反応したことを、今まで誰も見たことがなかった。回診中は、レジデントたちに、この劇的な反応は彼女の慢性肺疾患が治ったということを意味してはいないと気づかせて、熱狂したい気持ちを抑えた。ステロイドの投与は、明日から減らす必要があり、2、3週間以内に投与をやめ

るまで、徐々に減らしてくのが目標だった。投与が減るにつれて、酸素濃度と圧力はたぶんまた上がっていくはずだった。そしてもちろん、私たちはみんなステロイドの副作用―彼女の免疫システムと脳への影響―について心配していた。しかしそれでも、私たちはみんな、少なくともステロイドの劇的な肺への影響が持続して、人工呼吸器が外れ、新しくて健康的な肺の組織が成長することを期待していた。そして、結局は生存することを、私たちは願った―深刻な慢性肺疾患もなく、脳の発達が阻害されることもなく。

　アンナは、本当に生き残った。ステロイドの投与を開始して1週間後、彼女は人工呼吸器を外し、2度とそれを必要とすることはなかった。彼女は自分の出産予定日に退院して自宅へ戻る予定だった。生後4カ月で、まだ酸素は必要としていたが、ステロイドは必要なかった。生まれた直後のひどい状態を考えれば、驚くほど普通だった。彼女の胸壁には、胸腔チューブが入っていたことを示す5つのしわの寄った小さな傷跡があった。それでも、その傷跡はどれも、彼女のちっちゃな乳首に近すぎることはなく、乳房の発芽が、年頃になるのを隠れて待っていた。

　彼女のプライマリーナース［受け持ち患者のケア立案から評価まですべての責任を負う］が、ポケベルで彼女の退院日を知らせてくれていたので、私はさよならを言いに来ることができた。両親は、一番上にピンク色の文字で大きく「卒業おめでとう、アンナ」と書かれた大きなケーキを持ってきていた。彼らがケーキを切って、スタッフや他の子どもの親たちに配っている間、私は彼女を抱かせてもらった。彼女は帰宅用の服装に着替えていたが、それはやわらかくてかわいらしいワンジーズ［米国製の上下一体型乳児用ボディースーツのブランド名］で、それによく合うブーティー、帽子、そして毛布もあった。

　彼女を胸に抱き寄せて近くのロッキングチェアに座りながら、彼女の心臓が鼓動し、胸が上下するのを感じることができた。自らを小さな携帯用酸素タンクにつないでいる一定の長さのビニール製チューブをテープで鼻に装着していたが、彼女はまったく普通の赤ちゃんで、唇はキューピッドの弓の形で、ふっくらした小さな頬はすばらしいピンク色だった。私は彼女のやわらかくてふかふかした小さな頭をなでながら、彼女の具合がどれほど悪かったか、私たちがみんなどれほど悲観的だったか、そして自分が彼女にヘルペスをうつしたかもしれないと考え

てどれほど苦悩したかを思い出していた。今や彼女は、現実の世界へ歩みだし、人となる準備が整っていた—運がよければ、それは彼女がなるように運命づけられている人であり、極端な早産による精神遅滞、脳性麻痺、あるいは視力低下といった障害のある女の子ではなかった。しかし、どんな新生児であれ、月満ちて生まれてきた健康的な赤ちゃんでさえも、その最大の可能性を本当にわかっている人がいただろうか？　赤ちゃんがもって生まれたものの他に、とても多くのことが、その人が最終的になる人を形成するのだ。NICUの中で、私たちは赤ちゃんを救い、その過程であまりにも多い損傷を与えるのを避けるために、最善を尽くすだけである。

　アンナのはっとするような青い目をのぞき込みながら、この上ない満足感に浸り、心が平穏に保たれるという、めったにない瞬間を迎えていた。新生児専門医になることを選択するときに、正しい判断を下したことにとても自信があった。この温かくて、生きている、呼吸している小さな人間を少し強く抱きしめ、彼女のようなもっと多くの赤ちゃんを救う手助けができることを願った。

第14章 Harry（ハリー）

　ハリーは、おそらく間違いなく、これまで私がケアした赤ちゃんの結末としては、最悪のもののひとつだった。しかし、どんな悲観的なことにも、楽観できる半面があった。彼がメリーランド州の小さな町で生まれたのは、私自身が個人として、また専門医として成長していく次の段階に入って１年目のことだった。医学部４年間、小児科レジデンシートレーニング３年間、そして新生児科フェローシップトレーニング３年間の後、私は資格試験に合格して新生児専門医となった。そしてそれは、私が初めて本物の仕事を求めるということを意味していた。

　1980年代、新生児科の仕事のほとんどは「アカデミック」、つまり大学の仕事で、そこでは「三拍子揃った人」—傑出した臨床医、教師、そして自分の時間の多くを研究に捧げる研究者—になることが期待された。大学医学部と連携していて、レジデンシーとフェローシップのトレーニングプログラムを有する教育病院に、教授陣のひとり、一般的には助手、あるいは講師として雇われた。普通は、それが新生児学を実践することができる唯一の道であった。なぜならば、当時のNICUのほとんどは、アカデミックな医療センターの中にあったからである。アカデミックではない新生児科の仕事は、ほんの２、３しか手に入らなかった。フェローシッププログラムの同僚のひとりであるジョンは、オレゴン州ポートランドで増大中のグループ診療の仕事を手に入れた。アカデミックな世界へ引きつけられたけれども—それは私が知っているなかで、実際に唯一の新生児学の世界だった—ジョンが選んだ開業の仕事におけるある側面が、とても魅力的であるということが私にはわかった。それは、フェローシップトレーニングの間に行ったことすべてのなかで、私は赤ちゃんのケアをすることが最も好きだったからで、彼がやっているような仕事なら、私は赤ちゃんのケアをするだけでよかった。誰かを教育する必要はない、連邦政府の研究助成金を獲得する期待もない、「論文を発表せよ、さもなければ死を」［大学教員としての心構えを示した格言］のプレッシャー

もない、昇進への不安もなかった。研究というものは、私にとってはとても難しいということがわかっていた。自分の時間の75パーセントを実験室で過ごす—そしてそれでは十分ではないと考えている—アカデミックな新生児専門医に適しているという自信がなかった。研究をするとか、医療管理をするというのは、私が医師になった理由ではなかったし、それは、私が最も楽しむものではなかったし、少なくとも私のキャリアのその時点では、私が得意とするものではなかった。私は、1年に8週間から12週間のNICUにおける臨床指導医としての時間を、自分にとっての単なる「作業療法」にしたくはなかった。

しかし、結局のところ、私には仕事の選択肢があまりなかった。当時は、就職活動について言えば、それは同窓生をひいきする、かなり「学閥クラブ」的なものだった。フェローシッププログラムの部長や研究指導者が、同輩から大学教員の勤め口の可能性ついて耳にすると、ひょっとすると電話をかけ始めたり、あるいは全国研究集会の場でとにかく名前を出したりした。1984年に私が仕事を探し始めたとき、アカデミックですばらしい新生児センターはかなり少なかったので、その結果、よい勤め口は少ししかなかった。新生児科フェローを卒業する者たちは、非常に恵まれた地位を得るためにお互いに争うだけでなく、昇進する（あるいは、ときには格下げになる）準備ができているもっと経験を積んだ新生児専門医たちとも争った。サンフランシスコにとどまることを一時的に考えたことの他に、私はその年、3つのアカデミックな就職口を見るように誘われた—南カルフォルニア大学、ニューメキシコ大学、そしてジョンズ・ホプキンス大学を。

それぞれの大学の所在地であるロサンゼルス、アルバカーキ、そしてボルチモアを訪ねて、そこのプログラムと、私がサンフランシスコのプログラムについて知っていることを比較した結果、私はボルチモアに決めた。一つには、ホプキンスという名前がその理由であることは否めなかった。ホプキンスについて聞いたことがない人などいなかったし、あれほど有名で評価の高いアカデミックな医療センターの職を考えてもらったことだけでもわくわくした。新生児科の部門は小さく、そこの部長（その地位を5年後に私が引き継ぐことになっていた）が、羊の胎児の生理学に関する研究経験のある人物を求めていたのだ。ホプキンスのグループは脳の研究に重点的に取り組み、私は発達中の肝臓や腎臓に焦点を合わせていたけれども、それは私にとっては大きな問題には思えなかった。基本的な研

究手順はわかっていたし、すでに「生産性」を示していた―つまり実際に医学専門誌に2、3編の論文をなんとか発表していた。その職を受けた翌日、仕事から帰宅すると、アパートのドアの前にはたくさんのバラの花があった。添えられたカードには、「ようこそ、われわれのグループへ」と書いてあった。32歳になって、私は初めて本物の仕事を手に入れた。そして、私は二番目の夫を連れて行くことになった。

　エリックと私は、3年にわたる私のフェローシップトレーニングの間は不安だらけの関係だったが、ついに私たちは思いきってやってみることにして、結婚した。私たちは一緒にボルチモアへ引っ越し、エリックは『ザ・ウォール・ストリート・ジャーナル』紙の仕事をやめて、別の種類のことを執筆する記者になった。サウサリート［カリフォルニア州マリン郡にある小都市］でアルタミラホテルの向かいに長老派教会を見つけたが、そこにはすばらしいスコットランド人牧師もいた。その教会には、私たちが希望するどんな曲でも演奏してくれるすぐれたオルガン奏者もいた。エリックは最初に、ローリングストーンズの「無情の世界」［1969年発表の曲］を退出時の賛美歌としてリクエストした。それが好きだったからだ―しかし、それが式の出席者にとって、別の意味をもっているかもしれないことがわかっていなかった。サウサリートで花屋を見つけたが、そこの主人は魔術師を自称していた。私たちは予算をかけない結婚式をしたが、チョコレートのウェディングケーキの一番上には、新郎新婦を表す羊毛で作った雄羊と雌羊が載せてあった。このときまでに、私はドクター・ルドルフの実験室でとても身近で研究していたため、羊がとても好きになっていた。

　ホプキンスのNICUで、私が指導医として初めてローテーションについたのは、9月のことだったが、それは信じられないほど忙しかった。平均的な入院患者は50人だったが、私はその月に75人の赤ちゃんを入院させた。その赤ちゃんたちは、多種多様な問題を抱えていた―早産、出生異常、感染症、うまくいかなかった自宅出産。レジデントたちと回診したり、親たちと相談したり、そして夜間に急いで分娩に取り組んだり、蘇生の監督をしたりしながら、私はついに、自分がいるべきところに辿り着いて、自分がやるべきことを行っているような気がしていた。しかし、自分は詐欺師だと感じる瞬間もあった。それはまるで、親、トレーニングを受けている者、そしてもちろん経験豊富で非常に厳しい判断をしがちな

看護スタッフを含めたあらゆる人たちが、同じことを考えているに違いないと思われるときだった。この女性は自分を誰だと思っているのだろうか？　困難な判断を下すのにこの女性を本当に信頼できるのだろうか？

　幸いなことに、私はとてもすぐれた臨床トレーニングを受けていたので、大部分は、新生児科指導医としての業務を始めながら自信に満ちていた。新生児専門医が毎日直面する、無数にある比較的普通の問題に関して、私はどうすべきかわかっていた。その問題のほとんどは、早産が原因で起こったものだった。もしかしたらもっと重要なことは、ある蹄(ひづめ)の音を聞いたとき、どこにでもいる馬ではなく、ときおりいるシマウマを嗅ぎつけることができる十分なスキルを身につけたと思っていたことだった［医学教育では、「蹄(ひづめ)の音を聞いたら、シマウマではなく馬だと考えよ」という諺、つまり、診断を下す場合にはまず論理的なアプローチをすべきで、いきなり突飛な診断に飛躍してはならないという戒めがある］。

　しかしながら、ハリーは、新生児科指導医としての私の駆け出しのスキルほとんどすべてを試した。その月、例によって忙しかった日の翌日の午後遅く、私たちは搬送要請を受けた。私がフェローシップ時代に「地獄から搬送」したトラヴィス［第9章参照］とちょうど同じように、その子は生後ピンク色にはならないが、そうでなければ普通に見える月満ちて生まれた男の赤ちゃんだった。彼はすでにコミュニティ病院で、かなり高頻度の人工呼吸器につながれ、100パーセント濃度の酸素を受けていたが、それでもまだ、青いままだった。血圧は大丈夫で、母体感染症の兆候もなかった。私たちはみんな、心疾患があるだろうかと思ったが、当時それは胎児循環遺残症（PFC）に比べると対処しやすいこともあった。私はすでにその月、ホプキンスの新生児専門医になって初めての患者の死を経験しており、それはPFCを抱えた赤ちゃんで、私たちはどうしても助けることができなかった。しかし一見したところ、ハリーには心雑音がなく、彼の心臓の大きさと形は、胸部X線写真では正常で、腕と脚の血圧は正常で同じだった。心疾患の可能性はかなり低いと思われた。それにもかかわらず、私はPFCでないことを願っていた。なぜなら、もしPFCなら、一晩中、そしてたぶん翌日もずっと起きたまま、彼をピンク色にしてそのまま維持することができる魔法のようなものを見つけ出す努力を強いられることになったからだ。

　搬送チームは、ハリーの搬送に悪戦苦闘したが、2、3年前に私がトラヴィス

を搬送したときほどではなかった。それでも、ハリーの血圧は正常で、驚くべきことに、手でバッグすることをかなり必要としていたにもかかわらず、彼は気胸になっていなかったので、胸腔チューブは必要なかった。私は、循環器専門医が超音波心臓検査を行っているとき、ハリーが横たわっている保温テーブルの周囲にチームのみんな―レジデントたちとフェロー―を集めた。その循環器専門医が、ハリーには解剖学的な異常はなく、唯一の異常は肺動脈圧が並はずれて高いことだと言うと、みんな聞こえるようにため息をついたが、安堵のため息ではなかった。肺動脈圧がものすごく高いというのは、重篤なPFCの明らかな兆候だったからだ。

　プローブ[探触子]をハリーの胸から外すとすぐに、私たちはみんなすばやくPFCに対応するやり方に移った。私たちには比較的決まりきった戦略があり、全員が自分の戦闘配置を引き受けていた。私は司令官で、看護師と呼吸療法士が私の守衛官だった。私は一晩中、ハリーを自ら手でバッグして、狭い肺の血管を開くためにちょうどよい場所を見つけようとしたり、あるいは異なる薬を組み合わせて試して、彼の血管を広げて血圧を人為的に上げようとしたりすることを、交互に行った。処置をしながら、レジデントたちとフェローを指導した。私たちが試した何かに反応してハリーの酸素濃度が突然上昇すると、私たちはわずかの間浮かれ騒いだが、彼が再び青くなって希望を打ち砕かれるだけだった。

　朝までには、私はあらゆる手段を講じ、また自分自身の体力も、かなり使い果たしてしまっていた。ハリーは酸素があまり供給されていないままだったが、比較的に安定していたので、私は彼のベッドサイドを離れてトイレに行ってから、コーヒーを買った。奮発して、病院のカフェテリアに入ったばかりの、新しい種類のコーヒーのひとつを買った。それがなければ、そのカフェテリアは、これといって特徴がなくてつまらないところだった。

　NICUに戻ると、呼吸療法士がバッグを持って、再びハリーに手でバッグしていた。最近なら、彼のような赤ちゃんは何時間も前にECMO―体外膜型人工肺による酸素化―として知られている人工心肺装置につなぐだろうが、当時ECMOはまだ夢にすぎず、ボブ・バートレットという名前の外科医がそれを実現する前の段階だった。

　NICUの中にあって、ハリーが入っているような保育器が8つある部屋の中央

にある記録用デスクは、カルテ、空になったスタイロフォームのカップ、注射器、そしてたくさんの紙切れが散乱していた。少し片付けたところに座って、ラズベリー味の熱いコーヒーを少しずつ飲んだ。突然、ハリーの母親とまだ話をしていないことに気づいた。そして、私たちにはハリーを助けられなくなり始めているような気がしてきた。電話で連絡を取るべきだとわかっていたが、何を彼女に話す必要があるか、そしてどのように正確に話すかをじっくり考えながら、2、3分先延ばしにしていた。私はとても疲れて、打ちひしがれた気持ちだったので、そのコーヒーを飲むことで、自分の声から重苦しさが取り除かれることを期待した。このような会話は、電話の場合はいつも、ずっと難しかった。

ハリーが運び込まれたとき、搬送チームから、ある重要な社会的情報を聞かされた。彼の母親サラは、19歳で独身だった。その赤ちゃんの父親は、どうやら関与していないようだった。たぶんもっと重要なのは、そして私たちのほとんどが驚いたのは、サラが摂食障害―神経性無食欲症―だということで、それは妊娠によってさらに悪化していた。7ポンド3オンス［約3.26キログラム］のハリーを出産したとき、彼女は体重が102ポンド［約46.3キログラム］しかなかった。そして事態をさらに複雑にしていたのは、彼女は広場恐怖症にも罹っていた。それは一風変わったメンタルヘルスの状態で、女性が襲われることが多く、人前でひどいパニック状態になるので、自宅から出られなくなってしまう。私は、彼女がどのようにして妊婦検診に行ったのか、そもそも妊婦検診に行ったのかどうか、そして赤ちゃんを出産するためにどのようにして病院に辿り着いたのだろうかと思った。ハリーを差し向けてきた病院がコピーした短い記録には、さらにそれ以上の情報はなかった。

コーヒーを飲み終えてから、私はハリーを差し向けてきた病院に電話をかけて、産科の産後病棟につないでもらうように頼んだ。電話に出た病棟事務職員に自己紹介してから、サラの赤ちゃんのケアをしていると言うと、しばらく間があった。

「まず、彼女の担当看護師を呼びましょう」彼女は言った。「きっと詳しいことを話してくれますよ」

2、3分待って、私が本当にうとうとし始めた頃に、ようやくひとりの女性が電話に出た。彼女は、私がサラのメンタルヘルスの問題について知っているかどうかと聞くことから話を始めた。私は、そのことは知っているが、その赤ちゃん

が危篤状態で、私たちには助けることができないかもしれないので、彼女と話をする必要があると言った。

「彼女はAMA、つまり医学的助言に反して［against medical advice］、病院を出ようとしているんです」彼女は説明した。「彼女は病院の中にいることがとにかく我慢できず、何かを食べなければならないのも嫌なんです。私は、あれほどやせこけていながら、標準サイズの赤ちゃんを産んだ女性をこれまで一度も見たことがありません。本当にとても悲しいことです。その赤ちゃんについての悲しい知らせを聞いたら、彼女は分別をなくしてしまうんじゃないかと心配です」

同じ考えが私の脳裏をよぎったが、それでもやはり、現状は悪いが、ほとんどの親たちは、特に情報がまったくなくて、自分の赤ちゃんを見ることも触ることもできないと、さらに悪いほうに考えてしまうことがわかっていた。私は、サラには優しくするが、彼女は何が起こっているのかを知る必要があると、その看護師に言った。そして、話が終わったら、その会話の内容については詳しく知らせて、彼女が困難な事態を収拾する手助けをすると約束した。

正直に言うと、サラが電話に出たとき、彼女はとても正常な感じだったので驚いた。自分が何を予想していたのかわからないが、どういうわけか、そのように重いメンタルヘルスの問題があるなら、彼女はクレージーな感じがすると予想していた―それが何を意味するにせよ。そして、サラは、私がこれまで話したことのある、ひどく心配している他の母親たちとまったく同じに思われた。ハリーについてこれまでどんなことを聞いたか尋ねると、搬送チームから、彼は心疾患があるか、彼の肺がまだ子宮の中にいるかのような動きをしているかのどちらかだと言われたことを、彼女は説明した。彼女が、たぶん自分の人生で最もストレスのあるときにこの情報を聞いて、正しく処理しただけでなく、翌朝にそれを実際に覚えていたことに、私は驚かされた。

私はまず、唯一わずかによい知らせだと私が思っていたことを彼女に話した。つまり、彼には心疾患はないということを。私には、彼女が安堵のため息をつくのが聞こえた、というよりそう感じられた。「でも不幸なことに、ハリーの肺の血管がまだ圧迫されています」私は説明した。「ちょうど、まだ子宮の中にいるようにです。そして、私たちにはそれを一度に2、3分以上開いたままにしておくことができていません。できることはすべてやっていますが、正直に申し上げなけ

ればなりません。彼を助けることはできないと思います」

　そのようなことを話した後に必ず続く沈黙が嫌いだった。希望に満ちたあらゆることでそれを埋めたかったが、悪い知らせというのは、十分理解される必要があることがわかっていた。

「お願いです、どうかあの子を助けて下さい」彼女は、すすり泣きながら懇願した。それから、何か悪いことが自分の赤ちゃんに起こったようなときに、すべての母親が自問する恐ろしい質問をしてきた。

「私のせいなの？」

　彼女が言っていることはわかっていたし、実際その可能性についてもすでに考えた。摂食障害は、発達中の胎児に影響を与えるかもしれない、あらゆる種類の体内の問題を引き起こす可能性があったが、PFCがその結果のひとつかどうかは、誰にもわからなかった。しかし、私はいつものように、元気づけるように答えることから始めた。

「どのお母さんも、自分の赤ちゃんが生まれたときにどこか悪いところがあると、自分が何か悪いことをしたのだろうかと思われますが、たいていの場合、それは誰のせいでもありません。悪いことが、よい人とその赤ちゃんに起こるのです」私は言ったが、それを言っても、私は身が竦んだ。とても機械的で、うわべだけのように聞こえた。

　妊娠期間に正しい食生活をしていなかったことや、それどころか体重がまったく増えていないことについて知っているかどうかを私に尋ねたとき、彼女は安心していないようだった。私に言えたのは、同じ問題を抱えていても、赤ちゃんがずっと健康でいる妊娠した女性を他に知っているということだった―それは真実だった。しかし、そのなかには、サラのようにひどく病気の影響を受けた母親はいないと思った。

　さらに２、３分の間、彼女と話し、息子の治療についての彼女の質問にいくつか答えた。それから、彼のベッドサイドに戻らなければならないことを告げた。部屋の端から、モニターが警告音を発しているのが聞こえ、呼吸療法士が急いで彼に（呼吸補助するため）手でバッグをしに行くところが見えたのだ。私は逐次連絡することをサラに約束し、電話を切る直前には、彼女がいつ退院してボルチモアのハリーのもとへ来ることができるか尋ねた。

「行けるかどうかわからないわ」彼女はきっぱりと言った。「私はとにかくこの病院を出て、家に帰らないといけないの。今日の午後自宅に電話をして」それから、彼女は不意に電話を切った。

私たちは、その日の午前中から午後遅くまでハリーの治療を続けた。その日と前夜に当直だったレジデントたちとフェローは帰宅したが、指導医の私には代わりがいなかった。ある意味では、私たちはトレーニングを受ける者たちよりも熱心に仕事をしていると感じることが多かったが、その後、それが患者のケアにとって最善ではないかと思った。

その長い2日の間に、ときおりハリーが闘いに負けそうになることがあった。血中酸素飽和度は危険なほど下がり、血液が酸性に傾いていた。血圧が下がり始め、心拍数も同様だった。呼吸療法士からバッグをもらって、異なる換気回数や換気圧で魔法をかけようとしたが、何も起こらなかった。X線写真を撮って気胸になっていないことを確認したが、そうなっていなかった。それは、手によって激しくバッグをした後としては驚きだった。そのときまでに、彼は静脈点滴を3本入れていた—からだと肺血管の血圧を操作するためのドーパミンとニトロプルシド、そしてからだの血管すべてを広げる強力な血管拡張薬のプリスコリンで、それによってハリーの肺の中の狭くなった血管にも同じように効果があることが期待された。循環血液量を十分保つために、大量の輸液が急速に投与されたことにより、彼は浮腫で腫れぼったくなり始めていた。そして、彼はパブロン［筋弛緩薬のブランド名］と呼ばれる薬で筋弛緩されていたので、人工呼吸器に抵抗することはできなかった。私たちには、他に何ができただろうか？ 疲れた脳みそを絞っていると、かつてサンフランシスコで、同じように苦境にあるPFCの赤ちゃんのひとりを担当したことを突然思い出した。指導医のひとりがイスプレル［昇圧薬などとして使われる薬のブランド名］という強力な強心薬を試すと、どういうわけかその赤ちゃんは回復したのだ。その赤ちゃんの心拍数が、危険なほど上昇したことを思い出したが、その女の子は数分でピンク色になった。そして、私はそれをハリーに試すことを決断した。

イスプレルは、NICUではめったに使われなかったので、スタッフからたくさんの質問を受けた。投薬指示を書いて、薬剤部に点滴を準備させ、そして投与を開始するのに1時間近くかかった。その間に、ハリーは徐脈になりつつあった—

彼の心拍数は150から60に落ちていた—そして、私たちが胸部圧迫をまさに始めようとしたときに、イスプレルがようやく、臍静脈カテーテルを通して彼の血流に届いた。心拍数が上がり始めたのですぐにわかった。最初は、かなり徐脈になっていたのでこれで安心したが、その後60から120、150、そして180、ついには200に上昇したため、私たちはみんな不安を感じた。しかし不幸にも、血圧がやや上昇したこと以外には、イスプレルに反応して他に何も起こらないようだった。20分ほど注入が続いた後、看護師のひとりが臍動脈カテーテルで血液ガス測定をすると、その結果は1時間前に得た結果と実質的には同じだった—血中酸素濃度はたった25だった。私たちは100より上の値を目標にしていた。血液検査の数字は、彼の胸壁に取り付けられた経皮酸素モニターに示された数字と合致した。その数字は、イスプレルの投与が始まってから動いていなかった。

　私はその赤ちゃんのベッドサイドを離れ、サラに電話するため記録用デスクのところへ戻った。亡くなる前にその姿を見て、たぶん抱くことができる唯一のチャンスかもしれないと彼女を納得させられたら、ことによると彼女を説き伏せてボルチモアへ来させることができるかもしれないと考えたのだ。病院へ電話をかけていると、看護師のひとりが、彼のベッドサイドへ戻るように私に向かって叫んだ。私はすぐに電話を置いて、「コード」、すなわち総力を挙げての蘇生を準備しながら走ったが、無駄になる可能性が高かった。しかし、そうなるどころか、ハリーの経皮酸素モニターの数字を見て驚いたのだが、その看護師が興奮しながら指さすその数字は上昇していた—急速に。50、55、60、80、100、そしてさらに上昇していた。私たちがみんなハリーのほうに目をやると、私たちの目の前で、彼はずんぐりした小さなつま先までピンク色になり始めていた。可能性が出てきた！　大切な忘れられない瞬間だった。特に、何も効果がないまま、悲観的な気持ちで他の赤ちゃんたちと一緒にいるときには。

　ハリーは、一両日中はNICUの中でまだ最も具合の悪い赤ちゃんだったが、二度と再び青くなることはなく、イスプレルの投与を始める前ほど死に近づくことも決してなかった。その夜病院を出る前に、私はサラに電話をして、用心深くよい知らせを伝えた。彼女は本当に医学的助言に反して病院を出ていたので、自宅に連絡した。彼女は疲れているようだったが、ハリーがまだがんばっていて、もしかしたら、本当にもしかしたら峠を越したかもしれないと聞いて、とても安心

したようだった。

　温かいシャワーをじっくり浴びて、エリックが作ってくれたおいしいレモンとツナのパスタを 2、3 口食べて、牛乳を飲んだ――そして、私は死んだのも同然の状態になった。その夜、私はぐっすりと眠り、NICU のレジデントに一度だけ起こされた。彼女は、未熟児のひとりの人工呼吸器を外すことについて助言を必要としていた。私がハリーの酸素濃度について尋ねると、その夜は彼のことを心配する必要はまったくないと、彼女は言った――彼の酸素濃度は 100 よりもかなり高いままだったので、実際に彼女はハリーに供給されていた酸素量を用心深く減らし始めていた。

　2、3 日後、ハリーは点滴の必要がなくなり、信じられないことに、私たちは抜管して彼を人工呼吸器から外すことができた。その日の回診では、誰もが彼は何てかわいいのかと言い、「みごとな救出」という言葉が数回聞かれた。もう彼は本当に「キープできる人」だったので、私たちは彼の母親の神経性無食欲症や広場恐怖症によって生じる困難な社会的問題について、回診中にもっと時間をかけて議論した。サラは、ハリーのことについて尋ねるために、定期的に NICU に電話をかけてきていたが、面会に来る計画をしているような様子はまったくなかったので、私たちのほとんどは、もしハリーが亡くなっても、彼女はやって来るのだろうかと思った。そうすると、ハリーが退院したら、彼はどうなってしまうのだろうか？　対処しなければならない自分自身の問題をそれほどたくさん抱えているのに、ハリーの母親は彼の世話をすることができるのだろうか？　彼女は母乳で育てたがっていたので、搾乳していた。彼女のおぼつかない栄養状態を考えると、これは安全だっただろうか？

　その日遅くなって、私は 3 杯目のフレーバーコーヒー――今回はアマレット［アーモンド風味のリキュール］――を手に NICU へ戻るところで、小児放射線科医のひとり、ジョージに出くわした。彼は、私たちが出血しやすい未熟児の脳をスキャンするのに使う携帯型超音波装置を運んでいるところだった。

「本当に悪いみたいだね」彼が私に言った。

「誰のことを言ってるの？」私は訊いた。

「ちょうど今、1 号室の大きな子に頭部超音波検査をしてきたところだよ――看護師は彼のことをハリーと呼んでたけど。彼の大脳皮質がかつてあったところには、

要するに水しかなかった。唯一彼に残っていたのは、脳幹だったよ。彼は水無脳症になっていた。彼の脳は、少し前に本質的には崩壊していたんだ。なぜ君はその検査を指示したんだ？　神経学的問題を疑うのでなければ、普通は満期産児に頭部超音波検査はしない。でもこの子はきわめて普通の赤ちゃんに見える」

　私は愕然（がくぜん）とした。水無脳症の子どもは、新生児のときにしたこと以上のことは決してしないということは知っていた。呼吸したり、吸ったり、飲み込んだり、泣いたり、そして微笑んだりすることまでできたが、それはそれらが脳幹によって指示される原始反射だからだった。しかし、考えたり、母親の声に反応したりといったもっと高度なことのためには、大脳皮質が必要だった。そして、もしハリーに大脳皮質が残っていたとしても、あまりにも小さくて頭部超音波検査では見えなかった。このことが２、３日前にわかってさえいれば、彼の生命を救うためにあれほど一生懸命取り組まなかっただろうに。しばしばこっそりと話すように、彼の深刻なPFCの状態は、彼にとって「終わるための切符」［第８章参照］だったであろう。この点で、私はずっとうぬぼれていた。なぜなら、私はイスプレルの投与を思いつき、それが特効薬であることがわかったからだ。しかし今、心のなかで吐き気を催していた。ことによると、結局ハリーは「みごとな救出」ではないのかもしれなかった。

　しかし、私はまだジョージの質問に答えていなかった。彼は、そもそも私がなぜその検査を指示したのかを知りたがっていた、そして私の答えは—私はそれを指示していなかった。そうすると誰が？　歩いてNICUへ戻ると、４人のレジデントとフェローのジョーンが、小さなウォークインクローゼットくらいの大きさの記録室で、新生児科のテキストを一緒になって熱心に読んでいた。その本は、水無脳症の頁が開かれていた。私がドアのところに姿を見せると、彼女たちはみんな顔を上げて私を見た。

　「あのPFCの赤ちゃんの頭部超音波検査のこと、お聞きになりましたか？」ジョーンが私に尋ねた。もっとも、彼女は私の表情から判断して、私が知っていることはわかっていたに違いない。

　私はうなずき、誰がその検査を指示したのか、その少人数のグループに訊（き）いた。ジョーンの話では、朝の回診後、彼女はレジデントたちと、母親のひどい飢餓状態、つまり神経性無食欲症が発達中の胎児に及ぼす影響についてのミニ講義を行っ

た。彼女は、ときおり―まれにではあるが―胎児の重い脳損傷あるいは発達障害が起こる可能性があると文献で読んだことがあったので、彼女はハリーに頭部超音波検査をする指示を出すことにした。彼女は自分もその結果に愕然としていたとしても、心のなかで感じているに違いない誇らしい気持ちを隠すことはできなかった。ハリーの蹄の音を聞いたとき、このシマウマを嗅ぎつけたのは、私ではなくて、彼女だった。そして彼女は正しかった。私がフェローだったとき、私も彼女の立場だったので、彼女がどんな気持ちでいるか、はっきりとわかった。

　自分のもとでトレーニングを受けている者に出し抜かれた最初の機会だったが、それは決して最後ではなかった―そして、それによって、私がケアしている赤ちゃんたちにとって最善のことをしたいということに加えて、自分自身が最新の情報を取り入れ続け、20年経過した今日でも、絶えず油断しないでいることができていると、私は考えている。しかし当時は、それは私にとって、とても屈辱的な経験だった。だって、私はジョンズ・ホプキンス病院に赴任したばかりの新生児科指導医だったのだから。私は責任者であり、リーダーであり、ボスだった。最終的な責任は、私にあった。サラの摂食障害が彼女の赤ちゃんの発達中の脳に及ぼす影響を考えるのは、私であるべきだったのではないか？

　実際には、その質問についてじっくりと考える時間はあまりなかった。NICUでは、何か悪いことや予期しないことが起こったとき、私たちは「そこに突っ立ったままでいるな、何とかしろ」という指示に従うことが多かった。すばやく行動に移すことで、私たちが苦労して取り組んでいる感情的、道徳的、そして倫理的問題をしばらくの間忘れることができた。心のなかで自問していることを、あえて大声で尋ねた人はまだいなかった。この赤ちゃんには、機能している脳が本質的に残っていないということがもしわかっていたなら、その生命を救うためにあれほど一生懸命に取り組まなかっただろうか？

　私のレジデントたちとフェローのチームは今、私を見て指示を求めていた。私たちは今、何をすべきだろうか？　この悲劇的な事態の変化について、誰かがハリーの母親に知らせる必要があったが、その難しい仕事は私のものだった。だって、ハリーが危篤状態になった最初の2、3日の間、彼女と緊密に連絡を取り合っていたのはこの私だったのだから―それに、私は指導医だった。しかし最初に、私は2、3分の間ジョーンと座って、彼女が水無脳症について学んだことを議論

したり、ハリーのための管理計画を練り上げたりした。小児神経科に診察してもらうのがよいということになった。新生児専門医は、一般的に新生児の時期だけ赤ちゃんを診て、診断を下したり、出生前の超音波検査で見られたことを確認したりした。神経科専門医は、水無脳症の赤ちゃんを、残された短い生涯の間は継続管理した。

次に、ジョーンと私は、レジデントたちのグループをハリーのベッドサイドへ連れて行って、一緒に彼を調べ—彼の頭の中の悲劇を示す外的兆候を探し—そして、ベッドサイドにいる担当看護師に詳細を伝えた。何が起こっているか、彼女が知っているのが重要である理由はたくさんあった。しかし、私の考えでは、最も重要なのは、私がサラと話した後、その看護師が事態を収拾できるようになることだった。

私は、カテーテルを挿入できるようにちっちゃな静脈とか動脈を目立たせたり、気胸の診断を下すのを手助けしたりするために使う、トランスイルミネーターという微照器をつかんだ。その光を赤ちゃんの胸に直接当てて、片方が「輝く」かどうかを見るのだった。レジデントたちがハリーのベビーベッドの周囲に集まると、私は、その眠っている、驚くほどピンク色の赤ちゃんを仰向けにして、やさしく起こした。彼が泣き始めたので、私はすぐに彼の「おしゃぶり」を見つけて、それを口の中に入れた。彼はさっそくそれを吸い始め、目を開けた。彼は、私が見てきた月満ちて生まれた普通の赤ちゃんとまったく同じに見えた。しかしそれから、私がトランスイルミネーターの光を後頭部のやわらかい部分（どの赤ちゃんにもやわらかい部分は2つあるが、よく知られている頭頂部のやわらかい部分ではない）に当てた。ベッドサイドの看護師に部屋の照明をしばらくの間消すように頼んでから、私はトランスイルミネーターをつけた。ハリーのはげた小さな頭が、クリスマスツリーの電球のように明るくなった。彼の頭骨はそんなに厚くなく、その光を吸収して邪魔になる脳はなかった—液体だけだった。テキストのなかでこの結果について読んだことはあったが、実際に見たことは一度もなかった。私たち全員にとって、とても身の引き締まるような経験だった。

さらにもう少しの間指導したり、ハリーの担当看護師と話したりした後、サラの自宅の電話番号を見つけ、自分のオフィスから電話することにした—NICUの喧騒や混乱すべてから離れて。2、3分間机のところに座りながら、考えをまと

めて、これから先の会話に向けて心の準備をした。私たちはみんな、悪い知らせを伝えることはひどく怖がっていたので、フェローシップの期間に、私は指導医たちによるたくさんの異なるやり方を目にした。しかし、悪い知らせについての私の指導者は、サンフランシスコ時代のソーシャルワーカーのステファニー・バーマンで、私は彼女のやり方をまねようとした。彼女ならどうするだろうか、私は思った。

サラが二度目のベルで電話に出たので、私はもう一度自己紹介してから、2、3分かけてハリーが重いPFCから驚くべき回復を遂げたことについて、最新の情報を伝えた。私が彼女のほうはどんな具合か尋ねると、面会に来てハリーを抱きしめることができないのは本当につらかったと言った―特に、もう人工呼吸器が外れたのに。サラが私に話したところでは、医師から旅行することはできないと言われたらしいが、彼女の赤ちゃんが母親を最も必要としているときに、サラをその赤ちゃんから引き離しているのは、サラの広場恐怖症のせいであるということは、私たちはみんな知っていた。

私が電話をかけた本当の理由を切り出す準備をしながら、手のひらに汗をかき、背筋を伸ばして座りなおした。

「ハリーのことについて、かなり悪いお知らせがあります」私は話し始めた。「彼の具合がとても悪かったので、今日のところで頭部の超音波検査をしたところ、妊娠期間中にとても悪いことが、彼の脳に起きていたことが判明しました。本質的に、彼の脳の思考に関する部分―皮質―がなくなっていました。残っていたのは、脳の基底部―脳幹―でした。それは脳の中でも、呼吸したり、泣いたり、そしておしゃぶりを吸ったりといった、新生児がする最も基本的なことを指示する部分です。ハリーは本当に普通に見えますし、こういった基本的なことがすべてできます。しかし、彼がそれ以上のことができるようになる見込みは低いのです。このような悪い知らせをお伝えしなければならず、本当に残念です」

その後、長い沈黙があった。少なくとも、私には長く思われた。私はいつもその沈黙を遮りたくなるのだが、そのままにしておき、親自身の質問でその沈黙を破らせるのが一番よいとわかっていた。そしてついに、サラが沈黙を破った。

「すべて私のせいですよね?」彼女がそう尋ねたのは二度目だった。「妊娠中に私がもっと自分自身のことに注意していれば、かわいそうに、私の赤ちゃんには

何も起こらなかったでしょうに」

　私はそこで、その種の問いかけに対するいつもの反応を始めた。このようなことがなぜ、どのようにして起こったのか必ずしもわからないが、妊娠期間中にまったく問題がない場合でさえ、それが起こる可能性があることがわかっていると。しかし、サラがたぶんそれを受け入れないことはわかっていた。私がハリーのPFCについて同じことを言ったときに、彼女がそれを受け入れなかったのとちょうど同じように。もし私たちが、この恐ろしいことがどのようにして彼女の赤ちゃんの脳に起こったのかを知らなかったら、彼女は自分自身の状態—神経性無食欲症やそれに伴うもの—がそれを引き起こしたに違いないという仮定を受け入れたであろう。そしてもちろん、医学的視点から、私はそれに同意しただろう。

　私はさらに2、3分間サラと電話で話して、小児神経科の診察を求めて、そうすればその医師から、今後数週間、数カ月間、あるいはひょっとしたら数年間にハリーに起こる可能性が高いことについて、私たちの疑問を解く手がかりが得られると説明した。私は、頼っていくことができる人—友人、家族、聖職者—がいるかどうか、彼女に尋ねた。一緒にいる母親に何かつぶやきながら、彼女は泣いているのかもしれないと思った。そしてその後突然、電話が切れた。彼女は、一方的に電話を切った。2、3分待ってからもう一度電話をかけたが話し中で、1時間後にもう一度かけたときも話し中のままだった。彼女は、誰かと電話をしていたか、受話器を外したままにしていた。脆弱なメンタルヘルスのことを考えると、彼女が何をしているか心配だった。しかし、NICUのソーシャルワーカーのリンダに詳細を伝えること以外に、私にできることはあまりなかった。リンダは、サラに電話をかけ続けると約束してくれ、サラが医学的助言に反して病院を出たときに彼女を調べるように割り当てられた保健師に連絡すると言った。

　翌日、私たちが相談した小児神経科医のジョンがやって来て、ハリーを診て、彼の頭部超音波検査の結果を再検討した。ジョンは、米国中で有名な、小児てんかんに関する専門家だった。私はまた、議論を引き起こす問題について、彼がすごく率直で、自説を曲げないことも知っており、そのような問題は、彼の分野ではかなりたくさんあった。彼は背が高く、やや素っ気ない態度をとる堂々とした人物だった。彼は水無脳症の診断が正しいことを確認し、これがどのようにして、なぜ起こることがあるのかについて、さまざまな理論を私たちと時間をかけて議

論した。それでもやはり、それは根本的に謎のままだった。私たちは、こういった赤ちゃんの「自然な経過」について、彼に質問を浴びせた。ハリーには何が起こるのだろうか？　彼はどれくらいの間生きられるのだろうか？　彼の神経発達学的予後はかなり悪いが、こういった子どもが結局どのようになるかについては実際にはかなりばらつきがあるということがわかって、私たちはみんな驚いた。これは、超音波検査の結果からは、もしあるとしてもどれくらい脳が残っているかあまりわからないからで、また、脳の他の部分が、なくなっている皮質の機能のいくつかを引き継いでいる可能性があり、脳のその部分の成長や発達を予測することもできないからだった。彼はまた、ハリーは脳脊髄液の通常の排液システムがたぶん崩壊して、その液が頭の中で蓄積しているから、ある時点でシャント［脳室と腹腔をつなぐシリコン製の長いチューブ］が必要になる可能性が高いだろうと私たちに告げた。そうしないと、頭がスイカの大きさになり、彼のケアをすることがますます困難になるはずだった。

　ジョンに連絡して診察の準備をしたとき、ジョーンはハリーの最初の重い疾患とサラのメンタルヘルスの問題について、彼に簡潔に伝えていた。私は今、私たちがハリーの生命を救う際に行ったことに対するチーム全体の不安に、議論を方向づけていた。私たちは、死よりもさらに悪くなる生のために、彼を救ってしまったのだろうか？　そして、サラの脆弱な状態は、今度は彼女自身の罪と、重い障害のある子どものケアという重荷の両方を背負い込んで、さらに悪化するのだろうか？　私が彼女に恐ろしい知らせを伝えた後に彼女が一方的に電話を切って以来、誰も彼女から連絡を受けていなかった。

　ジョンが私のほうを向いて、ある意味で私を叱責したとき、私は不意を突かれた―私自身を彼女の立場において、彼女がどのようにハリーの状態に対処して、それがどのように彼女自身の人生に影響を与えるかをあえて知ろうとしたことで、そして、私たちが彼の生命を救ったことを後悔したことで、叱責されたのだった。

　「これが結局どうなるか、君にはわからない」彼は言った。「私は、自分たちが対処できるなどと想像したこともない状況に追いやられた家族を継続して管理してきた。それにもかかわらず、臨機応変の処置をとるだけでなく、そうすることで自分たちの人生が現実によくなった家族もいた」

　「このことが、ひょっとしたらこの家族にとってよい結果をもたらすということ

じゃないですよね？」彼に対して怒っているのを感じながら訊いた。

「私は驚くべきことが起きるのを見てきたんだ、クリス」彼は言った。「だから、君は自分自身の人生観を、この赤ちゃんの母親に押しつけるべきじゃなかった。これは今まで彼女に起こってきたなかで、最高のものかもしれないんだ」

信じられないと思いながら、そして正直なところ彼の答えにやや感情を害しながら、私はその後に訊いた。「たとえもし彼が水無脳症だとわかっていたとしても、彼の生命を救うために、私たちはあのように一生懸命取り組むべきだったと、あなたは本当に思っているんですか？」

「ああ、とりあえず、物事は起こるべくして起こることがある、とだけ言っておこう」彼は、私が思うにはうぬぼれた態度で答えた。「それに、たとえ君が新生児学についてたくさんのことを知っているとしても、君にはハリーのような赤ちゃんがPFCになる理由も、彼の生命を救うためにやったことが役に立った理由もたぶんわからないだろう」

私は今やかなり腹が立っていたが、彼が言ったことに反対だったからではなく、レジデントたちやフェローの目前でこきおろされたように感じたからだった。私はもう指導医で、私の担当患者のこととなればすべて知っていなければならない義務感があった――あるいは、せめて知っているかのようにふるまう義務感が。

ジョンは、神経科の別の患者の診察のためPICUへ大至急で呼び出された。その場を離れる前に、彼は詳細な診察記録を書くこと、水無脳症に関する何編かの論文を私たちに提供すること、そして――たぶん最も重要なことだが――ハリーの母親と電話で、あるいはもしボルチモアへやって来ることができるなら、直接会って話すことが可能であることを、私たちに告げた。それから、その後の激論を主導することを私に任せたまま、彼は行ってしまった。

翌日、ひととおり患者の診察や処置が終わりかけていたとき、ポケベルでNICUの事務職員のデスクへ呼び出された。青白くこわばった顔をしてひどくやせこけた女性が、年上のやや太った女性の腕に支えられながらやって来ていた。彼女は、入口のデスクのところに立ち止まって、私に面会を求めていた。彼女を見てすぐに、その若い女性はサラだと思ったが、そのとおりだった。私が片手を差し出すと、彼女は両手でその手をつかんだ。彼女の手はとても骨ばっており、手のひらはとても汗ばんでいた。このかわいそうな人が、どうしたらあんな悲劇

に耐えられるというのか？　ましてや、それほど限られた将来しかない赤ちゃんの世話なんて。

　しかし、彼女が話をすると、電話での会話から私が想像していたような、痛ましくかよわい女性とは異なる女性だと感じた。

　「息子に会うために、それから彼を家に連れて帰るために知っておく必要があることをすべて聞くために来ました」彼女はきっぱりと、声を震わせることもなく言った。「私の母です」自分がその腕にしがみついている女性のほうをあごでちょっと示しながら言った。「私を病院へ連れてきてくれたんです。私がまだ運転免許証をもっていないので」

　私はひどく驚いた。目の前には、3年間どうしても自発的に家を離れることができなかった女性がいた―自分の赤ちゃんを出産するときを除いて。たとえ彼女が19歳だとしても、授業に出ることができなかったわけだから、たぶん自動車運転教育を受けることさえしてなかっただろう。彼女は高校すら卒業していないのだろうと思った。それでも、彼女はここにいた。自分の赤ちゃん、実質的に脳のない赤ちゃん―今後シャントと完全なケアを必要とする赤ちゃん―の世話をすることを決断して。

　それから数日間にわたって展開した一連の出来事を、私は一度も想像したことがなかった。サラは毎日ほとんどの時間をNICUで過ごして、ハリーを抱いたり、揺すったり、そして基本的な新生児のケアを学んだりした。ハリーは、この時点では特別なことは要求しなかったので、彼女はゲップをさせたり、おむつを交換したり、沐浴させたりといったことに集中することができた。サラと彼女の母親は近くのホテルに滞在し、ホテルのカフェテリアで、無料で食事をした―公の場所に対するサラのひどい不安を考えれば、これらのことはすべて彼女にとってとても困難だったに違いない。彼女は何回かジョンと会い、私にほとんど質問しなかったので、ジョンがサラの質問にすべて答えたに違いなかった。一度、人工呼吸器をつけて、ベッドサイドに6本の点滴をぶら下げている赤ちゃんを指して、その赤ちゃんはハリーが抱えているもの―「あのPFCとかいうもの」とかそういったもの―を抱えているかどうかを私に訊いた。そして、私はイエスと答えた。その女の赤ちゃんは、ハリーと同じ問題を抱えていた。もっとも、その赤ちゃんはハリーほど深刻な状態ではなかったが。

サラは、私の目を見てから言った。「私の赤ちゃんの生命を救っていただいて本当にありがとうございます。何よりもあの子のことを愛しています」
　私は、彼女がまったく理解していないのだと思った。だって、ハリーはとても普通に見えたのだから。彼女はたぶん私たちを、あるいは超音波検査の結果を信じていないのだろうと、私は思った。私たちが伝えたことを、親がとにかく信じようとしないのは、初めてではなかった。自分の赤ちゃんが喜んでのどを鳴らしたり、寝返りをうったり、きちんと座ったり、自分に微笑みかけたりしないときだけ、その恐ろしい事実を理解しながら。
　しかし、私は間違っていた。そしてジョンが正しかった—さらに、彼はハリーが退院した後に、定期的な継続管理の情報を私に提供することを強調して、私にも確実にそれがわかるようにしてくれた。サラには自分と自分の赤ちゃんの将来に何が待ち受けているかはっきりとわかっていたが、彼女はとにかくハリーを家に連れて帰った—母親の助けと支援を得て。彼女とハリーは、２人とも自分のやり方で、生涯にわたる集中療法を開始した。サラは、摂食障害の人たちのための入院治療プログラムに入り、６週間で彼女は摂食障害と広場恐怖症に対処することを学んだ。彼女はひとつの使命によって突き動かされていた—息子が彼女を必要としており、彼女は彼のためにそこにいて、健康でありかった。ハリーは、ジョンズ・ホプキンス病院の小児神経科クリニックへ何度も連れて行かれ、そこでジョンがシャントの配置を監視したが、それはハリーの頭部が急速に成長するにつれて必要となった。そして、限られたハリーの潜在能力を最大にするためにさまざまな物理療法が時間内で工夫された。
　ハリーが自宅へ戻ってからおよそ１年後、私がオフィスで座って新しい研究助成金の仕事に取り組んでいると、ドアをノックする音が聞こえた。ドアを開けると、そこにはサラと、ベビーカーに座っているハリーがいた。しばらくの間、ハリーをじっと見つめた。シャントにもかかわらず、彼の頭部は標準よりも著しく大きかった。彼の目は私の視線をとらえておらず、かなりうつろで、部屋の中をあてもなくさまよっていた。そして、彼は唇でおかしなチュッという音を出していた。発作の可能性がある、私は思った。
　サラは私に近づいてきて、長い間私を抱きしめた。
　「神経科クリニックへの通院から帰るところです」彼女は言った。「ジョン先生

に言ってから来ました。クリス先生のところに寄って、私たちの人生で最高の年月を下さったことにお礼を言わないといけないって」

　私は、顔が赤くなっているに違いないと思った。気恥ずかしいときには、そうなることがわかっていた。彼女の感謝の言葉によって気恥ずかしかったのではなかった—私たちはみんな奇跡的な結果と謝意を表す親たちを忘れることはなかった—私のしたことが誰かに感謝してもらう価値があるとは、一度も考えたことがなかったからである。私はまた、心のなかではわかっていた。ハリーが水無脳症あることを知っていたら、そのときが来れば「彼を逝かせる」ことをしていただろう—そして、決してイスプレルの投与は始めなかっただろうということが。私は、このときを、そして本当に、この人生を一変させるような経験を、彼女から奪っていただろう。

　サラはそれから、ハリーが生後1年の間に成し遂げたすばらしいことについてすべて話を続けた。彼は彼女に微笑みかけたが、見たところでは彼女だけに微笑みかけた。彼は、自分のお気に入りのおもちゃに手を伸ばした。そして、彼は決して泣かなかった。彼はそれほどすぐれていて、幸せな赤ちゃんで、彼女は何よりも彼のことを愛していた。彼と長い間一緒にいることができないことはわかっているが、彼と一緒にいる時間を1分たりとも無駄にせず彼を愛すると、私に言った。そして、彼女自身の問題（私が覚えているかどうか、彼女が尋ねてきた）は、もうみんな過去のことだった。本当にハリーの母親になるために、自分自身の生活を立て直さなければならないとわかっていたのだ。彼女は看護師になろうと決心していた—と言っても、彼女に学校に行く時間があればだが。私たち2人には、彼女の言いたいことはわかっていた。それはハリーが亡くなった後の話だった。

　その面会から2、3カ月後、ジョンが私のところに立ち寄って、ハリーが自宅で亡くなったことを教えてくれた—母親の腕に抱かれて安らかに。私たちは少し話してから、彼の最初の診察のことに話題を移した。ハリーの生活の質に関する彼の意見に対して、私がどれだけ怒っていたかを彼に話した。特に、ハリーがサラの人生に与えたかもしれない影響について。そして、彼の言うことが正しく、私は間違っていたことを認めた。

　私がサラにお悔やみのカードを送ると、彼女は返事をくれたが、そこには、私

がハリーのためにしたすべてに再び感謝していることと、看護学校に合格して秋には授業が始まることが書いてあった。ハリーは、その短い生涯とその死によって、サラにもう一度人生を与えたのだった。私は、長い間、自分の知識の限界についてじっくりと考えていた。私は、今に始まったことではないが、そして間違いなく最後でもないが、すぐれた新生児専門医であるためには、生涯にわたる学習—単に本や講義からではない—が必要であることがわかり始めていた。私のトレーニングは、フェローシップの最後や、「資格試験に合格して認可された」ときに終わったのではなかった。私には、ジョンのようなもっと経験豊富な臨床医から、私が指導している人たちから、そしてもちろん私がケアしている赤ちゃんやその家族から学ぶことがたくさんあった。私は、これからの臨床医としてのキャリアの間ずっと、どのようにして医学というアート［医術］を「実践する」かについて、学び続けることを誓った。

第15章　Baby X

　1月下旬のある寒いどんよりした日だった。私は、ボルチモア市裁判所の主法廷の後ろにある小部屋に隔離され、折り畳み式椅子にひとりで座っていた。過失致死事件で証言する鑑定人として呼ばれるのを待っていた。そこに座りながら、その事件に関連のある事実や、自分の宣誓証言を読み返していたが、それはその前日に検察官とリハーサルしたものだった。主な質問は次のものだった。その赤ちゃんは生きた状態で生まれてきたのか、そうでないのか？　その女性の赤ちゃんが生きた状態で生まれ、したがって、被告人がその赤ちゃんを殺害したのだということを、私が陪審員に納得させることができるかどうかに、被告人の運命はかかっていた。

　その女性の赤ちゃんは、この前の6月、暖かくて蒸し暑い夜にボルチモアで生まれた。私はNICUの指導医で、ジョンズ・ホプキンス病院で2年近く勤務し、職場に完全に慣れていた。NICUは比較的静かで、業務が終わったので、私は午後5時頃に、心にひとつの使命をもってNICUを出た。エリックと私は、第一子をもうける準備ができていると思っていた。結婚して2年、その前には付き合っていた嵐のような期間が3年と、破局しかけたことも数回あった。私は34歳で、体内時計はしつこくカチカチと音を立てていた。その夜は、受胎のための条件がそろっていた、あるいは、少なくともその朝に排卵日を調べるために使った尿検査のストリップがそう予測していた。

　その後、エリックがありあわせのもので、食事—ポークチョップとライス—を作った。その間、私は小さなキッチンの窓のそばにある、お気に入りのバースツールに腰掛けていた。ワインが飲めたらと思ったが、自宅待機の場合には決して飲まなかった。もし過ちを犯したらどうなるだろうか？　ドクターは過ちを犯すものであるが、もし2、3口でもワインを飲んでいたら、それによって判断力が低下しただろうかと、いつも考えていた。

ちょうど食事の席に着こうとしたとき、電話が鳴った。たぶん病院の誰かだろうと思い、ため息をついて電話に出るために立ち上がった。本当に、NICUの看護師シェリルからだった。彼女の話では、レジデントたちとNICUの蘇生チームの他のメンバーが、緊急帝王切開のために、大至急ERへ行くようポケベルで呼び出されたとのことだった。彼女には何が起こっているのかわからなかったが、シニアレジデントがタックルボックスを手に走りながらスイングドアを通過するときに、「クリスを呼び出して」と彼女に向かって叫んだというのだ。外傷患者に違いない、私はシェリルに言ったが、最悪の事態—たとえば、ひどい交通事故で、妊娠中の運転手がハンドルで腹部を強打してしまった—を思い浮かべていた。20分で到着すると、私は伝えた。

　電話を切った私は、急いで服を着て、エリックにキスをしてから、玄関から飛び出した。季節が夏でうれしかった。外はまだ明るかった。車を運転しながら、玄関前のポーチに女性や子どもたちが集まっている荒れ果てた集合住宅を通り過ぎ、窓とドアに鉄格子が付けてあってその周囲にいつも立ったりふらふら歩いたりしている男性が2、3人いる角の酒屋を通り過ぎ、そして店や集合住宅の前に変な角度で駐車してある数台のパトカーの横を通り過ぎた。ボルチモアは当時、殺人の発生率が全米で最も高く、年間300件以上の殺人事件が起こっていた—犠牲者のほとんどは若い黒人男性だった。かつて、真夜中に、赤信号で一時停止すると—ボルチモアの警察官から真夜中に車で市内を通過するときは、赤信号は一時停止標識のように扱うように助言されたことがあった—警察官がひとり、パトカーのそばで拳銃を抜いて片膝をついているのが見えた。私は頭を下げて、その信号を走り抜けた。しかし、その6月の夜、イーストボルチモアには田園風景が広がっていたので、記録的な速さで病院まで辿(たど)り着いた。

　駐車場ビルを走って通り抜け、病院の長い廊下のひとつをERへ向かって急いだ。そこはジョンズ・ホプキンス病院での2年間の勤務で一度しか行ったことがない場所で、そのときは、母親が産科病棟へ到着するまで赤ちゃんの面倒を見るためだけに入った。そのような赤ちゃんは、私たちのチームがそこに到着するまでに、蹴飛ばしたり泣いたりすることが多かった。今回予想される事態は、まったく異なっているはずだった。

　メインの外傷治療室は、間違いなく50人はいると思われるスタッフでごった返

していて、ほとんどは銃創患者たちの処置をしていた。大きな交通事故の患者は、たいていの場合、メリーランド・ショック・外傷部門［メリーランド大学メディカルセンター内にある］に行くことになっていた。もっとも、その事故が、特にイーストボルチモアで起こった場合には、私たちがそのような患者を受け入れることもあった。少なくとも 10 人の警察官が、スクラブを着用した多くの男女—ER の医師、看護師、外科医、そしてレジデントたち—と一緒にいた。知らないスタッフばかりだった。患者と思われる女性をちらっと見たが、彼女は部屋の中央で手術衣を着用したチームに治療を受けていた。そのスタッフは、特に必死という感じではなかったが、それは彼女がすでに死亡宣告を受けていたからだということが、後でわかった。

「赤ちゃんはどこ？」私は集まっている人たちに声をかけた。

誰かが、廊下の先にある別の部屋の方向を指さしたので、そこへ行くと、私のチームのメンバーと、他に知らないメンバーもいた。新生児科の指導医だと自己紹介してから、まるで海が割れるようにスタッフが通路をあけるなか、その赤ちゃんの濡れて血まみれの頭のほうへ移動して、聴診器に手を伸ばした。彼女はすでに挿管され、手でバッグされていた。まだパルスオキシメーターにつながれていなかったが、彼女がだいたいピンク色をしていることはわかった。骨髄針—彼女の下肢の骨の中の太い針—が、たぶん輸液や薬を入れるためにすでに配置されているのもわかった。臍静脈カテーテルを入れることを、なぜ誰も考えなかったのだろうかと思った。

「生後どれくらい？ これまでにどんな処置をしたの？」私はシニアレジデントのサムに尋ねたが、彼は驚くほど落ち着いていた。これに反して、彼についているインターンのシェリーは、ヘッドライトに目がくらんだシカのようだった。

「生まれてから 15 分です」彼は答えた。「いったん赤ちゃんを分娩させると決めたら、彼らは 5 分足らずで彼女を取り出しました。生後 1 分の時点でのアプガースコアはゼロ。心拍数はゼロ。すべてゼロでした」

公費選任弁護人の主張の要旨を構成するのは、彼女の短い生涯の物語の、そのちっちゃな部分だった。アプガースコアがゼロの赤ちゃんは、死亡した赤ちゃんだった。もし本当に心拍数がなければ、心臓は止まっていたに違いない。ことによると、彼らがこの場合にやっていたかもしれないように、元に戻すことができ

たかもしれない。しかし、生まれた時点で心臓が本当に鼓動していなかったら、その赤ちゃんは死産だった。もっとも、ひとつ落とし穴があった。新生児の心拍数を探知するために今でも私たちが使う道具は、かなり大ざっぱだった―私たちが NICU で使う洗練された監視装置に比較すると。そして、今回のような分娩の状況―乳児の蘇生のために私たちが特別に準備した配置からはほど遠い、成人対象の ER での緊急帝王切開―では、私たちの道具はさらに大ざっぱだった。誰かがおそらく聴診器（混乱したなかで、それは逆に回されていたかもしれない）を使って彼女の胸の音を聴いたのだろうし、同時に、誰かがたぶん彼女の臍帯で拍動を触診しただろう。赤ちゃんの血圧が非常に低い場合は、この場合、おそらくそうだっただろうが、たとえ心拍があったとしても、それを感じることも聴くこともできないことが多かった。

どうしてその母親がその赤ちゃんを緊急に出産しなければならなくなったのかということについて、サムはほとんど詳細を把握していなかった。母親が銃で撃たれたらしいということについては聞いていた。NICU チームがその赤ちゃんを乾かして刺激し、口と鼻から吸引し、そしてバッグとマスクを使って換気をしながら、その間ずっと心臓の鼓動を探知しようとしているときに、麻酔医が自分を押しのけてその赤ちゃんに挿管したことを説明しながら、サムは蘇生処置についての詳細を私に手短に話した。私には、サムが感じたに違いないことがわかっていた。それは彼の仕事であり、レジデンシー 3 年目を迎えた今では、彼はそれをする資格があると強く思っていた。私はサムに、それは麻酔医たちが最善を尽くすものであることを思い出させた―彼らが挿管し、彼らが麻酔をするということを。

部屋の中にいた全員が笑い、その赤ちゃんに挿管した麻酔医さえも笑った。私が入ってきたとき、彼は後ずさりして、今はドアのところに立っていた。サムはその後も説明を続けた。探知できる心拍がないとわかると、彼はそのチューブでエピネフリンを投与するように指示をし、その間に看護師が心肺蘇生術（CPR）を行った。誰かがすでに骨髄針を入れていた―誰がやったのかはわからなかった―そして、サムはその針を使って輸液の急速注入とさらにエピネフリンを投与するよう指示した。それらがすべて終わるまでには―サムの見積もりでは 10 分が経過していた―CPR はしばらく中断され、彼が赤ちゃんの胸の音を聴くと、心拍が

探知できた。蘇生処置を受けた結果、赤ちゃんは息を吹き返した。そして、私が歩いて入ってきたのは、そのおよそ 5 分後のことだった。

「よくやったわ、サム」そう言いながら、私は彼の背中をポンとたたきながら称賛した。私が知っている小児科レジデントたちと同じように、彼にも他人からの肯定的な反応が必要であることはわかっていた。「でも、彼女の心拍が比較的すぐに『戻ってきた』ので、彼女は最初から心拍があったに違いないと思うわ。あまりにも血圧が低かったために、探知できなかったのよ。もし彼女の心臓が実際に、厳密に鼓動を停止していたなら、それを再始動させるにはもっと長い時間がかかったはずよ」

それから、赤ちゃんをさらに詳しく見た。大きかった——少なくとも 8 ポンド［約 3.6 キログラム］はあると思われた。顔色はとても青白いが、頭はとても感じのよい黒の巻き毛だった。さっきちょっと見ただけではわからなかったが、彼女は黒人だった。もっとも、そう珍しいことではないが。ときおり、黒人の赤ちゃんの肌の色が、生後数日間、あるいは数週間後まで出てこないことがある。彼女はまったく動いていなかった——たまに呼吸することも、あえぐこともなかった——そして彼女の腕をちょっと持ち上げてから離すと、ただばったりとベッドに落ちるだけだった。筋緊張もなかった。聴診器を胸に当てて聴くと、バッグからの空気が簡単に肺に出入りしているのが聞こえ、それに合わせて胸が上下するのがわかった。かすかに鼓動も聞こえたが、首や鼠径部を触って拍動を探しても、何も感じなかった。血圧が非常に低いに違いないと思った。そして、100 パーセント濃度の酸素がバッグで供給されていることを考えれば、本来ピンク色でなければならなかった。

「もっと輸液が必要よ」私はその場にいるスタッフに告げた。「さあ、今すぐ」

看護師が食塩水を大きな注射器に入れて、赤ちゃんの脚に入っている骨髄針に入れる準備をした。

「そこじゃないわ」私は言った。その部分はすでに腫れて赤くなっているようだった。針の先が正しい場所に入っているかどうか誰にもわからなかったし、それより以前にそこから入れられた薬や輸液だって、彼女に届いているかどうかさえもわからなかった。

「普段やっているように、臍帯血管カテーテルを滑り込ませましょう」私はサム

に言った。

　彼はうなずき、NICUから持ってきたタックルボックスの中からカテーテルを取り出した。彼は、大きな外科鉗子が付けられた臍帯を消毒薬でさっと消毒した。そして、臍帯の付け根をテープでしっかりと縛り、その上をメスでスパッと切断した。臍帯には神経がないので、切っても痛みがない。臍帯断端には3本の血管が、ちっちゃな兵隊のように整然と並んで浮き出ていた。細いほうの2本は動脈で、太いほうの、壁の薄い1本は静脈だった。それはサムがカテーテルを入れた血管で、注射器で血液を吸い上げることができるとすぐに、彼は看護師から食塩水が入った注射器を受け取り、大量の輸液をゆっくりとその赤ちゃんに注入し始めた。私は、サムがちょうどそこにいたので、彼がもっと小さなカテーテルを臍動脈の1本に配置するのを指導した。彼が食塩水を入れ終えるまでに、私は滅菌手袋をはめて、彼のためにカテーテルの準備を整えた。それから、彼がその臍動脈カテーテルを1分もかけずに配置したが、それはいつものようにもっと広口の静脈に行うよりも難しかった。私は心のなかで心地よい誇らしさを感じていた。それはその後、自分の子どもたちが何らかのマイルストーンを達成するたびに私が感じるものと、ちょうど同じだった。

　食塩水に対するその赤ちゃんの反応は、ちょうど水を与えられた植物の反応のようだった。私たちは、赤ちゃんがほとんどすぐにピンク色になるのを見ていた。今や簡単に、赤ちゃんの脈拍を触診できた。赤ちゃんは、たぶん分娩中か、かわいそうに母親に災難が降りかかったときに、大量の血液を失ったに違いない。あるいは、ひょっとしたら、ストレスを受け、酷使された赤ちゃんの小さな心臓は、もう少し満たされる必要があっただけかもしれなかった。私たちは、新生児の心臓ができるだけ強く、そして速く鼓動しているときでさえ、「タンクが満タン」でなければ、心拍出量は改善しないと、レジデントたちに教えていた。私たちがこの小さな女の子のタンクを満タンにしたので、それで彼女はかなりよくなったように見えたのだった。

　しかし、悲しいことに、この心臓と肺への蘇生が彼女の脳にとって同じように効果があったとは思われなかった。私たちが「死戦期のあえぎ」と呼ぶ、突然急激に息を吸い込むことを除いては、彼女は動かないままだった。一見したところでは、この呼吸は彼女が回復しつつあるという希望に満ちた兆候に思われたが、

その一方でそうではなくて、それはひどく窒息させられた赤ちゃんに見られる恐ろしい脳損傷の兆候が始まったことの先触れではないかと思った。すぐに、私はそこに集まっていた NICU チームに、彼女は全身性のクローヌスが起こり始めるだろうと予告した。つまり彼女の全身が、まるで持続性発作になったかのように揺れて震えるということを意味していた。クローヌスは最悪の神経学的兆候で、私がレジデントとして PICU でローテーションをこなしていたときに脳死状態で亡くなった 14 歳の喘息の少女リンダ［第 4 章］をいつも思い出させた。それは管理することも、とても難しかった。なぜなら、その震えは、私たちが使っていた通常の抗痙攣薬に反応しなかったからである。そして、家族やスタッフにとっても、恐ろしくて見ていることがつらかった。

　私は、この小さな女の子が NICU でこの先どうなるのかについて物思いにふけりながら、母親に何があったのかをさらに知るためには、ER 内のスタッフが散り散りになってしまう前の今でないとわからなくなると思った。たとえそこに集まった人たちすべてが、その患者の治療をしながら、自分たちは起こったことを決して忘れないと考えるとしても、実際は、すぐに詳細は忘れられてしまい、他の同じような、あるいはいくらかもっと恐ろしい事態に取って代わられるだろう。その赤ちゃんは十分安定していて、NICU へ移動することが可能で、そのチームは私がいなくても対処することができた。

　私が外傷処置室へ戻ると、そこには赤ちゃんの母親が、ちょうど赤ちゃんと同じように、部屋の中央でまったく動かない状態で横たわっていた—今は血まみれになった白いシーツで覆われていた。彼女の片方の手が見えたが、シーツの端からはみ出して、彼女が横たわっている処置台の端から死んだようにぶら下がっていた。彼女は、長くてきれいにマニキュアを塗った赤い爪をしており、そのうちのひとつは、最近折れたかのようだった。

　私は、その病院の産科医がいることに気づいた。彼は警察官のひとりと話していて、話が終わると、私は彼に何があったのか知っているかどうか尋ねた。

　「これ以上さらにひどいことはないよ、クリス」彼は言った。「この女性は妊娠 9 カ月で、狩猟用の矢とそれを射る弓でできている武器［クロスボウ、日本ではボウガンとしても知られている］から発射された矢で撃たれ、実際串刺しにされた。腹部の一方の側から刺さって、もう一方の側に突き出た。赤ちゃんは外れたが、

大きな血管の何本かが破れた。ERに運ばれてくる前に、実質的には出血多量で死亡していた。彼女が助からないとわかると、ERのチームは、せめて赤ちゃんを救うためにできることがあると期待しながら、腹部を切り開いて、赤ちゃんを取り出そうと判断した。彼女の子宮を切開しようとちょうど準備が整いつつあるときに、私がポケベルで大至急の呼び出しを受けた。赤ちゃんのために血圧を維持しようと、彼女に大量の輸血が行われ、心臓マッサージがなされていた。しかし、基本的には、彼らが入れていたものはすべて、その大きな血管の裂け目から出ていた。そしてそれほど大量の血液が人の腹部から出てくるのを、私は見たことがなかった。」

「誰がそんなことをやったの？」この理解しがたいボルチモアの殺人行為に愕然としながら尋ねた。翌朝、誰もが『ザ・ボルチモア・サン』紙で、その女性が、近所の通りを渡ろうとしていたときに、うまくいかなかった麻薬取引の十字砲火にさらされたのであり、何の罪もない第三者であったことを読み取るであろう。犯人はどうやら、自分に入ってくると思っていたものを受け取ることができず、彼の「客」が歩道を離れると、自分の住んでいる集合住宅に入って、クロスボウを取り出した。逃げ去っていく男に狙いを定め、後に主張したことには、射線方向にいた明らかに妊娠しているとわかる女性に退くように叫んだという。目撃者の話では、彼女が驚いてどうしていいかわからずにいると、彼が突然その殺人的な矢を放った。

その赤ちゃんは、さらに3日間「生きていた」。もし全身性のクローヌス、発作、そして周期的な死戦期のあえぎがあっても、それを生きていると呼べるのならだが。私が相談した神経科専門医が指示した脳波検査では、基本的には、まったく「平坦な線」にときおり痙攣波が出現するだけという「バーストサプレッション」と名付けられている、とても予後の悪い脳波だった。新生児の脳死判断は、もう少し年齢の高い子どもや成人の場合のように単純ではない。それは、正常な新生児の神経学的機能が主に脳幹によってコントロールされているからで、その脳幹は比較的保護されている部分である。しかしながら、この場合、赤ちゃんの脳幹さえも保護されていなかった。赤ちゃんは呼吸をしておらず、自分自身の体温を調節するのが困難だった。適用可能な基準によれば、実質的には、赤ちゃんの脳は、回復不可能なひどい一撃を受けていた。それは、赤ちゃんの母親の生命に必

要な血液が母親から流出してしまい、たぶん赤ちゃんの頼みの綱—胎盤—が本質的に切り離されてしまった結果だった。

　身内の人が数人、その赤ちゃんの面会にやって来た。ほとんどの人はベッドサイドに静かに立ったまま、彼女の頭のきれいな巻き毛をなでたり、小さな手をつかんだりしていた。彼女が突然揺れたり震えたりすると、彼らは不安で、悲しそうだった。誰かがピンク色のリボンを彼女の両方のこめかみに付けていた。動物の縫いぐるみがベッドの頭元に置いてあった。涙が止まらなかった。

　背の高いほっそりした男性がその赤ちゃんの父親だと名乗ったので、私は赤ちゃんのことについて彼としばらく話をし、彼のことが少しわかってきたので、赤ちゃんの母親についても話をした。母親はつらい生活を送っており、彼もまた同じだった—あるいは、少なくとも、それはいくぶんとりとめのない彼の話に対する私の意見だが。しかし、2人とも赤ちゃんの誕生を心待ちにしていた。彼女は高校を卒業していなかったが、高校卒業資格を得るために夜学に通うつもりがあると、最近話していた。彼女は自分が送ってきた生活に嫌気がさしていて、もう母親になるのだから、変えたかった。彼は自分も同じように変えたいと考えていると言ったが、今では、どんな理由で生活様式を変える必要があるのだろうか？

　もう赤ちゃんの名前を決めたかどうか尋ねると、まだ決めておらず、2人の意見が合わなかったのだと、彼は言った。もし女の子なら、母親はラトヤとかラキーシャのような名前がよかったが、彼はエレノアとかエリザベスのようにまったく異なった名前を望んだ。身内の誰も名前について意見をまとめることができず、2人の意見も一致していなかったので、彼も彼女に名前を付ける気になどならなかった。

　だから、彼女は名前のないまま父親の腕に抱かれ、身内の人たちに囲まれて亡くなった。誰も「プラグを抜く」必要はなかった。彼女が自分でそうした。後でわかったが、彼女の心臓も脳と同じくらい大きな一撃を受けており、短い生涯の間に一度もポンプのように十分動くことがなかった。生後3日目の午後、彼女の心拍数が突然ゆっくりと下がり、血圧も下がった。別れを告げるときが来たが、幸いなことに、誰もが近くに集まっていた。午後3時58分、医療記録に正式に記録されているが、彼女は死亡を宣告された—被告側弁護人の主張では、彼女は出産時に死亡していたのだから、それは二度目の死亡だった。私がずっと考えてい

たのは、突然、悲劇的に引き離されてしまった母親と、彼女は今、天国で再び一緒になることができたであろうということだった。

　今、ボルチモア市裁判所の奥のほうにある寒くてじめじめした部屋の中で座りながら、私はあのベッドサイドの光景と父親の悲しそうな目を思い出していた。そして、犯人の行き当たりばったりの無分別な暴力行為を考えると、怒りがこみ上げてくるのを感じた。犯人のその行為によって、その男性は恋人とその生まれたばかりの娘を奪われた―そしてたぶん、3人にとっての新生活の門出も。

　廷吏がノックして、私がいる小さな待合室のドアを開け、私が証人席に着く順番だと言った。私はゆっくりと立ち上がったが、不安で落ち着かなかった。私が法廷に出るのは実際には二度目だった（医学生のときに交通違反切符に異議を唱えたことがあった）が、今回はまったく違っていた。私の証言が、その犯人が赤ちゃんの故殺で有罪と決められるかどうかに影響を与える可能性があった。彼はすでに彼女の母親の死亡について謀殺で有罪となっていた。しかし、当時のメリーランド州の法律では、たとえもし妊娠中の女性を殺害して、その結果として彼女の胎児が死亡しても、その赤ちゃんが生きた状態で生まれて、母親に対してしたことが原因で死亡したのでなければ、その胎児が死亡したことで別個に有罪になることはなかった。したがって、私はその赤ちゃんが生きて生まれたこと―私が正しいと確信していること―を陪審に納得させる必要があった。

　廷吏が、法廷の後ろ側の重い両開きの扉を私のために開いている間に、私は歩いて入廷し、証人席へ向かった。映画の一場面のように、傍聴席に座っている何人か―最前列の公費選任弁護人の隣に座る犯人も含めて―の頭が、私のほうを向いた。私が突き出た大きなお腹の下で両手を握りしめて、のそのそと通路を降りていくと、何人かが息をのんだ。私は、妊娠9カ月だった。

　この事実は弁護団には明かされていなかったので、その視覚的効果は劇的だった。ここには、その赤ちゃんの治療を担当した医師の私がいて、その私は、あのかわいそうな母親があの矢によって突き刺されたときとちょうど同じくらいの妊娠段階だった。

　宣誓して証人となって証人席に着いた後、私は医学部時代からの経歴について通して述べるように言われた。話しながら被告人席のほうへ目をやると、新聞の切り抜きを見たときの記憶や、手首に掛けてある手錠から、被告人が識別できた。

その男が私のほうをにらみ返したので、背筋が寒くなるのを感じた。

　検察官は私に、生後1分の時点でアプガースコアがゼロだったことも含め、その赤ちゃんの蘇生についての質問をした。最初からそこにいたわけではなかったので、なぜ彼女が生まれたときに実際に心拍があったと考えたのかということについては、自分が到着したときに調べた結果に基づいて意見を表すしかなかった。検察官は次に、私が死産ではないと確信した根拠となるような、その赤ちゃんに関することが他にあるかどうかを尋ねたので、私はイエスと答えた。私は、脳波に見られるバーストサプレッションパターン、絶え間ない発作、そして全身性のクローヌスの存在は、彼女の脳が生きているという兆候だと考えた。こうした所見は、彼女の脳がひどく、回復不可能なくらい、そして致命的なほど損傷を受けていることを表していたが、その一方で、脳の一部が生きている—そしてゆえに生きて生まれたに違いないということも、私に示していた。機能的に—すなわち脳死判断をする方法では—生きているのではなく、少なくとも電気的には生きていた。他にどのようにして、彼女の脳が放電したり、異常な棘波を発したりすることができただろうか？

　私の証言は、医学的、つまり科学的事実よりも私の意見だったが、私の資格や、その赤ちゃんの血まみれの腹部に聴診器を当てたとき胎児心拍を聴いたと確信しているERの医師のひとりからの、支えとなる証言と相まって、赤ちゃんの死亡における故殺でその犯人を有罪にするのに十分なくらい説得力があった。これによって、母親を謀殺したことに対する25年の判決に、さらに7年の刑を加えることになった。そして場合によっては、本当に場合によっては、その故殺についての有罪決定によって、誰かが妊娠した他の女性を殺害するのをやめさせるのに十分になるかもしれなかった。

　3週間後、エリックと私は、私たちの第1子をこの世に迎え入れた—かわいらしい赤毛で脚の長い女の子で、実際に彼女を見て触ることができるので、どんな名前が彼女に一番ふさわしいか考えたものの、私たちの意見が一致しなかったため、2日間名前がなかった。最初の2、3週間はたくさん泣いて、その泣き声はそれまで私が経験したどんなことよりも私の心の奥深くを貫いた。ある夜、彼女はとにかく泣き止まなかった。私たちは彼女にミルクを与えたり、からだの向きを変えたり、抱いたり、歌を聞かせたり、(エリックはキプリング [イギリスの小

説家・詩人、1907年ノーベル文学賞受賞〕の詩を、私は『おやすみなさい おつきさま』〔1947年発表のマーガレット・ワイズ・ブラウン作の絵本〕を）読み聞かせたり、もう一度ミルクを飲ませたり、そしてアパートの周囲を歩いたり、跳ねるようにしてあやしたりした。何をやっても効果がないようだった。ついに、午前3時頃、エリックと私は、彼女におしゃぶりをくわえさせて毛布を掛けたままでベビーベッドに寝かせた。しかし、彼女が思い切り泣いたときに、それは結局ポンと外れたに違いない。なぜなら、私たちが疲れ果ててベッドに横になるとすぐに、もう聞き慣れている泣き叫ぶ声が聞こえたからだ。ひどくいらいらして、エリックは叫んだ。「君は医者だろ。この子はどこが悪いんだい？ どうして泣きやまないんだ？ どうして君は何もしようとしないんだ？」私の頬を涙が伝い、私はすすり泣き始めた。私は、医学部4年間、小児科レジデンシー3年間、そして新生児学3年間のトレーニングを終えてここにいるのに、自分自身の新生児はどうしていいのかわからなかった。

　そして、その後突然、どうしたらいいかわかった。ちょうどNICUにいるときのように、エリックや私の絶望的な質問に対する答えを探すことのできる、権威ある本があった。私たちがその本を求めていることを知ると、エリックの姉カレンが『スポック博士の育児書』〔米国の小児科医師ベンジャミン・スポックが執筆、初版は1946年〕の40周年記念サイン入りハードカバー版を私たちにくれた。ドクター・スポックならどうするべきかわかっているだろう。私たちの愛すべき娘は、ベビーベッドの中で泣き叫び続けていたので、エリックと私はベッドの中で身を寄せ合い、「初期の数週間における号泣」というタイトルの章を大きな声で読み始めた。「覚えておくべき重要なことは、最初の数週間における最もよくあるタイプの号泣は一時的であり、深刻な事態の兆候ではない」で終わる文に辿り着いたとき、私たちの赤ちゃんは突然泣きやんだ。忍び足で入っていくと、彼女が穏やかに幸せそうに眠っているのが見え、私たちはこの上ない安堵感を覚えた。

　そういうわけで、私は新生児専門医としてのキャリアの次の段階へ入った。すべてトレーニングを積んだ後でさえも、また今ジョンズ・ホプキンス大学病院での新生児科指導医として3年の経験を積んでいても、親になるということによって、物事をまったく別の視点から見ることができるようになった。私には学ぶべきことがまだかなりたくさんあることがわかった。

Epilogue　Mitchell と Michael
エピローグ　ミッチェル　　マイケル

　2002年8月下旬まで話を進めると、私はシアトルにあるワシントン大学メディカルセンターの新生児科指導医で、いつもの一日が終わろうとしていた—それは、レジデントたちや他のスタッフとの朝の回診を主導したり、赤ちゃんの診察をして経過記録を口述したり、赤ちゃんをひとりNICUに入院させたり、多くの危機を生き抜いて外科的処置が必要になったかなりの未熟児の家族との「ケアに関する会議」を開催したり、そして、いくつかの出生異常を抱える赤ちゃんが生まれることが予想されるカップルのために妊婦検診を行ったりする一日だった。帰宅しようとNICUの受付を通り過ぎるとき、病棟職員に呼び止められた。

　「産科でもう1件妊婦検診が必要だそうですよ、クリス」彼女はそう言いながら、電話での伝言を私に渡した。「産科では今夜分娩になるとは思ってないので、もしかしたら明日まで延期できるかもしれません」

　その紙切れをちらっと見ると、母親の姓—チェサップ—と彼女の病室番号—8—に加えて、そこには「28週の双子」と書いてあった。荷物を置きながら、私はため息をついた。「双子はどうなるかわからないわ」私は彼女に言った。「本当に予測できないことがあるのよ」

　妊婦検診をするために部屋に入る前に、私は必ずその患者のカルテに目を通し、何が起こっているかを見つけ出すために産科のスタッフと調べた。記録室は、産科病棟で特に人が集まる場所だったので、私が入っていくと、いつもながらの制御されたカオス状態だった。産科指導医、フェロー、レジデント、そして看護スタッフが、大きなホワイトボードの下で動き回っており、そのホワイトボードには、患者の名前、妊娠期間、分娩期、そしてその他の重要な情報が示されていた。ときおり、ひとりの女性の身元や妊娠に関する複雑な情報が、ホワイトボード上ではあまりにも数少ない言葉にたやすく変わっているのに驚かされた。

　チェサップという名前を探すと、8号室の横に書いてあり、私がすでに知って

いる情報——28週の双子——も書き加えてあったが、それに加えて、誰かが次のように殴り書きしていた——A-IUGR、ROM 19 WKS。双子のAのほうはあまり成長がよくない（子宮内発育遅延）［intra-uterine growth restrictedの略語 IUGR］、そしてさらに悪いことに、その双子のひとりを包む羊膜が、どうやら9週間前、まだ妊娠期間19週目に破裂していた（羊膜破裂）［rupture of membraneの略語 ROM］という意味だった。これは、双子のAにとってはよい兆候ではなかった。ほとんどわからない理由で、肺が成長して正しく発達するためには、胎児の周りにはたくさんの羊水が必要である。もし双子Aの羊水が漏れ続けていたならば、その双子の肺は未熟であるだけでなく、それに加えて、肺の成長と発達は非常に初期の段階で停止する可能性が高かった。もしそうなると、生存の可能性は低かった。

　チェサップ担当の産科医を見つけ、さらにやっかいなこの問題について、その双子の両親がどれくらい知っているのかを訊いてみた。

　「彼女の羊膜が19週目で破裂したとき」彼は説明した。「もし羊水の漏れがふさがらなければ、その羊水が再蓄積して、その双子のひとりは面倒なことになると、両親には簡潔に話したよ」

　「それで、何が起こった？」私は尋ねた。

　「彼女はこの9週間、羊水がずっと漏れている。超音波検査では、双子Aのほうの周りにはほとんど羊水がない」彼は答えた。「よくない状態だ」彼は付け加えた。「チェサップ夫妻もそのことは知ってるよ」

　情報を提供してくれたことと、家族に十分情報を伝えてくれていたことに、私は感謝した。ときおり、産科医たちは悪い知らせを伝えることを私たち任せにすることがあったからだ。私たちがそれを伝えると、これから親になろうとする人は、最悪の状態を切り抜けて、もうすべて大丈夫だと思っていたので、当然のことだがショックを受けることになった。

　私は、小さな記録室のカウンターやテーブルの上に散乱する10枚ほどのカルテのなかから、ダイアン・チェサップのものを見つけて、急いで目を通した。最初の妊娠で双子を妊娠したことは、チェサップ夫妻にとってはまったくの驚きだろうということがわかった。なぜなら、IVFとしてよく知られている体外受精［in vitro fertilizationの頭文字］の結果ではなかったからである。チェサップ夫妻はいずれも博士号をもっていて、近くの大学地区で働いていた。私は、その妊娠につ

いて関連のある医学的な情報を手早くメモしてから8号室へ向かった。

　深呼吸をしてからドアをノックすると、かすかに2人の声が返ってきた。入ってもよいということだと思った。

　どこにでもある産科の病室だった。妊娠した女性—普通はまったく健康である—が突然患者の役割を引き受け、長い髪を後ろに広げて、露出した腹部の周りに幅の広いベルトを締めて、あきらめて病院のベッドに横になっていた。そのベルトのケーブルは、2組の鼓動をピッという音で示すモニターにつながれていた。それぞれの音がそれぞれの双子の音だった。父親はベッドのそばの椅子に座って、妻の手を握っていた。私が入っていくと、2人とも期待して私を見つめた。

　私は自己紹介をして、新生児専門医、つまり新生児のケアを専門とする小児科医であることを説明した。それから、未熟児に関するいつもの話に入る前に、彼女らが自分たちの妊娠についてこれまでに知っていることを話すように頼んだ。長年の間に、このやり方が、こちらから一方的に話すよりもうまくいくことがわかっていた。一つには、それによって妊婦が話すようになり、彼女らの理解の度合いや主な不安について判断することができた。

　これから父親になるアランが、最初に話した。「28週で生まれたほとんどの赤ちゃんが生存すると聞いて、すごく驚きました」彼は言った。「でも、脳損傷につながる可能性のある合併症が起こる場合があるとも聞きました—それで怖くなりました」彼は妻のダイアンを見た。「他に何かあるかい？」彼は彼女に尋ねた。

　ダイアンが話し始めたが、その後、まるで心を落ち着かせる必要があるといった感じでためらった。「ええと、担当の産科の先生は、ミッチェル—双子A—を包んでいる羊水のことを心配していました。19週目からずっと、羊水が漏れていたと思いますか？」彼女は訊いた。

　「ええ、そのことは聞いています」私は言った。「私もそのことを本当に心配しています」ミッチェルの肺の問題が、どうしてもうひとりの双子の問題よりもずっと厳しいのかについて説明をしようとしたが、アランが遮った。

　「私たちは、ミッチェルが助からないかもしれないということは理解しています」彼は遠慮なく言った。「でも、あらゆることをしてやりたいんです。もし見込みがないのなら、そう言ってください。私たちがそうしたいからというだけで、彼に苦しんでほしくないんです」そう言うとすぐに言葉を飲み込み、横目でちらっと

ダイアンを見た。

　そのような恐ろしい状況に突然追いやられるたくさんの親たちの内なる強さや決意に、私は絶えず驚かされているが、チェサップ夫妻も例外ではなかった。彼らは、最初に生まれた自分たちの子どもの予断を許さない予後にしっかり取り組むことに時間をかけ、最悪の事態をすでに覚悟し始めていたが、その一方で、必死に最善の状況を期待していた。

　「まずは、未熟児を迎えることの基本について話しましょう」私は提案し、2人がうなずくのを見て、未熟についての一般的な話に入った。正式な出産予定日よりも12週も早く、妊娠期間28週で生まれる可能性が高いという理由で、その双子が今後直面すると考えられる問題に触れながら。2人は、双子が—たぶん一卵性の—男の子であることや、一般的に言って、男の子は女の子に比べてたいへんなので、この場合は双子Aのミッチェルにとっては、二重苦である可能性があることを知っていた。

　話し終えた私は、アランとダイアンに何か質問があるか尋ねたが、2人とも首を振った。双子が予想されたので、彼らはすでに未熟児についてたくさんのことを読んで知っていた。後に、NICUの親たちとして彼らのことをとてもよく知るようになったとき、彼らがまるで「未熟児初級編」をすでに受講して合格したかのようだったので、私がどんなに感銘を受けたかを彼らに伝えた。

　妊婦健診の残りの時間、「あらゆることをしてやりたい」が、見込みがないのならば苦しんでほしくないというアランの希望を受けて、ミッチェルのことについて話しながら過ごした。ミッチェルの肺が、換気するために非常に高い圧力を必要とするなら、肺が破裂する可能性が高いことを説明した—医学用語でいうところの気胸のことだ。もしそうなると、問題を取り除くために私たちがすることによって、転帰不良が変わる可能性は低いと彼らに伝えた。それどころか、胸腔チューブを入れることは、ただ痛みや不快感を増やすだけだった。気胸というのは、さらなる積極的な療法は無駄であるということを、赤ちゃんが私たちに送る合図であった。別れを告げるときだった。

　アランとダイアンは視線を落とし、その後でお互い見つめ合った。私が話していることを、理解しているようだった。部屋の中は、胎児心拍モニターのピッという音を除き、しばらく静まり返った。

私たちはさらに少し言葉を交わし、その後私はアランの片方の手を握ってから、ダイアンの手を両手でしっかりと握った。今後あらゆる段階を2人に知らせることと、双子のケアをすることはチームとしてのプロセスであり、双子たちとその親はそのチームの必要不可欠なメンバーであることを話して納得させた。ドアのほうへ歩き始めると、ダイアンが突然叫んだ。「グリーソン先生、ミッチェルには可能性がありますか？」

　私はためらった。「もし可能性がないと考えるなら」私はゆっくりと答えた。「最初から、何かをすることなど勧めないでしょう。でも、胎児の肺の発達の仕組みについては、私たちにもわからないことがたくさんあるんです。なぜ、そして、どれくらいの羊水が必要とされているかについての詳細も含めて。ということは、もしかするとミッチェルには十分なチャンスがあるかもしれないという希望をもっています。だから、イエス、彼にはチャンスがあると思います。たぶんあまり十分なチャンスではないけど、それでもなおチャンスはあります」

　ダイアンは感謝のまなざしを私に向けたが、アランは視線をそらした。彼は私が彼女に誤った期待を抱かせていると考えていたに違いない。私も、それはおかしいと思っていた。私がこれまでケアした赤ちゃんのなかで、妊娠期間のそんなに早い時期に羊膜が破裂してしまい、漏れがふさがらなかった赤ちゃんのことを思い出そうとした。そのうち生存した赤ちゃんはいただろうか？　思い浮かばなかった。

　部屋を出ると、産科の記録室に立ち寄って、チェサップ夫妻と話した内容の要点を殴り書きした。彼女が今夜出産すると考える者はいなかった。少しだけはっきりしない子宮の収縮があって、少し背中に感じる圧力があった。それでも、その両親との会話の要点は、できるだけすみやかにスタッフに伝えることが重要であった。両親が、その双子にあらゆることをしてほしいと望んでいる点を明確にした—ある程度まで。双子のAにとって見込みがない状況になれば、その子が苦しむことは望んでいなかった。

　私は食事に間に合うように帰宅したが、指導医になってからは珍しいことだった。3人の娘たちは、学校であった楽しかったことやそうでなかったことをたくさん聞いてほしいと思っていて、エリックと私は、それぞれに同じように時間をかけて耳を傾けた。食事はおいしかった—エリックの作ってくれるなかでも私が

大好きな、レモン風味のツナパスタだった。私がちょうど食器洗い機に汚れた食器を入れようとしていたとき——エリックと私は、食事を作ったほうは後片付けをする必要はないという「結婚前の取り決め」のようなものを交わしていた——電話が鳴った。NICU の病棟職員のケイからだった。

「産科がすぐに来てほしいそうです」彼女は言った。

「誰が生まれそうかわかる？」私は訊(き)いた。

「わかりません」彼女は言った。「レジデントたちと看護師たちが走り回っていて、『クリスを呼んでくれ』と言われました」

ハンドバッグと身分証明書をつかんだ私は、読書用眼鏡がポケットに入っていることを確かめた。赤ちゃんの気管に気管内チューブを入れることになるかもしれなかったからだ——赤ちゃんの呼吸を助けたり、液体界面活性剤を入れたりするのが必要な場合にはなくてはならないものだった。40歳を過ぎた頃から、以前のように近くを見ることができなくなったことに私は突然気づいた。読書用眼鏡は職業上の必需品になっていて、自分が仕事をしているどの分娩室や部署の近くにも、それが置いてあった。

私は NICU にちょっとだけ立ち寄って、ハンドバッグを置き、私服の上に着るジャンプスーツをつかんだ。レジデント、フェロー、産科医たちと違って、私はもう病院のスクラブは着なかった。しわのない白衣の下の専門医らしい服装によって、動揺していることが多い親たちに、私の自信に満ちた雰囲気が、もしかするともっと強い意味では、自分のなすべきことが十分わかっていることが伝わると思っていた。しかし、清潔な分娩室で私服を着用するのは、特に手術分娩（帝王切開）が必要な場合にはだめだ。だから、この病院のジャンプスーツは、急いで身につける必要がある私や私の同僚にとっては、いつもすぐに使えて好都合だった。

私は ISR まで走っていった。私が仕事をしたことがあるどの部署も、ハイリスクの新生児を蘇生させたり安定させたりするために運ぶ分娩室近くの部屋とか場所に、独自の名称を付けていた。ISR は乳児安定室［infant stabilization room の頭文字］を表していた。他のそのような名称としては「クライシスルーム」［crisis は「危機」］、「レサスルーム」［resus は resuscitation の短縮で「蘇生」］、そして私が気に入っている「ザ・シュート」があった。「ザ・シュート」は、ハイリスクの赤

ちゃんが分娩室から直接壁の穴を通して、待機している蘇生チームの腕に渡されるところから名付けられた［chuteは「物を滑らせて落とす装置」］。

　そのISRは、スイングドアが2つある小さな部屋で、ドアの一つは直接メインの分娩・手術室に、もう一つはすべてのスクラブシンク［手指の殺菌・消毒用］が設置されている大きな中央エリアにつながっていた。その部屋は、私たちが処置をしている間、最も小さな未熟児でさえも温かくしておくことができるように、85°F［約29.4℃］に保たれていた。2つの蘇生テーブルが両側にあって、それぞれ蘇生用機器やモニターが備えられていた。赤ちゃんはタオルか毛布にのせて分娩室から直接、たいていの場合はレジデントのひとりによって運び込まれ、仰向けで、足は壁を向けて寝かせられ、頭と胸は蘇生処置のほとんどが施されるので、チームが近づきやすいようにされていた。双子が蘇生されているときには、文字どおり面と向かっており、2つのチームが、特にそれぞれの赤ちゃんの気道や呼吸チューブを確保することを任されている場合には、小さなスペースでぶつかり合うことが多いので、「失礼」とか「ごめんごめん」といった言葉がよく聞かれた。

　まだマスクをつけながらスイングドアを押して通った私は、すばやくその場を見渡した。2つのチームが集まっていて、2つのテーブルにそれぞれがついていた。双子に違いないと思った。到着したのは、事態が終わった後だということがわかった。ひとりの赤ちゃんはすでに「外に出て」いて、蘇生チームのほとんどがその赤ちゃんにかかりっきりだった。部屋の中はいつもより暑く感じられ、ほとんどのスタッフの額には玉の汗が噴き出していた。

　「どんな感じ？」空の蘇生テーブルのそばで待っているチームに尋ね、もう一つのチームが双子のひとりに処置をしているテーブルのほうへ移動した。

　「妊娠28週で生まれた双子です」誰かが言った。「そのうちのひとりは19週目で、羊膜が破裂しました」あー、何てこと、私は思った。チェサップ夫妻の子どもに違いない。

　「何があったの？」私は訊いた。

　双子のAの臍帯脱出症について誰かが何か言った。もしそれが起こっていたなら―彼より先に出てきた臍帯が血液の供給を遮断した可能性があった―緊急帝王切開が必要になっていただろう。保温テーブルで蘇生処置を受けている赤ちゃんを見て、その男の赤ちゃんがピンク色で、自力で呼吸しているのに驚いた。あれ

ほど長い間ほとんど羊水がなく、臍帯が脱出した赤ちゃんにしては信じられないことに、蘇生チームが刺激すると、子猫のような泣き声さえ聞こえた。もしチェサップ夫妻の双子なら、こっちは双子Bのマイケルに違いなかった。矢継ぎ早の帝王切開の間に、彼は「トップ」の位置により近かったに違いないので、最初に子宮から引き出されたのだ。

ちょうどそのとき、分娩室からのスイングドアが突然開いて、インターンの腕に抱かれた二番目の双子が出てきた。こっちがミッチェルに違いないと、私は思った。最悪の事態を覚悟した。

そのインターンは、その小さな赤ちゃんを空の蘇生テーブルに寝かせ、毛布も何もかも置いた。彼女は息を切らしながら誰に言うとなく告げた。「産科医によると、こっちが容体の悪いほうです。羊水がまったくなく、分娩の2、3分前に心拍もなくなりました」

こちらの双子を担当するチームは、すぐに行動に移った。普通なら、これはシニアレジデントが蘇生を指揮することを意味したが、その場にいたもう一人の医師は新人のインターンだったので、私が指導した。ひそかに、私は安心していた。なぜなら、この赤ちゃんには、さまざまな処置においてだけでなく、難しい判断—たとえば、どの時点でもう終わりだと言うべきかといった判断—をすることにおいても、経験豊富な者が必要だとわかっていたからである。

看護師がすばやく赤ちゃんを乾かし、やさしく彼を刺激し始めて、その間に呼吸療法士が彼の足に電極を付けたが、それはパルスオキシメーターにつながっていた。パルスオキシメーターはテーブルの足元にあって、赤ちゃんの心拍数や酸素飽和度の値を聴覚的にも視覚的にも示すモニターだった。同時に、赤ちゃんが呼吸しようとしていない、それどころかまったく動いていないことがわかったので、私は吸引カテーテルを使って、彼の口と鼻から分泌物を取り除き、その後彼の口に、呼吸バッグにつながっている小さなマスクを装着した。ミッチェルの肺を膨らませるために、そのバッグを少しずつ強く握って吹き込むたびに、私は彼の小さな頬と首が膨らむのを見ていた。

しかし、何も起こらなかった。彼の小さな胸は動かず、パルスオキシメーターの表示はとても低かった—徐々に80から90まで上昇していくべきなのに、たったの40パーセントだった。心拍数はあった—90—しかし、これも本来あるべき数

値より低く、不吉なことに、上昇すべきなのに低下していた。もしかすると、すでに気胸になっているのかしれないと思った―ひょっとしたら、私が最初に彼の肺を膨らませようとしたときから。

　バッグの圧力が直接肺に届くようにするため、彼に挿管する必要があった。普通なら、レジデントのひとりにその処置をする機会を与えたのだが、そのインターンはあまりに未熟で、シニアレジデントはマイケルのほうを NICU へ移す準備をしていた。だから、私は急いで読書用眼鏡をかけて、自分でチューブをミッチェルの気管に挿入したが、チューブの先が簡単にすべって彼の小さな声帯を通過するのが見えた。呼吸療法士が、それをミッチェルの上唇にテープで留めて外れないようにした。私は、バッグで直接肺に圧力をかけ始めた。しかしそれでも、何も起こらなかった。彼の胸はまったく動かなかった。もしレジデントがそのチューブを入れていたとしたら、それが正しい場所に入っていないと考えたかもしれなかった―気管ではなく、近くの食道に入っているかもしれないと。しかし、私は自分でそのチューブを挿入したのだから、それが気管に入っていることはわかっていた。さらに圧力をかけ、そのバッグでできる最大の圧力をかけた。それでもやはり、何も起こらなかった。

　私は、パルスオキシメーターをちらっと見た。心拍数は 80 まで落ち、酸素飽和度は少しも改善していなかった―依然として 40 パーセントだった。もしすでに気胸になっていたのなら、事態は絶望的で、私はチェサップ夫妻に話したことを思い出していた。チームのみんなが期待して私を見たが、私はノー、胸に針を刺すことはしないと言った。しかし、私は突然、ミッチェルに界面活性剤を投与することにした―私たちがみんな肺の中に持っている石鹸のような液体で、呼吸をするたびに肺を部分的に開いておくことを助ける物質だ。未熟児には界面活性剤が欠如しているので、呼吸のたびに肺がつぶれる傾向があり、それに続く呼吸をますます難しくした。チームのみんなは、いぶかしげに私を見た。私たちはいつも、界面活性剤は生き返らせる薬ではないと説いてきた。それは普通、生後完全に安定させた後でのみ―心拍数が正常で、酸素飽和度が十分で、そして肺がかなりよく膨らんでいる場合に―早産で生まれた新生児に与えられた。界面活性剤投与は、この場合にはほとんどあてはまらなかった。しかし、チェサップ夫妻は、可能なことはすべてやってほしいと望んでいた。そして、気胸を治療することは無駄で

苦痛を与えるだけだと思ったが、界面活性剤投与についてはそうは思わなかった。

　そういうわけで、呼吸療法士のジェニーが、小さなボトルに入った液体の界面活性剤を腋の下から取り出した。分娩室に来る途中で冷蔵庫から取り出して、温めておいたのだった。私はミッチェルの体重を推測し―彼はあまりにも安定していなかったので、体重計にのせることができなかった―そしてジェニーが、用量を小さな注射器に吸い上げた。そして、私がバッグで圧力をかけ続けている間に、ジェニーはミッチェルの呼吸チューブのサイドポートを通して、界面活性剤を彼の肺へ注入し始めた。界面活性剤を入れる前は、湿ったコンクリートをバッグしているような感じだったが、今はそのコンクリートが完全に固まったように感じた。

　私は振り返ってインターンに話しかけたが、彼女は私の肩越しによく見えるところから蘇生処置を熱心に見ていた。「赤ちゃんの父親を連れてきてくれる？」彼女に頼んだ。「NICUまで運ぶことは無理だと思うから」

　蘇生処置の間、彼女は一言もしゃべらなかったが、彼女が出て行った後、その部屋はどういうわけか、さっきまでより静かになった。もう一方のチームは、マイケルをNICUへ連れて行ってしまっていたので、ミッチェルと一緒にその場に残っていたのは、看護師、呼吸療法士、そして私の3人だけだった。私たちはみんな、目の前にいる小さな赤ちゃんを見つめたが、いまだに動くことも呼吸をすることもなかったので、それぞれじっと考え込んでしまっていた。文字どおり赤ちゃんの生命をこの手で握るということがどれほど途方もないことか、そしてもうそれ以上自分にできることがないというのがどれほど重苦しいものかについて、自分のキャリアで初めてではないが考えたことを、今でも覚えている。ミッチェルの問題が自分のせいではないことはわかっていたとしても、自分がだめな人間のような感じがした。

　その後、パルスオキシメーターから出るピッという音が微妙に変化したため、私たちはみんな同時に顔を上げた。酸素飽和度はもう55パーセントを表示していて、心拍数は90だった。そして、とてもゆっくりと、両方とも上昇し始めた―酸素飽和度は60パーセント、そして65パーセントになり、心拍数は95、そして100まで上がった。アランがインターンと一緒に歩いて入ってくるまでには、その赤ちゃんの酸素飽和度は80パーセントになり、心拍数は110になった―厳密にいうと、必ずしも正常ではないが、以前よりはよかった。今では少なくとも彼を

NICUへ運んで、特別な乳児用人工呼吸器や、もしかしたらいくつか追加の薬で、彼のためにもっと何かができると思った。

私は、アランに対しては、まったく遠慮がなかった。「私たちが恐れていたとおり、悪い状態です」私が言うと、彼は自分の生まれたばかりの息子を見つめた。「それどころか、あなたをここにお呼びしたのは、もうどうしようもないので、あなたとダイアンが別れを告げるときが来たと思ったからです。しかし、この最後の２、３分で、息子さんはほんのちょっとだけですが反応し始めました。だから、彼をNICUへ運べると思います」

「これは痛いんですか？」アランが、テープでミッチェルの上唇とバッグに留めてあるチューブを指さしながら尋ねたが、私はそのバッグを可能な限り強く握っているところだった。

少し間をおいてから、私は彼に本当のことを話した。「そんなことはないと思います。あなたがご覧になっているもの—呼吸チューブ、テープ、電極—は、本質的にどれも痛くありません。おそらく不快だとは思いますが、痛みを伴うことはありません。しかし、ミッチェルは、チューブのために泣き声を上げることさえできないので、NICUに入ったら鎮痛薬を与えるつもりです。特に、痛みを伴う処置をすることにした場合には」

「ダイアンと私は、ミッチェルに苦しんでほしくないんです」アランがきっぱりと言った。「以前おっしゃったように、どうかまず私たちに言ってください、痛みのあることをしてもらわないといけなくなった場合には」

２人には絶えず最新情報を伝えることを彼に話してから、少し時間をかけて、最初に生まれたマイケルについて、かなり明るい報告をした。

私たちが、ミッチェルを蘇生テーブルから温められた搬送用保育器に移す準備をしているときに、アランはISRを出て行った。ダイアンが自分の息子に会えるように、少し回り道をして分娩室に入れたらいいなと思ったが、彼の状態があまりにも不安定でそのリスクはかけられなかっただけでなく、ダイアンはまだ全身麻酔にかかったままだった—帝王切開をあまりに緊急に行わなければならなかったので、硬膜外麻酔をかける時間がなかったのだ。

ミッチェルに使うことを決めた特別な人工呼吸器を準備するため、ジェニーはすでにNICUへ行っていた。それはオシレーターと呼ばれるものだったが、私は

以前のブランド名のひとつハミングバード［当時国立小児病院麻酔科医師の宮坂勝之氏が開発、1984年に日本のメトラン社が製造し、米国NIHの臨床試験で使われた］のほうがずっと好きだった。従来の乳児用人工呼吸器は、普通赤ちゃんに毎分30回から60回呼吸させるように設定されたが、それは赤ちゃん自身の呼吸に似ていた。オシレーターは、毎分900回まで設定することが可能で、肺をリズミカルに膨らませたりすぼませたりといった感じとは対照的に、肺を振動させるといった感じに似ていた。私たちはたいていの場合、従来型の人工呼吸器では換気することも酸素を送り込むこともできない赤ちゃんのために、オシレーターを取っておいた。ミッチェルの場合、私たちは最初から彼をそれにつなぐことを決めたが、それはオシレーターが、普通よりも小さくて未熟な彼の肺にとって負担が少ないと考えたからだった。それに、思いつくあらゆる方策を自分自身ですでに試みていたので、従来型の人工呼吸器ではうまくいかないと考えていた。それに、私が行ったことはひとつも効果がなかった―あのわずかな界面活性剤を彼に投与するまでは。それさえも、効果は長く続かないと確信していた。

　看護師と私でミッチェルをNICUへ運ぶのに2分しかかからなかったが、その間に廊下で少し止まって、祖父母が保育器のプレキシガラスの壁を通して、生まれたばかりのちっちゃな孫を見ることができるようにした。ベッドサイドの看護師は、分娩室ではできなかったので、NICUのベッドに移す前に彼の体重を測定したかった。私はちょっと躊躇したが、体重計まで少しだけ移動することを許可した。内心では、どんなに予後が厳しくても、赤ちゃんが生まれると、誰も―父母、祖父母、友人、親戚―が2つのことを知りたいものだと思っていた。赤ちゃんは男の子か女の子かということ、そして体重はどれくらいあるのかということを。ミッチェルのために私たちにできることはあまりなかったが、せめて体重を測ることはできた。

　彼の体重は1,050グラム、つまり2ポンド5オンスだった。28週で生まれた双子にしては悪くなかった。

　ジェニーはオシレーターにブンブン音をさせて、すばやくミッチェルの呼吸チューブをそれにつないだ。彼の胸を上と横から見ても、それが揺れていることも、振動していることもわからなかった。呼吸療法士がオシレーターの振幅を上げるように調整したが、それでもやはり、彼の胸は動かなかった。これほど硬く

なった肺を見たことがなかった。パルスオキシメーターの電極がベッドサイドのモニターにつながれていたので、私たちはその表示を見つめた—60パーセントまでまた下がっていた。ジェニーが、ミッチェルの胸を動かして、パルスオキシメーターの表示を上げるため、オシレーターの設定を上げるように調節し続けている間に、私は胸部X線写真を撮る指示を出し、シニアレジデントとインターンの姿を探した。2人はマイケルのことで忙しく、生後2、3日の間頻繁に必要な検査のための血液を採取したり、血圧を監視したりするために、臍帯血管カテーテルを入れていた。彼のベッドサイドへ行くと、鼻にカニューレが入れてあり、彼はCPAP（持続的気道陽圧）の機器につないであった。それは呼吸チューブを使わずに彼自身の呼吸をサポートするための人工呼吸器のようなものだった。

「こっちはどんな感じ？」私はレジデントたちに訊いた。

「かなりいいですよ」シニアレジデントのゲーリーが答えた。「最初にX線写真を撮ったときには、肺に軽い疾患が認められましたが、30パーセント濃度の酸素が必要なだけでした。頻呼吸になりつつあって、低く唸るような感じになり始めていたので、CPAPにつなぎました」彼は説明した。これは、彼の呼吸が速くなっているという意味だった。「もう一人のほうはどうですか？」彼が尋ねた。

私は簡単に状況を説明しながらも、最も簡潔な形で「教育的配慮」も付け加えた。そのなかには、胎児の肺が発達するという重要な段階で、十分な羊水がなかったことが招いた悲惨な結末も含まれていた。彼らが明らかにマイケルのことで忙しいので、自分はミッチェルのほうへ戻って、臍帯血管カテーテルを入れると彼らに告げた。彼らがマイケルの処置を終えたら、私が担当するこの危篤状態の赤ちゃんの管理をするのに加わって学んでほしいと思った—救命救急医療と、たぶん終末期医療の両方について。

ミッチェルのベッドサイドに戻ると、看護師たちが臍帯血管カテーテルトレーを、万全の状態で私のために準備していた。撮影されたX線写真が、コンピューターのデジタルディスプレイスクリーンに表示されていた。それを一目見てすぐに、気管内チューブが正しい位置に入っていることを確認し、肺が「ホワイトアウト」同然の状態であることもわかった。肺の中の空気は、X線写真では黒く見えるが、ミッチェルの白く見える肺は、ほとんど空気がないことを意味していた。唯一のかなり好ましい所見は、気胸が見られないということだった—今のところは。

私は滅菌ガウンと手袋を着用し、臍動脈カテーテルと臍静脈カテーテルを５分足らずで配置した。私はため息をついて、こういった処置もレジデントたちに教えたり監督したりするよりも、自分でやるほうが容易なことが多いと思った。今まで何百回、ことによると何千回もこのような臍帯血管カテーテルを入れてきたが、それがすべるように入って、注射器で引くと血液が容易に出てくると、やはりすばらしい達成感があった。ミッチェルの血液が、本来赤い色であるべきなのだが、それがそうでないことを除いては。

　私が血液サンプルを採って、それから看護師が動脈カテーテルの端を血圧トランスデューサー［変換器］につないだ。ミッチェルの血圧は非常に低く、あまりにも低くて測定不可能に近かった——これも不吉な兆候だった。彼の心臓は、肺の小さな血管を通して血液を一生懸命送り出そうとして弱っていたのだ。

　もうほとんど自動操縦装置のような状態で、私は薬の指示をして、たとえどんな問題が根底にあろうとも、危篤状態の赤ちゃんたちのために私たちがいつも使うものを選び始めた。アドレナリンに似ている薬で血圧を上げるために使うドーパミン、強力なステロイドのデキサメタゾンを大量に、血液のアシドーシスを補正するための重炭酸塩、ひどい感染症が始まる場合に備えて強力で薬効範囲が広い抗生物質、そしてたぶん、まだ動いていないその赤ちゃんのためというよりも、私やスタッフのが約束を履行したということを保証するものとしてのモルヒネを。私は、ミッチェルが苦しまないように最善を尽くすことを彼の両親に約束していた。

　何の効果もなかった。オシレーターを何度も調節し、定期的に彼をその機器から外して手で彼を換気し、何か魔法のように作用するものを見つけようとした。パルスオキシメーターの表示は動かず、心拍数はゆっくりと落ちていた。もう一度胸部Ｘ線写真を撮るよう指示したが、一つには、もう気胸になっているかどうか確認するためだった。最初撮ったときと、何ら変わらなかった。別れを告げることについて、両親と話をするときだった。ミッチェルのために私たちにできることはもうないとレジデントたちに説明したが、彼らはいかに自分たちが無力であるかということに愕然（がくぜん）としていた。双子の兄マイケルに比べると、特にそうだった。マイケルの血液はきれいな赤色で、血圧は正常だった。

　私は勢いよく産科へ歩いて行ったが、ミッチェルをＮＩＣＵへ運ぶときに会った祖父母が心配そうにしているところを通り過ぎる際には目をそらした。何が起き

ているのか、2人が知りたくてたまらないのはわかっていたが、赤ちゃんについての情報はまずその両親に知らせることになっていた—そして、親戚や友人に何を話すかを決めるのは、両親だった。

　アランとダイアンがいた産後室は、本当によくみられる光景だった。ダイアンは全身麻酔から覚めていたが、まだ意識がもうろうとしており、今は吐き気があって強力な痛み止めを必要としていた—腹部を麻痺させるための硬膜外麻酔はかけていなかった。アランは心配そうに彼女のベッドサイドに座り、彼女の手を握っていた（もう一方の手には、点滴が入っていた）。産科の看護師が精力的に動き回り、ダイアンの血圧をチェックし、静脈内点滴を調節し、そして薬を投与していた。ダイアンが頭を動かして私を見なくてもいい位置に私は立って、静かに再度自己紹介した。

　私は、よい知らせから始めた。マイケルはNICUの人気者で、妊娠期間28週で生まれた男の未熟児のわりには、予想よりも調子がよかった。人工呼吸器も必要としておらず、バイタルサインはすばらしく安定していた。次に悪いほうの知らせだった。

　「ミッチェルは、助かりそうにありません」私は2人に告げた。「彼の肺は、私たちが何をやっても膨らまず、酸素濃度がとても低いのです。界面活性剤を投与した後は少しの間上昇したのですが、一時的なものでした。もう一度界面活性剤を与えることも含めて、ありとあらゆる種類の薬を試しました。肺に問題を抱えている赤ちゃんのための最も優れたタイプの人工呼吸器につないでいますが、改善が見られません」

　「肺が破裂してしまったんですか？」アランが尋ねた。「あなたがおっしゃっていた、あの気胸ですか？」

　「いえ、まだです」私は答えた。「しかし、もう時間の問題だと思います」

　ダイアンは、目を閉じた。私が話したことを、彼女がどこまで聞いていたか、どこまで理解しているかわからなかった。その後、彼女は目を開け、まっすぐ私を見て、静かに言った。さっきまで入れていた気管内チューブが原因で、声はかれていた。「絶望的だとおっしゃっているんですね？」

　「そうです」私は言った。「というより、ミッチェルが、私たちに向けてそう言っているんです」

彼女はまた目を閉じ、腹部の痛みで、そしてひょっとすると、胸の痛みで顔をしかめながら、深くため息をついた。アランが次に口を開いた。「私たちは本当にミッチェルに苦しんでほしくありません、だから生かしておくためだけに痛みを伴うことをするのは、どうかしないでください。私たちは奇跡を願い続けます…しかし、私たちが彼を抱きしめて別れを告げるときが来たら、どうか教えてください」

　要望に応えることを2人に保証した。ただし、ミッチェルの最期のとき間に合うように2人をNICUへ連れて行くため、1時間以内にダイアンの病室に戻ることになるだろうと予想しながら。

　NICUへ歩いて戻り、薬や輸液の入っている袋を付けているたくさんの点滴スタンド、オシレーター、そしてピッという音を出す数台のモニターに囲まれてミッチェルが横たわっている部屋に入ると、もう少しで向きを変えて、彼の両親を連れてくるためにまっすぐ産科へ歩いていきそうになった。看護師がパルスオキメーターの可聴アラームのスイッチを入れていたので、その低くて深い音が聞こえた—彼の酸素濃度が非常に低いことを示しており、もう30パーセントまで下がっていた。

　彼は気胸になったに違いない、私は思った。ベッドサイドに集まっていたスタッフやレジデントたちに、両親と話をしたこと、そして、気胸を発症していてもその治療はしないことも含めて、両親は蘇生処置を望んでいないことを説明した。誰もがしばらくの間、静かにその場に立っていた。たとえそうすること—瀕死の赤ちゃんを逝かせること—が適切であったとしても、介入しないのは、やはりとてもつらかった。

　その後突然、ある考えが浮かんだ。数年前、肺高血圧症、つまり「胎児循環遺残症」の赤ちゃんのケアにおいて、飛躍的な進歩が見られた。そのなかには、何年も前に最悪の搬送を経験したトラヴィス［第9章参照］や、母親が神経性無食欲症と広場恐怖症のハリー［第14章参照］がいた—2人とも、生まれた後に肺の血管が正常に開かなかった赤ちゃんだった。こういった赤ちゃんたちに役立つ「特効薬」を求めて何年も臨床研究を積んだ後、普通は汚染された大気、つまり「スモッグ」内で見つかる一酸化窒素が、収縮した赤ちゃんの肺の血管を開いて、その赤ちゃんを青色からピンク色に変える可能性があることが発見された。有効で

安全であることが確認されると、私たちは重篤な肺高血圧症を抱えて月満ちて生まれた赤ちゃんに対して一酸化窒素吸入を定期的に使うことを始めた。それによって、何百もの、ひょっとすると何千もの小さな生命が救われてきた。月満ちて生まれた赤ちゃんにそれを使うことはますます普通になってきたのにもかかわらず、一酸化窒素は未熟児においては研究されてこなかった。それは主として、未熟児はたいていの場合、月満ちて生まれた赤ちゃんと同じ肺血管の問題を抱えていないからだった。しかし、最近になって、2つの大きな臨床試験が進行中だった。それは、そのガスを別の使用目的—慢性肺疾患の予防—で吸入することを試すものだった。その慢性肺疾患は、未熟児が最初に罹る肺疾患の結果として起こることがとても多く、赤ちゃんを数カ月、あるいは場合によっては数年にわたって人工呼吸器につないだままにしてしまうことにつながった。私たちのNICUは、その臨床試験のひとつに参加していたので、スタッフはそれを未熟児に使用することに慣れていた。しかし、一酸化窒素をそのように使用することは、私が今じっくり考えていた使い方とは、論理的根拠がかなり異なっていた。

　一酸化窒素？　ミッチェルのために？　彼のような赤ちゃんに一酸化窒素を使ったことなど一度もないのに、どうやってそのようなアイディアが不意に浮かんだのだろうか？　どうして私はそんなことを考えたのだろうか？　それを使っても彼が傷つくことはないだろうと、私は自分自身に言い聞かせたが、たくさんの羊水に囲まれていない赤ちゃんがどうしてミッチェルのような肺疾患を発症するのかという理由があまりわかっていないことも知っていた。やってみようじゃないか。

　ジェニーのほうを向くと、彼女は赤ちゃんのオシレーターのダイヤルをいじっていた。「一酸化窒素を試しましょう」彼女に言った。「20 ピーピーエム［0.002 パーセント］で」

　最初、彼女は私をいぶかしげに見た。ミッチェルは幼すぎて、私たちが行っている一酸化窒素の研究の候補者にはなれなかった。その研究は、生後1週間でまだ人工呼吸器につながれていて、したがって慢性肺疾患を発症する可能性がきわめて高い赤ちゃんに採用されていた。ミッチェルは生後2、3時間しか経過していなかった。

　「研究の範囲外よ」彼女から問われていない質問に対して、私は説明した。「肺

高血圧症が、もしかすると彼の問題の一部かどうか、確認したいだけよ」
　彼女は疑わしく思っているように見えたが、私たちは時間が最も重要であることがわかっていたので、ガスの入っているタンクと必要な運搬器具を取りに走った。
　その間に、私はアランとダイアンを呼んで、ミッチェルを救うことができないことと、別れを告げるときが来たということを知らせようと決心した。彼の心拍数はさらに落ち、血圧も下がっていた。
　ジェニーが一酸化窒素のタンクとその副産物を測定するのに必要な機器を持ってきて、それをミッチェルの人工呼吸器回路に接続した。「20 ピーピーエムですか?」ジェニーは、私の指示を確認したくて尋ねた。
　「そう、それでやってみましょう」私は答えた。そして彼女がそのスイッチを入れた。
　彼のベッドサイドに集まっていたチームはためらった。みんなの視線がパルスオキシメーターに注がれたが、それは今 30 パーセントを指しており、普段のハイピッチのピッ、ピッ、ピッという明るい音ではなく、ドスン…ドスン…ドスンという低くて不吉な音が、低い酸素飽和度と、ゆっくりとした心拍数を表していた。
　その後、一酸化窒素を入れはじめて 1 分以内で、パルスオキシメーターの表示が上昇し始めた。まずは 35 パーセント…次に 40 パーセント…そしてすぐに 60 パーセント…そして 80…85…95…そしてついに、100 パーセントに。部屋の反対側にいる人たちでさえ、そのパルスオキシメーターは見えなかったのに、手を休めて顔を上げた。ゆっくりとしたドスン…ドスン…ドスンという音が、急速に改善している心拍数と酸素飽和度に合わせて、急速にもっと速いピッ、ピッ、ピッという音に変わったのが聞こえたのだ。
　全身に震えが走り、腕の産毛が逆立った。これは、私のキャリアのなかで決して忘れることのない瞬間のひとつだった。ひとりの赤ちゃんが死の淵から戻ってきたのだった。たった一瞬だけでも。
　突然、アランが私のそばに姿を現した。ダイアンの部屋から息を切らして駆けつけてきたのだ。ちっちゃな生まれたばかりの息子を見つめながら、その子は生まれて初めてピンク色になっていたのだが、彼は何か奇跡的なことが起こったのだとわかった。彼は私の腕をつかんだ。

「ミッチェルはもちこたえますか？」彼は訴えかけるような目で尋ねた。

私は急いで一酸化窒素について説明して、それが土壇場で私が考えた本当に実験的な治療であることを付け加えた。そして、それは長続きしないかもしれないと忠告した。

しかし、それは本当に続いて、ミッチェルの容体が悪化することは決してなかった。アランや彼がやって来てからおよそ10分後に運ばれてきたダイアンを含め、私たちの誰もそれがまったく信じられなかった。そして、私がほとんど毎朝レジデントたちとの回診でミッチェルの容体について説明していたので、私たちの誰もそれを理解することができなかった。なぜそれはミッチェルに効果があったのだろうか？　そして、なぜ彼のおそらく小さすぎて生存することはできないと考えられる肺が、彼の兄の肺よりも実際によい働きをしていたのだろうか？　また、なぜあの長く続いた羊水の漏れによって、彼の肺は致命的に小さな肺にならなかったのだろうか？　彼のような赤ちゃんは、とにかく生存しないはずだった。

私たちが彼を一酸化窒素ガスから引き離すのに、約1週間かかった。彼がそれほど長い間一酸化窒素ガスを必要とする兆候を示していたからではなく、肺の血管が突然締まって、彼が再び青くなるのを、私たちが恐れたからであった。ミッチェルに初めて行った頭部超音波検査の結果を待っている間、私たちは一様に息をひそめ、生後の困難な状況により、ひどい脳内出血か脳卒中があるのではないかを心配した。そのため、一酸化窒素が本当にそれほど奇跡的なのだろうか、ミッチェルを救ってもひどい脳損傷によってミッチェルの人生が損なわれるだけではないだろうかと私は考えた。しかし、ミッチェルの頭部超音波検査の結果は、正常だった。

驚くべきことに、ミッチェルの双子の兄マイケルは、未熟児の一酸化窒素についての研究を試してもらう資格を得た。彼が最初に罹った軽い肺疾患がかなり悪化して、生後24時間までに非常に悪化したので、彼も人工呼吸器が必要になった。もしかしたら、それは双子同士の共感性の事例かもしれないと、誰かが言った。双子は本当にかなり似た方法で物事をする傾向があった。結局、マイケルはミッチェルよりも長い間その人工呼吸器につながれており、生後3週間でようやく外された。アランとダイアンは、彼を未熟児の一酸化窒素試験に登録することに喜んで同意した—彼をプラシーボ（偽薬）のガスではなくて、一酸化窒素にす

Epilogue　MitchellとMichael

るようにとにかく希望した。それがもう一人の息子にとってどんな奇跡を起こしたか知っていたからだ。しかし、すべての臨床試験と同じように、私たちケア提供者には、マイケルが一酸化窒素を投与されたのか、それともプラシーボを投与されたのか、決してわからない。それが「無作為、盲検、比較対照の」臨床試験というもので、一酸化窒素が、短期、あるいは長期の深刻な副作用なしに、早産児の慢性肺疾患を防いだかどうかという疑問に研究者が答えることのできる、唯一の方法である。

　アランとダイアンが赤ちゃんたちを自宅へ連れて帰る日、私は勤務ではなかったが、その予定はスケジュール帳に書き込んであったので、さよならを言いにNICUへ行くことは忘れなかった。ロッキングチェアに座って、両腕に双子を一人ずつ抱き、記念写真のポーズをとりながら、私は自分が選んだ医学専門分野のことをつくづく考えていた。新生児学は、私がトレーニングを開始して以来、25年間ずっと進歩してきた。ミッチェルを見ると、彼は静かにおしゃぶりを吸っていた。彼はよいピンク色をしていて、酸素の補充は必要なかったので、私はこれまでに起こったことに驚嘆した。新しい薬、きわめて高度な技術、そしてまったくの幸運が組み合わさって、彼は救われたのだ。

　2年後、アランとダイアンから、双子の写真が入っているクリスマスカードが届いた。小さなプラスチック製の馬にまたがって、口を開け、髪をなびかせながら、からだを揺する2人の姿は、普通の2歳児そのものだった。カードには、アランとダイアンによる、2人の奇跡的な子どもたちの生命に対する喜び、驚き、疲労、そして感謝の言葉が綴られていた。赤ちゃんの写真がたくさん貼ってあるオフィスの掲示版に彼らの写真を貼る場所を探していると、涙がこみ上げてきた。写真の収集は、信じられないほどちっちゃなパトリック[第5章参照]を抱いている私の写真を鋲で留めた1980年から続いていた。ものすごい困難を乗り越えて生まれてきたパトリックを、分娩室から連れてきて撮った写真だ。私のキャリアの初期には、その他にもたくさんの赤ちゃんをケアしたが、そのなかには、私や他のスタッフに、掲示板用の誇らしくお祝いに使える写真を送る機会が決してなかった親たちもいた。ミッチェルは、そのような赤ちゃんのひとりになる可能性があった。しかし、そうはならなかった。彼の奇跡的な生存によって、もっと大きな掲示板が必要であることに、私は気づいたのだった。

謝　辞

　これらのストーリーは、長い間私の胸の内にしまっていたものであり、最初のストーリーの場合は、もう30年が経過した。これらを忘れてしまいたくはなかったので、書き留めることが、長年にわたって新年の決意になった。とてもたくさんの人たちの助けによって、私はその決意を実現することができた。それらの人たちすべてに感謝したい。真っ先に、私の夫エリック・ラーソンに負うところが大きい。彼は才能豊かな記者で、まさに最初のストーリーを、後にこの本の草稿を読んで、私を励ましてくれた。エリックは、以前から親交のある編集者ベティー・プラシュカーに私を紹介してくれたが、彼女は親切にも最初のほうのストーリーを読んでくれた。彼女は、さらに執筆して、それらを1冊の本にまとめることを私に勧めてくれた。私が書き終えると、彼女は私と私が書いたストーリーをモリー・フリードリッヒに紹介してくれ、彼女はそのストーリーを気に入って、その価値を信じ、そして信じられないことに、私の著作権代理人になることに同意してくれた。モリーは、カプラン社の担当編集者ドン・ファーとそれを共有することによって、本書の出版を実現してくれた。他の編集者たちは、読者が本書の内容はあまりにも精神的に疲れきってしまうものだと思うかもしれないと考えたが、ドンはそうは考えずに、出版を実現してくれた。誤植やその他の誤りを可能な限りなくすことに超人的に奮闘をしてくれた、カプラン社の制作編集者ジュリオ・エスピンにも感謝したい。

　エリックの他に数名の人たちが、原稿のすべて、あるいは一部に目を通して、懇切に助言したり、励ましたりしてくれた。それは、キャリー・ドーラン、デイヴィッド・ウッドラムとスー・ウッドラム、ミッシェル・マクルーア、ピート・ヴァイゲル、ペニー・サイモン、イザベラ・ノックス、クリスティー・ビンガム、コニー・リード、そしてピーター・グリーソンとヴェラ・グリーソンである。

　長年にわたって、私は幸運にも、すばらしい友人や指導者たちに恵まれてきた。その人たちは、専門医としての生活と私生活、またはそのどちらかにおいて、私を支えたり、指導したりしてくれたので、私のストーリーに何らかの形で埋め込まれている。それは、ロベルタ・バラード、スーザン・ピコーン、リチャード・

マーチン、デイヴィッド・デュランド、エイブ・ルドルフ、ダグ・ジョーンズ、ブルーダー・スタプルトン、デイヴィッド・ウッドラム、そして、故フランク・オスキーである。両親ピーター・グリーソンとヴェラ・グリーソンという礎があったからこそ、私は自分の人生を築き上げることができた。私が落ち込んだときにそばにいてくれたこと、私が立ち上がろうとするときに応援してくれたことに感謝する。

すべてのこと―子育てをしながら新生児学を実践する能力も含めて―が、夫エリックの絶え間ない支援なしには考えられなかった。彼には本当に感謝している。本書に対する彼からのゆるぎない励ましに加えて、私が病院で仕事をしているとき、彼が食事の準備をし、子ども同士の言い争いを解決し、子ども同士の遊びの約束を調整し、車で町中を走り、そしてたくさんのスポーツイベントで応援をしてくれた夜や週末がどれほどたくさんあったことか。私たちの娘クリステン、ローレン、そしてエリンのおかげで、私はいつも自分を見失うことなく、本当に大切なものは何かを知ることができた。そして、愛犬モリーは、私が執筆している間何時間も私のそばで座って、おいしいパンのかけらをもらえるのを待っていてくれた。

最後に、私たちが正しく理解するように試練をくれたすべての赤ちゃんたちとその家族に感謝するとともに、NICUで、特に次世代の新生児医療を担う人たちがトレーニングを積んでいる教育病院で、献身的に仕事をしてくれた人たちにも心から感謝したい。その人たちのおかげで、私が選んだ新生児専門医という道が、どんなに途方もなく名誉なものかがわかったのである。

原著者
Christine A. Gleason, M. D.

米国 University of Rochester School of Medicine and Dentistry 卒業。
Rainbow Babies and Children's Hospital（Case Western Reserve University）で小児科臨床研修、Mt. Zion Hospital and University of California San Francisco で新生児学フェローシップを修了。
現在、University of Washington School of Medicine 小児科教授、Seattle Children's Hospital などで新生児専門医を務める。

訳者
田中芳文

島根県松江市生まれ。
島根県立松江南高等学校卒業、島根大学教育学部卒業、岡山大学大学院教育学研究科修了。教育学修士。
現在、島根県立大学看護学部（出雲キャンパス）教授
専門：英語学、社会言語学
著書：『犯罪・捜査の英語辞典』（共著、三省堂）、『英和ブランド名辞典』（共著、研究社）、『医療英語がおもしろい』（共著、医歯薬出版）、『英和メディカル用語辞典』（共著、講談社インターナショナル）
訳書：『ドクターヘリ　救命飛行（フライト）』（医歯薬出版）、『外科研修医（レジデント）　熱き混沌（カオス）』（医歯薬出版）、『アメリカ精神科 ER　緊急救命室の患者たち』（新興医学出版社）、『だから看護教育は楽しい―アメリカのカリスマ教師たち』（日本看護協会出版会）、『看護師（ナース）がいなくなる？』（西村書店）、『アメリカ新人研修医の挑戦　最高で最低で最悪の 12 ヵ月』（西村書店）
編著書：『英語で読むナースが語る感動のストーリー』（看護の科学社）、『英語を学ぶ看護学生に贈るこころのチキンスープ』（看護の科学社）、『ある看護師のみた病院生活のドラマ』（三修社）、『英語を学ぶ看護学生のための Stories for Nurses』（エルゼビア・ジャパン）、『救命フライトナース物語』（成美堂）、『働く救急救命士たち』（松柏社）、『医療ドラマ ER で学ぶ英語』（朝日出版社）

新生児集中治療室 NICU　　　ISBN978-4-263-73165-9

2015年6月10日　第1版第1刷発行　　　日本語版翻訳出版権保有

著　者　Christine Gleason
訳　者　田　中　芳　文
発行者　大　畑　秀　穂

発行所　医歯薬出版株式会社

〒113-8612　東京都文京区本駒込1−7−10
TEL.（03）5395−7641（編集）・7616（販売）
FAX.（03）5395−7624（編集）・8563（販売）
http://www.ishiyaku.co.jp/
郵便振替番号 00190−5−13816

乱丁，落丁の際はお取り替えいたします　　　印刷・あづま堂印刷／製本・愛千製本所

© Ishiyaku Publishers, Inc., 2015. Printed in Japan

本書の複製権・翻訳権・翻案権・上映権・譲渡権・貸与権・公衆送信権（送信可能化権を含む）・口述権は，医歯薬出版（株）が保有します．
本書を無断で複製する行為（コピー，スキャン，デジタルデータ化など）は，「私的使用のための複製」などの著作権法上の限られた例外を除き禁じられています．また私的使用に該当する場合であっても，請負業者等の第三者に依頼し上記の行為を行うことは違法となります．

JCOPY ＜（社）出版者著作権管理機構 委託出版物＞
本書をコピーやスキャン等により複製される場合は，そのつど事前に（社）出版者著作権管理機構（電話 03-3513-6969，FAX 03-3513-6979，e-mail : info@jcopy.or.jp）の許諾を得てください．

海外医療ノンフィクションシリーズ 第1弾！

外科研修医（レジデント）　熱き混沌（カオス）
THE MAKING OF A SURGEON IN THE 21ST CENTURY

◆CRAIG A.MILLER, M.D. 著
　田中芳文 訳

■B6判　480頁
■定価（本体2,400円＋税）

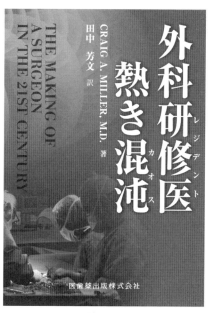

『コルソン氏は苦しんでいた。
汗まみれになって、彼は病院のベッドの上で倒れそうになりながら、何度も襲ってくる吐き気に苦しみ、一部消化されたものが混じった大量の血液を、果てしなく断続的に戻していた。……………………
立ちつくした私は、気持ちを落ち着けようとしながら、コルソン氏が吐き出す赤いレンガ色の吐物をかわそうとしていた。
どうしたらいいんだ？
1994年7月1日の夕方、つまり私の外科臨床研修初日が終わろうとしているときのことだった。そして、私は初めての当直の夜が始まったばかりだった。』（本文より）

ISBN978-4-263-20640-9

一人の外科医が誕生するまでに必要な経験とは何か？　インターンからチーフレジデントを経て，21世紀の新進外科医に成長するまでの，臨床での葛藤を克明に描写し，全米の読者に大きな反響を与えた注目書の邦訳版！
この1冊が医学生・研修医には，真の臨床現場が理解できる鳥瞰図として．また，現役と将来の医療スタッフを目指す方々や，家族や身辺に患者さんをかかえる方々には，ノンフィクションが伝える迫力で，医療現場の一端が再認識できる好適書．

いま、外科研修医（レジデント）のドラマが幕を開ける……

医歯薬出版株式会社　〒113-8612 東京都文京区本駒込1-7-10　TEL03-5395-7610　FAX03-5395-7611　http://www.ishiyaku.co.jp/

海外医療ノンフィクションシリーズ 第2弾！

ドクターヘリ 救命飛行(フライト)

Helicopter Rescue: The True Story of Australia's First Full-Time Chopper Doctor

◆KEN WISHAW 著／田中芳文 訳
◆B6判　448頁　定価(本体2,600円+税)

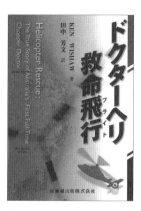

「8歳になるその少年は、意識不明の麻痺状態で、自発呼吸さえできなかった。私があと2分で適切な処置を行わなければ、その少年はおそらく死亡したであろう。
……………………………………（中略）
私たちはポールをヘリコプターに乗せ、ストレッチャー・ブリッジをへその緒と呼ばれる2本のコードにつないだ。1本は人工呼吸器と吸引器に酸素を供給し、もう1本はすべてのモニターに電気を供給していた。搬送中ずっと、私はポールのバイタルサインがすべて測定できることになっていた。その生命維持システムにどんな不具合があっても警告音が発せられ、それはヘリコプターのインターコムを通して私の飛行ヘルメットへ伝えられるはずだった。」
　　　　　　　　　　　　　　　　　　（本文より）

ISBN978-4-263-73109-3

オーストラリア初の医療ヘリコプター専従医師として活躍した医師が，自ら綴った真実の物語．生命を救うため，緊迫した状況下で的確な判断と，適正な処置を瞬時に行わなければならないドクターヘリの現場が，臨場感溢れる軽快なリズムで描かれている．同時に，著者が一人の人間として成長していく姿や，家族を抱えた父親としての苦悩も，厳しさとユーモアを交えながら綴られている．
好評『外科研修医 熱き混沌』に続く，海外医療ノンフィクションシリーズ第2弾．

生命(いのち)を救え　ドクターヘリ緊急出動！
フライトドクターの実像を描く

医歯薬出版株式会社　〒113-8612 東京都文京区本駒込1-7-10　TEL03-5395-7610　FAX03-5395-7611　http://www.ishiyaku.co.jp/